激发潜能

从新生儿医疗
到社会生活的疗育支援

助力儿童发展科学指南

［日］铃木康之　　［日］舟桥满寿子◎主编

常冬梅　杨昱恒◎主译

魏国荣◎作序

陈　昂◎审阅

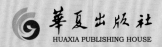
华夏出版社
HUAXIA PUBLISHING HOUSE

著译者名单

作者

［日］铃木康之　［日］舟桥满寿子

主译

常冬梅　杨昱恒

审阅

陈　昂

（北京协和医院　康复医学科）

译者

常冬梅（北京 Bobath 工作室）　　杨昱恒（北京 Bobath 工作室）

杨京勇（北京 Bobath 工作室）　　王一丁（中国康复研究中心）

童珍珍（北京 Bobath 工作室）　　吕淑娟（北京 Bobath 工作室）

魏庆博（中国康复研究中心）　　常春梅（北京大学第一医院妇产儿童医院）

推荐序

随着新生儿急救医学技术的提高，早产、窒息、极低体重儿等危重新生儿的存活率有了明显的提高，随之带来的脑损伤发生率也明显增加。如何管理好这类高危儿的生长发育问题，减轻功能障碍的程度，是社会、医疗、家庭的共同责任。同时，有研究显示，出生后良好的养育可以改变高危儿的生命走向。这本书从新生儿重症监护病房（NICU）到生命的最初几年，对如何提供科学合理的生长环境、促进高危儿的发展都有详尽的讲述。它不只是医疗康复专业人员的专业参考书，也可以作为高危儿家长的照顾指南，会增强家长信心，从而更加轻松地面对孩子发育过程中的问题。

作者用创造性的方式图文并茂的阐述了每个阶段的照顾细节；主译常冬梅老师深厚的语言功底，也使本书读起来清晰流畅，相信本书的出版为高危儿及其家庭带来新的希望！

魏国荣

2022 年 11 月 20 于石家庄

译者序

一个小生命的诞生，对于一个家庭来讲本应是一件非常快乐的事情，但由于各种原因也有一部分孩子早产、低体重出生，更主要的是身体器官功能发育未成熟，不能适应母体外生存的需要。这类孩子通常需要在新生儿重症监护病房（Neonatal Intensive Care Unit，NICU）的暖箱里住上一段时间，但即便是在 NICU 住了数周甚至是数月，也并不代表所有的孩子都能够发育完善，能够像其他同龄孩子一样健康生活。那么，这些孩子出院以后怎么办？为此痛苦和困惑的家长应该如何应对？

从事康复治疗工作 30 余年，关注最多的是医疗康复，但在近些年，感触最多的是仅有医疗康复是远远不够的。孩子们所需要的不仅仅是肢体、言语、认知等方面的帮助，更多的是在家庭中如何生活、能不能去上学、能不能和其他小朋友们一起玩耍；对于孩子的家人来讲，如何在家庭中正确地帮助孩子，如何延续治疗师的治疗效果，如何保障家长们的身心健康，等等。真正需要面对的现实问题应该是在孩子出院之后！

在翻译本书时，深刻感受到身心不自由的孩子需要家庭与社会的大量投入，以家庭为中心，在社会的帮助下，为孩子尤其是重症儿童创造良好的生活环境的重要性。翻译过程中对是否使用"疗育"一词，大家进行了很长时间的讨论。"疗育"一词源于日文汉字"療育"，"疗育"是指对孩子的专业性护理、养育及教育，简单明了地涵盖了孩子迫切需要的帮助，因此决定依然使用这两个字。在中国还没有普及这样的理念，大部分人可能更多地关注医疗康复，期待孩子身体功能越来越好。但对于孩子和家长来讲"疗育"具有更加重要的意义和作用。

日本的社会福利制度对"疗育"提供了很好的保障，这一点在书中也做了介绍，包括孩子回归家庭后医护人员会帮助制订详细的家庭护理计划，包括喂养、卫生护理、各种易发疾病的预防、良肢位的维持（减少肢体并发症）等。书中还介绍了家庭环境适应性改造，各种疾病在营养、排泄、呼吸等方面的注意事项，发育的干预以及居家医疗等相关内容。家长们了解并学习常用基础知识，用正确的方法引导孩子，并给予孩子充分的空间和信任。同时，家长们也需要注意自己的身心健康，调整心态，不要过度劳累和积累压力。在疗育过程中，家长的身心健康也是十分重要的组成部分。

"为了养育所有的生命""疗育"以及孩子"生存的尊严"的理念贯穿全书。本书是国内首次引进的以详细的"疗育"为主题的书籍，希望可以为家长们、治疗师们提供更广阔的思路，能够更好地帮助孩子，孩子们也一定会回应大家的期待。

常冬梅

2022 年 11 月

序

孩子的降生对于每个家庭来说都是无上的喜事。胚胎内一个小小的细胞，在短短 10 个月内就可以分化成精细复杂的脑神经、内脏、手足、皮肤等，形成人类的身体。

一般人可能并不清楚，有不少孩子出生时就带有残障，仅先天异常的孩子就占到 5%。先天性畸形的孩子也不在少数。提到畸形可能会有别样的感觉，但畸形的发生也完全是自然现象。

在胚胎发育时期，内脏器官没能发育完全的状态下出生的话会造成障碍或畸形。比如心脏在怀孕发育期间出现了差错，就会产生复杂的心脏畸形和心间隔缺损等问题；面部形成迟缓则会造成唇腭裂。造成畸形与先天异常的原因多是部分发育迟缓或异常，所有人在胚胎时期经历的发育过程都是相同的。就算偶然出现发育异常的问题，也可以将其视为与成熟婴儿相关的个性化问题。

对人类 DNA 的分析已经完成，但是对遗传信息的解析还没有结束。遗传基因约有 2 ~ 3 万个。以往的研究认为，在一次分娩中遗传基因突变的概率为十万分之一至百万分之一。所以每个人、每个家庭都有患上遗传病的可能性。

即便胚胎发育正常，仍然有新的危险在等着他们。新生儿在出生的同时开始呼吸，经历从母体中获取氧气到自主呼吸的转变，并切换成新的血液循环。在切换的过程中，也可能会造成严重的残疾。或许可以说，多数新生儿都可以平安地度过这个过程，这一点很神奇。

另外，新生儿十分脆弱，容易染上严重疾病。因此古时庆祝孩子可以健康成长的习俗形成了今日的七五三节*。古时候认为，一部分孩子承担了患上疾病的风险，才能让其他孩子得以免受灾难，健康成长。因此在九州的部分地区有将患疾病的孩子称为"宝子"的

---

* 译者注：日本为庆祝孩子 3、5、7 岁的传统节日。

4

习俗，因为他们认为"宝子"承担了其他孩子的苦难，得以让这些孩子健康成长。这样的思考方式认为所有的孩子都是平等的、值得尊重的，是应当被爱护和悉心呵护的同胞。

现在为了挽救患病的新生儿，设有新生儿重症监护病房（Neonatal Intensive Care Unit, NICU）。但仍有孩子会出现问题。因此有孩子长期滞留（住院）在 NICU。结果产生了"需要长期接受医疗服务的重度残障儿童"这一问题。除 NICU 外其他儿童医疗机构也时常面临这样的问题。

既有在发育发展过程中需要医疗援助的孩子，也有需要医疗护理才能开始人生的孩子。保护他们的尊严，对每个孩子成长发育的援助至关重要。

对于有高度医疗服务需求的孩子，需要入住特殊的医疗型残疾儿童设施，但这类设施的收容能力逐渐饱和，仅靠设施无法解决与日俱增的需求。不过近年来儿童发育支援机制得以普及，特殊援助教育更加充实；此外，上门护理、居家医疗机构的出现也使得孩子的居家治疗支援更加完善。

这其中的问题在于，能否正确地、切实地进行疗育。另外，脱离发育、发展的观点不能照顾到孩子的尊严，则不能称其为援助。所谓援助，是指从孩子的发育状况和障碍的原因出发，着眼于未来，每次都为孩子设立个性化的、恰当的养育目标。这需要物理治疗师、作业治疗师、言语治疗师、心理医生和保育员相互协作。希望本书可以帮助大家理解孩子真正的需求，守护并尊重这小小的生命。

铃木康之

2019 年 3 月

1

3 呼吸援助

4 主要疾病应对与注意事项

5 孩子的健康与护理

第3章 发育援助、康复指导

第1章

新生儿医疗的现状

1 早产、低体重儿的生存率、预后与重度残障新生儿

2 NICU 长期滞留儿童：挑战与对策

3 NICU 出院时必要的援助

4 医疗护理的定义

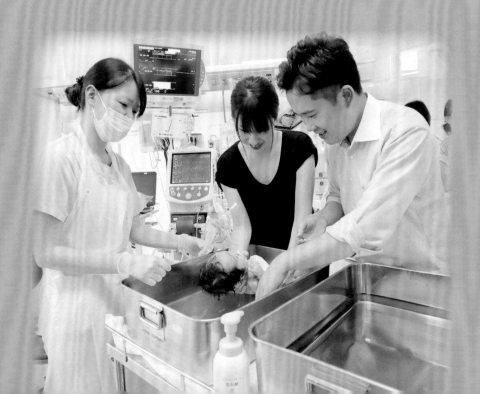

早产、低体重儿的生存率、预后与重度残障新生儿

近几十年围产期医疗有了显著的进步，以前难以救治的重症疾病儿童和极度未成熟儿都可以存活下来。在这类孩子存活率上升的同时，需要高度医疗护理来维持生命的残障儿童数量也随之增加，并逐渐成为新的挑战。

早产儿、低体重儿出生人数的推移

早产儿

早产儿是指胎龄不足 37 周的婴儿。本书对早产儿用胎龄进行分类：

超早产儿

胎龄不足 28 周。

极度未成熟儿

胎龄 22 ~ 23 周

低体重儿

出生体重不足 2500g。

极低体重儿

出生体重不足 1500g。

超低体重儿

出生体重不足 1000g。

曾经早产儿和低体重儿的人数和比例有所上升，但近年来呈现平稳的趋势[1],[2]。2015 年（平成 27 年）日本人口动态调查的结果显示，胎龄不足 37 周的早产儿占总体的 5.6%，低体重儿中男性儿童占 8.4%、女性儿童占 10.6%。

但是早产儿出生数量整体减少，胎龄不足 28 周的超早产儿的出生数呈减少趋势的同时，胎龄 22 ~ 23 周的极度未成熟儿的出生数量却呈增加的趋势（图 1）。

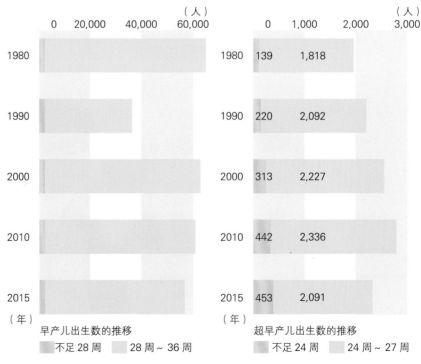

早产儿中胎龄不足 28 周的超早产儿出生数量呈减少的趋势，但超早产儿中胎龄不足 24 周的极度未成熟儿出生数量却有增加的趋势。

	早产儿出生数的推移（人）			超早产儿出生数的推移（人）	
年	不足 28 周	28 周~36 周	年	不足 24 周	24 周~27 周
1980			1980	139	1,818
1990			1990	220	2,092
2000			2000	313	2,227
2010			2010	442	2,336
2015			2015	453	2,091

图 1 ● 早产儿的出生数和超早产儿（胎龄不足 28 周）出生数的推移

根据出生体重进行统计也可以看出同样的趋势。出生体重不足 2500g 的低体重儿、不足 1500g 的极低体重儿以及不足 1000g 的超低体重儿的数量近年均趋于平稳或呈减少趋势。但是对超低体重儿进一步细分的话，出生体重更低、特别是体重不足 500g 的孩子数量反而呈上升趋势。

其原因可能是受围产期医疗进步与少子化的影响，早产儿数量整体有所减少的同时，曾经无法或难以救治的孩子现在可以得到救助，结果使胎龄未满 24 周和体重不足 500g 的孩子数量持续增加。因此，重度残障儿童与需要居家医疗的孩子也随之增加。

极低体重儿的预后

围产期母子医疗中心网络数据库

数据库收集了综合及社区围产期母子医疗中心，与主要入住极低体重儿和胎龄不满 32 周新生儿的新生儿医疗机构的基本资料。是日本国内了解早产儿医疗的重要数据来源。

根据日本围产期母子医疗中心网络数据库的数据[3]分析得出，2013 年中出院极低体重儿的死亡率为 5.5%，且逐年减少（图 2）。

从出生体重来看，呈出生体重越低、死亡率越高的倾向。出生体重不足 500g 的新生儿死亡率约为 10%，不足 400g 的新生儿死亡率约为 15%。

从怀孕周数来看，胎龄不足 25 周的新生儿死亡率增加。包括各机构水平参差不齐的原因在内，胎龄 23 周出生的新生儿死亡率约 20%，胎龄 22 周出生的新生儿死亡率超过 30%。

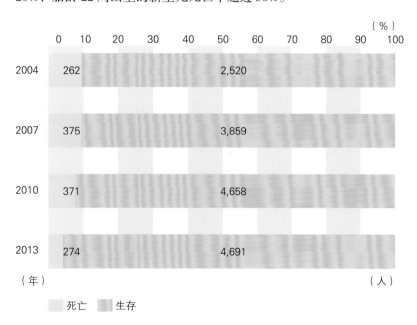

图 2 ● **极低体重儿出院时的生存状况推移**

极低体重儿的死亡率呈
逐年减少的趋势

本数据以出生体重不足1500g、孕周数较短、胎龄超过35周的"胎儿发育迟缓"的为例。可以看出，孩子死亡率较高，发育迟缓与早产都是与预后密切相关的问题。

存活的新生儿出院后仍需医疗护理的数量也在逐年增加。在日本2013年的统计中，有6.3%的孩子需进行家庭氧疗（Home Oxygen Therapy，HOT）（图3），有0.7%的孩子需要进行气管切开（图4）。其他还有需要进行经鼻胃管、胃造篓、人工肛门等医疗护理的孩子，为这些孩子进行出院后生活的准备也是新生儿重症监护病房（Neonatal Intensive Care Unit，NICU，详情见第8页）工作人员的一大挑战。

胎儿发育迟缓 (Fetal Growth Retardation)

胎儿在子宫内发育速度比正常速度慢称为胎儿发育迟缓。原因有很多，大致可分为以下3项：

①母体原因：
母体患有慢性疾病、高血压、吸烟、药物等

②胎儿原因：
胎儿先天异常、多胎、先天感染症等

③胎盘原因：
胎盘异常及脐带附着位置异常等

需要HOT状态下出院的极低体重儿的数量呈增加趋势

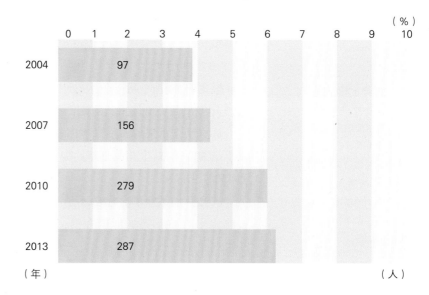

图3 ●出院时需要进行家庭氧疗（HOT）的极低体重儿在总出院孩子中的占比

需要气管切开状态下出院的极低体重儿的数量虽没有增加，但也未呈减少趋势。

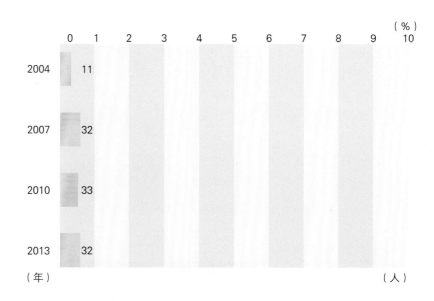

图4 ●出院时需要气管切开的极低体重儿中的孩子在总出院孩子中的占比

重度残障儿童的病因

足月出生的新生儿的病因

足月出生的新生儿中，出生时新生儿窒息造成死亡的人数仅次于先天异常；就算及时得到救助也可能留下重度残障。新生儿窒息的原因不仅有正常位胎盘早剥、脐带脱出和分娩时的意外，也有在分娩前完全没有异常症状、无法预测的例子。

所谓出生是指脱离胎内环境、重新适应外界环境的过程。在适应呼吸循环的动态胎外环境过程中，约有 10% 的新生儿在出生时需要吸痰或刺激，约 1% 的新生儿为了救命需要使用药物等复苏手段。

为了降低新生儿窒息的发生率，2007 年 7 月起日本全国开始实行新生儿复苏普及项目。在实施该项目的地区中，因新生儿窒息而入住围产期医疗中心的住院率有所降低 [4]。

不过，不可能完全杜绝新生儿窒息的发生，为了改善神经学预后，减少需要医疗护理的孩子数量，开展了低体温疗法与复苏后管理方面的研究，成果可期。

戏剧性的一幕

在充满羊水的母体内，胎儿的肺部充满了肺液。

自然分娩时，通过狭窄产道的过程中一半的肺液会被挤出（剩下的会在肺泡中被血液吸收），分娩后新生儿的肺部马上吸入空气进行呼吸。

小贴士

新生儿复苏普及项目

在新生儿急救中，无须使用特殊的药物与自动体外除颤器（AED），通过相对简单的处理（面罩辅助进行人工呼吸、胸外按压、气管插管等）也可以进行复苏 [5]。在北美，母体分娩时基本上都有能进行上述抢救的儿科医生在场，但在日本这种情况却很少见，增加了孩子出生时的风险。

为此，日本以围产期及新生儿学会为中心，基于国际性循证标准对新生儿心肺复苏（Neonatal Cardio-Pulmonary Resuscitation，NCPR）进行普及、发展，以提升日本新生儿医疗水平。以围产期医疗为中心、提高国民福祉为目的，展开了新生儿心肺复苏普及项目。

此项目以全国围产期相关的医疗工作者（医生、护士、助产士、急救人员、医科大学生、护士及助产士学生）为对象，展开学会认证的新生儿心肺复苏法实操学习班，以掌握新生儿心肺复苏法为目标，在进行普及的地区内均取得了一定的成果。

早产儿中发生重度障碍的原因

早产儿与足月出生新生儿同样存在先天异常和新生儿窒息风险的同时，多见脑室内出血和慢性肺部疾病等重症造成重度残障。另外，也有因坏死性肠炎和特发性肠穿孔而需要进行人工肛门管理的孩子、因短肠综合征需要使用中心静脉导管进行经静脉营养的孩子。2013年，极低体重儿主要并发症的发病率如下表所示[5]。

表●极低体重儿主要并发症的发病率（2013 年）

新生儿窒息	1%
先天异常	7%
脑室内出血	11%
脑室内出血分级 Ⅲ－Ⅳ级（重度）	4.2%
坏死性肠炎	1%
特发性肠穿孔	2%

在日本全国范围内，针对重度残障儿童的数量及其原因分布的统计较少。针对装备人工呼吸机从 NICU 出院的孩子进行的问卷调查[6]中显示，主要的基础疾病中先天异常、超低体重、染色体异常、新生儿窒息占多数（图 5）。这与新生儿死亡的原因类似，因此可以从新生儿死亡的病因推测重度残障儿的病因，但是不一定准确。

右图为 NICU 中的封闭式保育装置。装置内保持恒温，并有空气循环系统。根据孩子病情，周围设置有必需的人工呼吸机与监护仪等医疗设备。

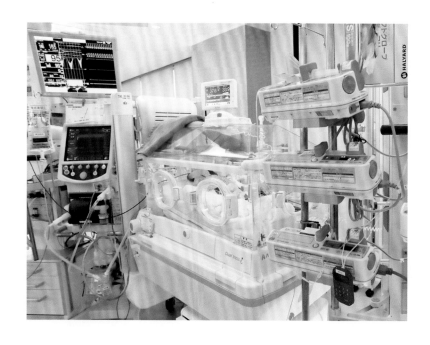

图 5 ●配备人工呼吸机从 NICU 出院的孩子的基础疾病

　　已知的染色体异常与其他先天性异常（畸形综合征等）约占总数的一半。

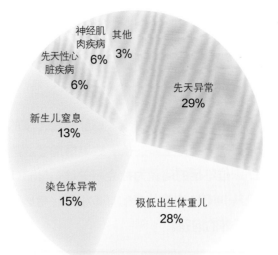

神经肌肉疾病 6%
其他 3%
先天性心脏疾病 6%
先天异常 29%
新生儿窒息 13%
染色体异常 15%
极低出生体重儿 28%

　　现在从各方面对需要居家医疗的重度残障儿童情况进行了调查，其结果应予以关注。

* * *

　　从 NICU 出院后在各地生活的孩子们即便未患有重度残障，也可能出现脑瘫、视力障碍、听力障碍、发育障碍及成长障碍等问题。为了让这些儿童可以健康成长，各地区行政机关、教育机关、福利机关及邻里的配合与理解必不可少。

注释 *

[1] 厚生労働省 [平成 27 年人口動態調査]
　　(http://www.mhlw.go.jp/toukei/list/dl/81−1a2.pdf)[访问日：2019/2/1]

[2] 厚生労働省 [平成 27 年人口動態調査　政府統計の総合窓口] (http://www.e−start.go.jp/SG1/estat/NewList.do?tid=000001028897)

[3] NPO 法人新生児臨床研究ネットワーク [周産期母子医療センターネットワークデータベース]
　　(http://plaza.umin.ac.jp/nrndata/)[访问日：2019/2/1]

[4] 中村友彦，田村正徳（2010）[Consensus2005 に則った新生児心臓蘇生法ガイドラインの開発と全国の周産期医療関係者に習得させるための研修体制と登録システムの構築といその効果に関する研究 7　有効な新生児蘇生法講習会の普及とその評価，ならびに安全な新生児蘇生法の検討《[周産期母子医療センターネットワーク] による医療の質の評価とフォローアップ・介入による改善・向上に関する研究：研究代表者　藤村正哲》(平成 21 年度総括・分担研究報告書)

[5] 田村正徳監修（2011）《新生児蘇生法テキスト　改訂第 2 版》メジカルビュー，p12−13.

[6] 田村正徳等（2014）《重症の慢性疾患児の在宅医療での療養・療育環境の充実に関する研究：研究代表　田村正徳》（平成 25 年度総括・分担研究報告書）。

* 编者注：正文中"注释""参考文献""出处"等内容均使用原文内容。

NICU长期滞留儿童：挑战与对策

随着围产期医疗的进步，重度残障儿童的生命也可以得到救护的同时，需要高度医疗护理来维持生命的孩子数量增加了。这些孩子需要长期在 NICU 住院，使得 NICU 床位不足的问题为社会所关注。NICU 长期滞留儿童的病因与需要配备人工呼吸机从 NICU 出院儿童的基本相同，有必要将 NICU 长期滞留儿童视为与儿童居家医疗同等的问题。

何为 NICU

NICU 是 Neonatal Intensive Care Unit 的缩写，一般翻译为新生儿重症监护病房。

NICU 是将患有疾病的新生儿和未成熟儿进行集中治疗的病房，其设备标准以综合围产期母子医疗中心和社区围产期母子医疗中心等为基准（照片）。因收费时需要算上新生儿重症监护病房管理费，所以对医生和护士的配置、每床分配的空间、装置、器具等条件都有着严格规定。

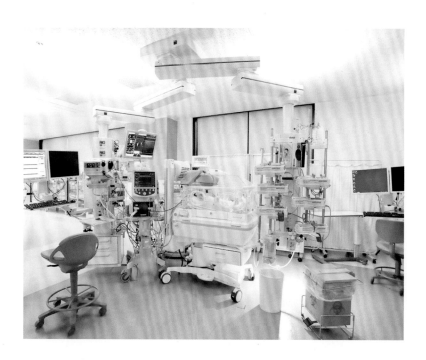

照片● NICU

照片为埼玉医科大学综合治疗中心的 NICU。

NICU 长期滞留儿童的现状

尚无对 NICU 长期滞留儿童的定义，但是多指入院时间半年以上的孩子。在对日本 2010 ～ 2013 年中 NICU 住院孩子的调查问卷[1] 的结果中显示，入住 NICU 一年以上的孩子每年约有 200 ～ 260 人。基础疾病如图 1 所示，以先天异常、极低体重儿、新生儿窒息和染色体异常为主。

图 1 ● NICU 长期滞留儿童的基础疾病

NICU 长期滞留儿童的基础疾病与需要配备人工呼吸机从 NICU 出院儿童的基础疾病（参考第 7 页图 5）基本相同。

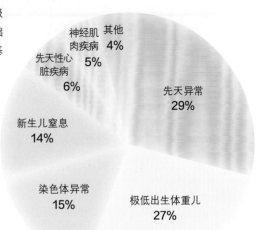

神经肌肉疾病 5%
其他 4%
先天性心脏疾病 6%
先天异常 29%
新生儿窒息 14%
染色体异常 15%
极低出生体重儿 27%

这与需要配备人工呼吸机从 NICU 出院儿童的基础疾病基本一致，所以需要将 NICU 长期滞留儿童与儿童居家医疗、需医疗护理儿童的问题一起加以考虑。

另外，对日本新生儿需要长期住院原因的调查[2] 结果显示，因病情较重或不稳定等医学因素导致长期住院的孩子约占总人数的一半，这部分是需要长期"住院"的孩子。另一半的住院原因是等待疗育机构有空床位、儿科作为中转机构接收体制不完善、社区内居家医疗等社区支持政策体制不完善、家长接受不良及经济、社会问题，等等。因此，这些孩子从实际意义上来讲相当于长期"滞留"的孩子。

医学因素导致的长期"住院"难以解决，但对于其他因素导致长期"滞留"的儿童，可以通过完善各地区居家医疗系统来解决重症儿童归家这一问题。近年来可以进行居家护理中转的社区机构也有所增加。

NICU 病床不足与长期滞留儿童增加

日本 1994 年左右，NICU 必备的床位数量是以每出生 1000 人配备 2 张床位来计算的 [3]。之后随着需要入住 NICU 的儿童增加，围产期医疗的环境发生了改变。另外，在 2006 年与 2008 年，由于 NICU 没有空床导致部分母婴难以得到救助，这样的事件一度成为社会问题。"长期住院儿童"是 NICU 床位不足的原因之一，人们意识到增加病床数的重要性的同时，也认识到了为"NICU 长期滞留"的重度残障儿童提供适当的疗养、教育环境的重要性。

2009 年日本制定的围产期医疗体制改革方针中提出"根据地区情况，将 NICU 的床位数定位在出生人数 1 万比 25 ~ 30 张床"这一目标，在日本厚生劳动省的第 7 次医疗计划的"关于疾病、事业与居家医疗相关的医疗体系"[4] 中也提出了增加 NICU 床位的必要性。

依据此方针，日本以都道府县为单位加速对 NICU 进行整改。根据厚生劳动省对医疗机构的调查，2014 年 10 月左右全日本 NICU 的病床数增加至 3000 床，平均为出生人数 1 万比 30.4 张床 [5]。病床的"数量"问题得以解决，相比 2008 年时的出生人数 1 万比 21.2 张床，6 年间增加到约 1.5 倍（图 2）。

图 2 ● NICU 病床数的推移

NICU 病床数量有所增加，在 NICU 工作的医生数量并没有随之增加，从而衍生了新的问题。

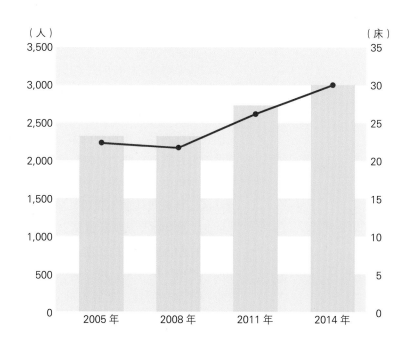

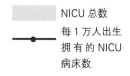

NICU 总数

每 1 万人出生拥有的 NICU 病床数

另外，为了减少 NICU 长期滞留儿童，日本采取了将其转移至居家医疗的对策，近年来 NICU 长期滞留儿童持续减少。但同时也催生了家庭负担过大等新的难题。

长期滞留儿童的疗养、疗育环境问题

NICU 是采用高端医疗技术和设备救治重症儿的特殊病房，但不适合已经脱离急性期、病情稳定但仍需持续医疗护理的婴幼儿，NICU 不是他们理想的生活和疗育环境。

在 NICU 得到救治的孩子，尽管需要长期医疗护理，但为了能让他们与家人一起生活，还需要为孩子能够回家提供帮助，建立良好的家庭疗育环境，在家中疗养并得到安全的医疗支持，以便孩子能够融入家庭。

对于无法转移至居家医疗而长期住院的孩子，需要在院内为孩子准备适当的院内疗育环境，以及如何恰当地分配保育员等都是今后需要应对的问题。

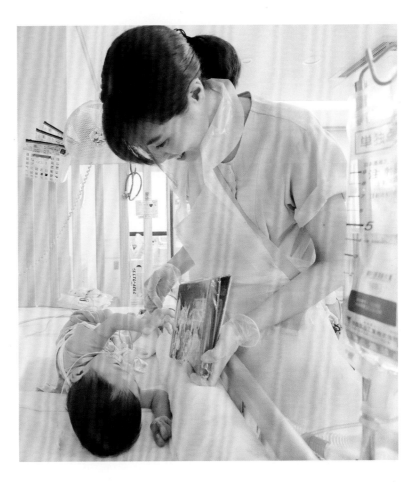

想玩玩具的孩子
尽可能避免孩子长期滞留 NICU 或医院

NICU 长期滞留儿童与家人出现的问题

NICU 长期滞留儿童的家庭可能存在社会、经济、心理上的多种问题。

日本多数都道府县中 NICU 的位置比较集中，症状越重的孩子入住的 NICU 可能离家越远，家人为看望孩子在路上花费的时间和交通费就可能越多，有时会因交通费、就业困难加重经济负担。另外，如果家中另有年纪尚小的兄弟姐妹或需要帮助的成员的话，看望孩子也会影响到他们。

另外，有些家庭会由于孩子长期在 NICU 接受治疗，导致家人难以接受与重症儿童共同生活。部分家庭成员对居家医疗护理有强烈的抵触心理，也是不争的事实。

对于这些家庭来说，心理问题是最难解决的问题。所以，应在 NICU 入院初期或胎儿期就开始准备进行居家医疗。

社区情况

日本各都道府县都设有围产期医疗中心。在从业者的努力下，床位不足的问题逐渐得到改善，但是病床数量难以平均分配。另外，从 NICU 出院后各个地区的医疗和福祉的完善程度不同。具体如何进行儿童居家医疗也需要根据各个地区的特点来判断。

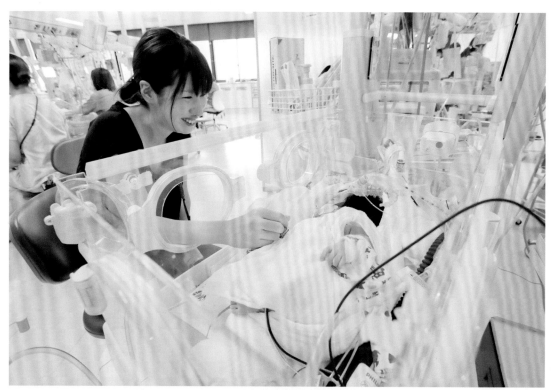

长期不能出院的孩子也希望能有和家人相聚的时间，各医疗单位也尝试为孩子提供家庭团聚的机会。

为了减轻孩子居家医疗后给家庭带来的负担与不安情绪，从医疗方面需要由 NICU、医院儿科、儿童重症监护病房（Pediatric Intensive Care Unit，PICU）等儿童重症监护机构，社区医生，医疗型残障儿童机构，以及各医院内、外相关单位互相协作，相关的问题需要与相关的社会行政机关联手，对孩子归家进行全方位的支援。

* * *

为了减少 NICU 长期滞留儿童的数量，需要对相关疾病进行预防与治疗。因此，必需努力促进医疗水平的发展。

但这类疾病多为不可逆或是先天性的，即便日后医学水平得以进步，想要完全治愈所有的重症儿童仍极为困难。而随着医学的进步，获得救治的儿童增加了，重症儿童有可能进一步增多。

未来医疗的进步

迄今为止，新生儿医疗也采用了再生医学等高端医疗技术，希望现在的不治之症在将来可以治愈。

随着床位增加和更多的重度残障儿童转至居家医疗，NICU 床位不足的问题，即救治重症儿童的问题渐渐得以缓解。但同时不能否定，重症儿童出院后的居家医疗对家庭造成的重大负担，孩子从NICU 出院后的诸多问题仍有待解决。

另外，随着社区内重症儿童的增加，孩子的入托、就学等新的日常生活问题逐渐显露。这类问题只靠医疗机构无法解决。解决长期滞留（住院）孩子的问题，需要 NICU 与居住地的医疗机构、行政、福利、教育等各个机关合作，才能保障孩子的成长与成年后的生活。因此，希望可以早日建立完善的支援体系。

注释

[1] 田村正德等（2014）《重症の慢性疾患児の在宅での療育・療養環境の充実に関する研究：研究代表　田村正德》（平成 25 年度 総括・分担報告書）

[2] 田村正德等（2014）《重症新生児に対する療養・療育環境の拡充に関する総合研究：研究代表　田村正德》（平成 22 年度 総括・分担報告書）

[3] 多田裕等（1995）[地域周産期医療システムの評価に関する研究]《ハイリスク児の総合ケアシステムに関する研究：主任研究者 小川雄之亮》（平成 6 年度 厚生省心身障害研究報告書）

[4] 厚生労働省医政局医療計画課（平成 29 年 7 月 31 日）《医政地発 0731 第 1 号　疾病・事業及び在宅医療に係る医療体制について》

https://www.mhlw.go.jp/file/06–Seisakujouhou–10800000–Iseikyoku/0000159904.pdf　[访问日 :2019/2/1]

[5] 厚生労働省医政局地域医療計画科（平成 27 年 11 月 27 日）《第 3 回周産期医療体制のあり方に関する検討会　資料 1　周産期母子医療センター整備の現状等について》

https://www.mhlw.go.jp/file/05–Shingikai–1080100–Iseikyoku–Soumukai/0000105601.pdf　[访问日 :2019/2/1]

随着新生儿医疗的进步，孩子的生存、预后得以改善，但同时造成了出院后仍需医疗护理的孩子逐年增加。NICU 的出院援助包括在住院初期制订好出院时的归家援助日程表、建立出院援助程序等方面。在转至居家医疗时也需要多种职业的工作人员合作帮助孩子与家长。

NICU 与居家医疗

根据笔者等在埼玉县进行的居家重度残障儿童基础疾病发病时期调查[1]结果显示，出生前发病（染色体异常、先天畸形等）约占51%、出生时发病（窒息等重症）占 13%、新生儿期发病（慢性肺疾病、坏死性肠炎、髓膜炎等）占 23%，共约 87% 发生于围产期，重度残障儿童在 NICU 的出现率较高。

由于这些孩子大多需要长期入住 NICU，随之产生了医疗接收急性期新生儿入院困难的社会性问题。其结果是从 NICU 转移至居家医疗受到了社会各方面的关注，从 NICU 出院接受医疗的孩子逐年增加[2]。

长期入住 NICU 对亲子关系也有着影响，可能会导致儿童难以作为家庭的一员被接受、在社区内的生活产生困难等问题。因此，需要在入住 NICU 的初期就开始为居家医疗进行准备。

入住 NICU 孩子的协调员

在日本厚生劳动省所制定的围产期医疗体系指导方针中，为了能给综合性围产期母婴医疗中心中长期入住 NICU、新生儿恢复期监护病房（Growing Care Unit，GCU）的儿童一个舒适的疗养、教育环境，需要设有由精通新生儿医疗、社区医疗机构、上门护理、疗育机构、福利机构、居家医疗及福利服务的护士或社会工作者担任的 NICU 协调员。他的工作内容有以下几项：

1. 掌握长期入住 NICU 和 GCU 儿童的状况

2. 入住儿童出院或转院（转移至其他医疗机构、疗养机构或福利机构）时的协调与调整

3. 出院时根据家庭需求制订援助计划并调整家庭内医疗环境

4. 根据其需求转移至其他教育、疗育环境时提供援助

有些地区配有"入住 NICU 儿童的协调员"，他们的工作是建立家长容易表达意愿的环境、尊重他们的意志，帮助孩子的居家生活。

入住 NICU 开始为居家医疗做准备

在 NICU 进行急性期集中管理时，对于日后可能会长期入住 NICU 或者难以归家的孩子，医务人员需要从早期开始以居家医疗为目标展开工作[3]（图 1）。

首先最需要考虑的是孩子与家庭（特别是母子）感情的建立。意外的早产与分娩后母子分离容易阻碍家庭成员建立对孩子的感情，甚至可能导致出院后出现抚育困难或虐待的情况。所以让家庭成员建立对孩子的感情十分重要。

图 1 ● 为居家医疗准备的流程

此流程从 NICU 工作人员建立意识开始，按照准备医疗转移、儿科病房、居家转移的顺序进行。

还包括医疗社区工作者（MSW）寻找孩子家庭附近的诊所等。

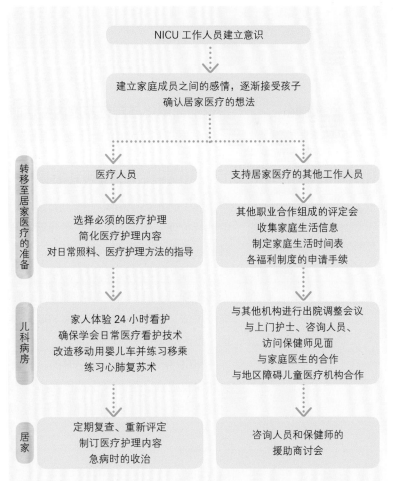

本图出自：高田栄子（2015）[ICU からの退院支援]《在宅医療テキスト》公益財団法人　在宅医療助成 勇美記念財団，p182-183

患者的家庭成员不仅是看望者，还需要进入医疗团队并共享医疗信息。为了孩子的护理和家长的参与，应该积极地推广以家庭为中心的护理信念。

在 NICU 中，对于这类问题采取"以家庭为中心的护理（family centered care）"的方针。其意义在于，家人与医生积极地共享信息，尊重家人的想法以决定治疗与护理方针[4]。家长和医生一起做出决定，也能帮助孩子更好地融入家庭。

出院准备期（家庭导入期）的护理

在准备出院期间，需要联合其他工作人员召开评定会进行会谈，对孩子的状态、必需的医疗护理、家人及其生活状态、社会资源等问题进行交流，针对存在的问题点进行讨论。参加会议人员包括：NICU 医生、NICU 护士、儿科医生、儿科护士、上门护士、药剂师、物理治疗师、医疗社会工作者、心理医生、康复工程技师及营养师等。

护理的简化

NICU 与家中的环境差异很大。为了能够进行居家医疗，需要根据家中实际环境决定如何进行护理。如气管内吸痰，导管在 NICU 内是一次性使用的，而在家中则可用酒精棉擦拭后反复使用。

护理的简单化与制订家庭内生活时间表

在孩子入住 NICU 时，家人需要一点点地学习日常护理和医疗护理手法。

学习医疗护理的重点是让护理简化。NICU 中的护理是 24 小时的，为了防止感染需要严格的无菌操作。但是在家中只对一个孩子集中进行护理，作为生活的一部分无需严格无菌。护理的简单化在出院回家前是必不可少的一环。

也有从 NICU 转至儿科病房后很快出院的情况。儿科病房教给家人的护理手法和 NICU 的有所不同，容易使家人感到混乱，希望能够统一手法。制作检查清单（第 308 页卷尾资料 1）并分享给相关人员这一点十分关键。

NICU 中的护理是 24 小时的，每天会喂 7 ~ 8 次奶，有的口服药会在深夜喂食，但在家中难以实施。因此需要根据家庭的日常生活建立日程表（图 2）。此表在出院后治疗调整会时也可以用到。

图 2 ●日程表

以家庭生活为基准建立的日程表，在出
院后治疗调整会时可以用到，方便共享信息。

出院后治疗调整会　提供护理信息（20　　年　　月　　日）
时间表包含：入睡、醒来规律和洗澡时间。注入时间处也需记下胃残留量

0 点　　　　　　　　　　　　　　12 点　　　　　　　　　　　　24 点

呼吸

□ 吸氧　　　　　　使用机器：
FiO$_2$：　　　　%　　　　L
SpO$_2$：
SpO$_2$ 监护仪厂家：

□ 呼吸机　　　　使用时间：
　厂家：
　设定：
□ 气管插管厂家尺寸：
□ 吸痰器：品牌
　吸痰导管厂家尺寸：
□ 吸入器：厂家
　吸入内容：

主要的疾病与特点

循环

体温：
HR：
Bp：

营养

□ 经管营养（胃管、胃瘘、ED）
　内容：母乳、奶粉、营养（　　　　　）
　　　　　　mL ×　　次 / 日
□ 持续泵厂家：
□ IVH 药名：

排泄

尿量及次数：
Hr：利尿剂　有·无
导管：有 [　　　　导管　　　　Fr]·无
Kot：灌肠、泻药　有·无

家庭成员　祖父母（伯父母）的所在地

名字

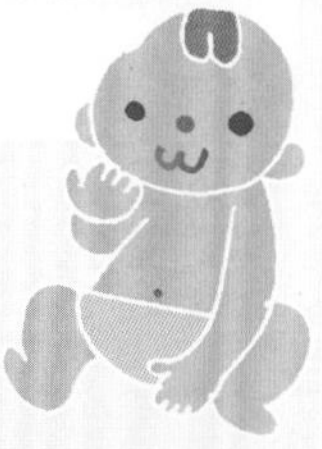

上门看护的工作内容、其他信息

补贴相关

□ 高额疗养费用指引：申请·获得
□ 婴幼儿医疗保障：申请·获得
□ 产科医疗保障：申请·获得
□ 重度身心障碍患者补贴：申请·获得
□ 小儿慢性特殊疾病治疗研究（　　　　　）
　申请·获得
□ 残疾证（　　障碍　　级）：申请·获得
□ 障碍儿童福利补贴：申请·获得
□ 特殊儿童抚养补贴：申请·获得
□ 重度身心障碍者补贴：申请·获得

社区协作

□ 上门护士　□ 康复治疗
□ 护士办公室：
□ 咨询专员：

在儿科病房进行的援助

从 NICU 转至儿科病房后，家长需要学习医疗护理的手法，积累 24 小时护理的经验。学习护理手法时需要多位家长参与。

还需要对婴儿车进行改造：搭载呼吸机，加装点滴架与支架。家长还要学习心肺复苏术和更换气管插管等应急处理手法。

此外与各地区福利相关的行政人员和医护人员（相关政策咨询人员、上门护士、保健师等）会面、协商，对家长和医务人员来讲都十分重要。

居家疗养援助诊所

为了帮助需要医疗护理的人所建立的 24 小时服务的诊所。与上门护理站合作，可以提供 24 小时的上门护理。

出院前、后进行的援助

在临近出院时，需要召开院内、外相关工作人员参与的出院后治疗调整会。孩子母亲作为主要的护理者，可能会因长期睡眠不足而身心俱疲。所以需要与可以短期托管孩子的医院或机构合作，让护理者适当地休息。

另外，使用呼吸机的孩子需要与当地消防机关取得联系；护士、物理治疗师、临床康复工程技师需要先上门查看居住环境并进行整理改造；此时，社区医疗工作者需要整理、调度社会资源。

如果条件允许，建议在出院前先带孩子外宿一次，提前适应家庭疗育环境，同时也可以找出意料之外的问题以做出调整。

另外，在出院一周后需要再次住院，考量家庭成员的疲劳程度并重新评定孩子的健康状况。

居家转移后的援助

居家转移后也需要根据孩子的成长状况与家庭的生活方式调整援助的方法，此时与其他工作人员的配合更加重要。最好可以定期和当地相关行政人员与保健师进行会谈。

照片●《白鸽》

　　总结了孩子必需的医疗护理信息，方便与其他工作人员分享。

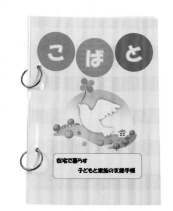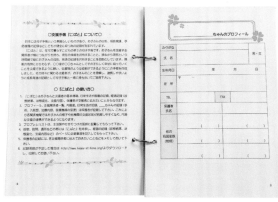

　　笔者所在的埼玉医科大学综合医疗中心儿科编辑了如图的援助居家孩子和家人的手册（照片），方便与其他相关工作人员共享信息。

　　为了能够顺利进行居家医疗，保障在孩子患病的时候可以立即得到治疗，与地区中心医院和儿科病房的协作十分重要。

* ＊ ＊

　　对于需要高度医疗护理的家庭，医院和其他相关工作人员持续的支持是不可或缺的。在本书最后附有出院援助程序的实例，希望能给大家带来帮助（第 310 页卷尾资料 2）。

注释

[1] 林胁浩一等（2013）[埼玉県における在宅医療の小児患者の実態調査]《重症の慢性疾患児の在宅・療育環境の充実に関する研究：研究代表者　田村正徳》（平成 23 ～ 25 年度　地域医療基盤開発推進事業　総合研究報告書）p28–31.

[2] 林胁浩一等（2013）[NICU・GCU からの一歳前の人工呼吸管理付き退院児の実態調査]《重症の慢性疾患児の在宅での療養・療育環境の充実に関する研究：研究代表者　田村正徳》（平成 23 ～ 25 年度　地域医療基盤開発推進研究事業　総合研究報告書）p69–78.

[3] 側島久典（2013）[NICU 入院から退院までの流れ]《周産期医学》43（11）：1335–1339.

[4] 渡边ともよ（2013）「子どもを自宅で診るために必要なとこ：退院支援」《小児在宅医療ナビ》南山堂，p46–59.

医疗护理的定义

"医疗护理"是指"医疗上的生活援助行为",是表达实施者与孩子之间关系的词汇。

近年来需要医疗护理的儿童逐渐增加,对高端医疗的需求也日益增长,"医疗护理"的定义也在逐渐扩大。为了能够涵盖家庭和多样化场合中的医疗需求,需要在现有关联性的基础上建立"个人辅助""社区护士"等新的制度。

"医疗护理"一词的发展过程

自 1975 年起,日本特别援助学校(当时称为"养护学校")中有医疗需求的学生增多,需要经管营养和吸痰等医疗护理的学生数量增加。

而当时日本的学校环境如下。

- 经管营养者需要有足够的体力走读,或母亲同行、在学校内等待。
- 由于无法吸痰,学生在校内无法正常呼吸。
- 冒着误吸的风险吃学校的配餐,等等。

横滨市率先开始在学校内让老师学习经管营养与吸痰的手法。之后大阪的教师职工开始自发学习护理知识。东京在 1992 年(平成 4 年)开始,以村山养护学校等为模板,开展教师与护士合作等项目,在各地取得了丰硕的实践成果。

自此,经管营养和吸痰等手法改为"日常生活中必须的医疗生活援助行为",作为治疗行为从医疗行为中脱离。虽然仍被称为"医疗护理",但这一词逐渐在从业者中普及。对于经管营养和吸痰应该被定义为医疗行为还是生活援助行为曾有过讨论,最终达成了应该将其称为"医疗护理"这一折中的词汇的共识(图 1)。而操作者不仅可以是医生、护士,还可以是家人、教师等。

图 1 ● "医疗护理"最开始的概念[1]

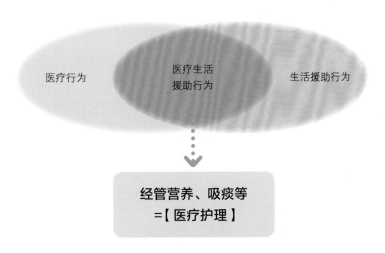

"医疗护理"不仅是表达某种行为的词汇，也包含了其承担者，医疗工作者与家长、照顾者的广大志向。以这个词为基础，学校对孩子的照顾更加全面，以自治区为单位开始进行普及。于 1998 年（平成 10 年）开始作为日本文部科学省的研究事项之一，为其给予了政治上的支持。

在学校等处实施"医疗护理"的意义

在学校中，由学校职工进行医疗护理的意义如下图 2 中所示的 3 点。

教育上的意义

一直接受上门教育的孩子可以走读上学，减少由于家庭和身体等原因不得不缺席的情况，改善了教育条件。另外，实践证明由教师参与医疗护理可以深化教育内容，增进师生感情。

图 2 ● 在学校等处实施"医疗护理"的意义

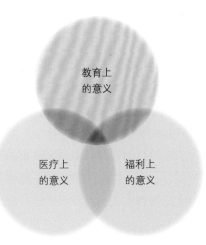

医疗上的意义

有许多孩子随着年龄增长后吞咽能力降低，进而需要改为经管营养；而孩子在老师不会做、家人也无法到学校进行经管营养时，需要冒着误吸的风险由老师勉强喂学校的配餐。老师可以进行经管营养之后，可以规避这方面的风险。

早期医生曾提出需要医疗护理的重症孩子上学的危险性。现在学校内也可以避免误吸、脱水等问题，减轻并防止呼吸困难，学校在医疗方面的考虑也在逐步完善。

福利上的意义

减轻家庭负担，提高家庭成员生活质量。在学校进行医疗护理，可以避免部分孩子长期住在医疗机构里。

* * *

医疗护理在其他方面也有着重要的意义。

经过实践，医疗护理的思想为业界肯定，以此为基准于 1998 年（平成 10 年）由 635 名日本医师联名提出《在学校等处实行"医疗护理"的必要性 给厚生省大臣的一封信》「学校等での『医療的ケア』についての厚生大臣宛要望書」；以及 2002 年（平成 14 年）日本儿童神经学会发表《在学校教育中如何实施医疗护理的见解与建议》「医療的ケアのあり方について見解と提言」等文章。

体制的发展

日本文部省的研究事业（1998 年"平成 10 年"）在 2003 年（平成 15 年）发展为模板事业，将其成果普及到日本全国。

以日本厚生劳动省所发表的《关于对居家与养护学校内日常医疗中，医学方面、法律方面进行整理的研讨会，平成 16 年 5 月 ~ 17 年 3 月》「在宅および養護学校における日常的な医療の医学的・法律学的整理に関する研究会、平成 16 年 5 月 ~ 17 年 3 月」的研讨内容为基础，在一定条件、一定范围内，日本全国范围认可了在养护学校由教职工进行吸痰与经管营养、在家中由照顾者进行吸痰的行为。

借此，在养护学校内进行医疗护理的行为作为日本国家政策的一环在全国推行。2005 年（平成 17 年），全日本的养护学校（现称为特别援助学校）都配备了专门的护士，与教职工一起对孩子进行医疗护理。

这之后，随着居家医疗的普及，在家庭、学校、残障儿童机构（住宿或走读）及老年机构中医疗护理的需求进一步增加。日本修改了相关法律，建立了"由护理职工等工作人员进行吸痰等操作"的制度，并于 2012 年（平成 24 年）4 月开始实施。

此项制度的核心内容为：完成规定培训后的看护工作人员等（包括学校教职工）可以进行吸痰（口腔内、鼻腔内、气管插管内）、经管营养注入（骨瘘或肠造瘘）、经鼻管营养注入等医疗行为。由此医疗行为的承担者得以增加，缓解了逐步扩大的医疗需求缺口。

日本文部科学省 2017 年（平成 29 年）进行的调查结果显示，全日本公立特别援助学校中需要日常医疗护理的儿童有 8218 人，配备的护士有 1807 位，进行医疗护理的教职工有 4374 位；除了对人工呼吸机的操作以外，多半由学校职工来进行医疗护理。

近　况

对日渐增多的医疗护理对象的应对办法

在近日日本文部科学省进行的调查中显示，至 2017 年 5 月，需要日常医疗护理的在校儿童数，包含特别援助学校以外的儿童，共有 9076 人。其中，进行气管切开术的共 2904 人，进行氧气疗法的共 1713 人，使用人工呼吸机的共 1468 人，进行中心静脉营养的 74 人，需要高端医疗护理的孩子数量有所增加。根据日本厚生劳动省研究部门的调查，以居家医疗相关的诊疗需求数来推测，在 2015 年（平成 27 年）0 岁至 19 岁儿童中需要医疗护理的孩子数量约为 1 万 7000人，其中需要家庭人工呼吸机的孩子为 3069 人。

为了应对这种状况，于 2016 年（平成 28 年）6 月实施的日本儿童福祉法修改案中指出："地区公共团体需要为日常生活中装备人工呼吸机的残障儿童提供保健、医疗、福祉以及其他相关方面的援助。"厚生劳动省、文科省、内阁府积极响应，发出通知要求各自治区"为需要医疗护理的儿童提供更好的保健、医疗、福祉、教育环境"。

4

医疗护理的定义

近期使用的"医疗护理儿童"一词基本指所有需要医疗护理的儿童，正确的说法应该叫"需医疗护理儿童"。

需医疗护理儿童可以如图3中进行分组。

图 3 ● 需医疗护理儿童的分组

存在着一部分无肢体不便、智力障碍或症状较轻，也需要医疗护理的孩子，其数量也在逐渐增加（灰色的部分）。

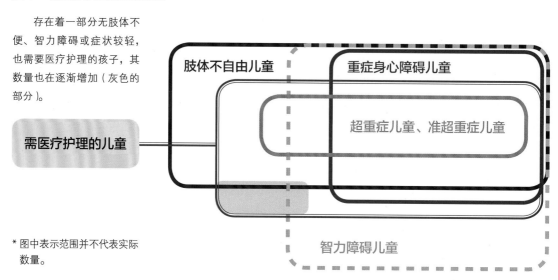

* 图中表示范围并不代表实际数量。

红色双线的部分是需医疗护理儿童，以超重症儿童、准超重症儿童为核心。需医疗护理儿童有 6 ~ 7 成是重症身心残障儿童，有 3 ~ 4 成没有重症身心残障。无重度智力障碍的肢体残疾儿童中也存在超重症、准超重症这些需要医疗护理的情况。

另外，有智力障碍但无肢体不便的儿童也需要医疗护理，也有无肢体不便、智力障碍或症状较轻但仍需要医疗护理的儿童，这部分孩子的数量在持续增加（图3中灰色的部分）。

这些孩子曾不能作为重症身心残障儿童、超重症和准超重症孩子接受医疗护理，也不能接受残障儿童的医疗护理。为了能让援助更加规范和到位，提出了"需医疗护理儿童"一词，在行政中也被广泛应用。

近年来，日本特别援助学校以外的学校和托儿所也开始接收需医疗护理儿童。另外，需要居家人工呼吸机的孩子也逐渐增加，学校等处也在抓紧进行相关的支持。

医疗护理的范围增加

另外，学校与福利机构中所进行的日常医疗行为曾需要护士来进行，将其称为"生活援助行为"多少有些勉强。其内容包括：

- 用针头刺入进行血糖值测量与注入胰岛素。
- 让哮喘的孩子吸入支气管扩张剂。
- 灌肠与手指取便（特别是液体用量较高时）。
- 对癫痫发作的孩子插入栓剂及之后的吸痰处理等。

日本文部科学省认可了在特定条件下，在学校中可对癫痫发作的孩子使用栓剂进行应急处理的行为。虽不是必须让护士进行操作，但是需要护士进行操作的场合较多。对于这种"难以将其认定为生活援助行为，实施者也仅限于家人和护士，但是日常生活中必需的医疗护理"，需要对体制进行改良，将其定义为"医疗护理"，并需要护士在幼儿园、学校等处可以进行操作。随着需要人工呼吸机疗法的患者逐渐增多，希望体制上能尽快跟进。

4

医疗护理的定义

关系网中的"医疗护理"与课题

医院中进行治疗与医学处理的"医疗护理"，逐渐转移至日常生活中的护理与援助性质的"医疗护理"。援助是靠人与人的关系进行的，在医疗护理中，实施者与援助对象的关系十分重要。

"家人才能做到的援助"是指：根据孩子的状态选择最佳的援助的方法，并逐渐掌握相关的判断与应对方法。家人对孩子的深刻理解与孩子的信赖有时能取得更好的医疗及护理效果，因为是家长所以能做到，与孩子关系密切的人都有可能比医务人员更适当地进行医疗应对，即"关系性超过专业性"的情况。这不仅限于与家长，与教师、机构职工等关系紧密之人都可能会出现。这并不是在否定专业人员的必要性，而是不应将医疗援助的实施者限为专业医疗人员，需要在重视"关系性"的同时也要灵活运用专业性，找到"关系与专业性的平衡点"（引用自利山养护学校校长饭野顺子先生），并根据实际情况灵活应变[2]。

我们接触的孩子普遍表现能力较弱，自小就开始观察他们的成长，才能深刻地理解他们的感受。对重度残障儿童的护理，在教育层面上的意义，不仅可以坚定孩子的志向，也可以使教师对孩子形成感情。我在护理孩子的过程中，能够更深刻地理解、更正确地接触他们，这让我十分欣慰[3]。

"医疗护理"的内容

指吸痰、经管营养（经鼻管、胃篓、肠造瘘）、使用人工呼吸机机、气管切开管理、经鼻氧气管管理、氧气疗法（指对呼吸障碍或心脏疾病的治疗）、吸引药液、导尿、排便管理（一定量以上的灌肠、手指取便）、中心静脉营养（IVH）、人工肛门管理、透析、测量血糖、注射胰岛素、对癫痫发作患者的处理（插入栓剂、临时吸痰等）等行为。

居家、教育、社区、福利机构等场合的医疗护理需求日益增加，内容也越发多样化、高度化。因此，以关系性为基础的医疗护理需要应对各种各样的场合，体制上也需要跟进，让需要高度医疗护理的孩子也能转为居家医疗。结合现有体制，需要商讨以下两项新制度。

● "家庭代理人"关系密切者能作为特定的护理者，在学校等处进行特定的高度医疗护理（包括人工呼吸机等）："个人助理"。
● 护士能不受限于医疗报酬制度，而是以福利制度自地区护理中心向家庭、地区内托儿所和学校等处进行多样化的医疗护理："社区护士"。

注释

[1] 日本小児神経学社会活動委員会，北住映二，杉本健郎编著（2012）《新版　医療的ケア研修テキスト》クリエイツかもかわ，p10。
[2] 北住映二《問題の解決に向けて》2000）〔下川和洋编著《医療的ケアって大変なことなの？》ぶどう社，2000年）p91–100 处引用。
[3] ［特別支援学校教員 K 先生の文章］《医療と教育研究会》研究收录（日本小児神経学会社会活動委員会ほか前揭書）p11 处引用。

参考文献

● 田村正徳等（2016）《医療的ケアに対する実態調査と医療・福祉・保健・教育等の連携に関する研究　中間報告：研究代表者 田村正徳》（平成 28 年度　厚生労働省科学研究費補助金障碍者政策総合研究事業）

第 **2** 章

发展障碍婴幼儿的疗育援助

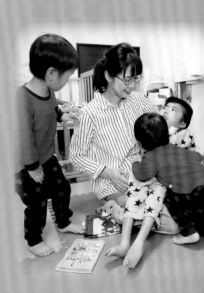

1 调整疗育环境

育儿从胎儿期便开始并持续进行。但早产儿、低体重儿和残障婴幼儿及其家长需要经历孩子入住 NICU 或儿科病房这种无法预测的家人分离，出院后还要经历孩子不适应家中环境、依赖医疗护理、低肌张力不好抱起、视觉听觉残障需要花额外的精力进行感觉输入等问题。而孩子家长还需要面临与孩子重逢、接受孩子、接受他的残障、重新规划生活等问题。

用心抚育孩子，与他是否抱有残障无关。抚育，也不应牺牲家庭进行护理，而是与孩子共渡难关、组成幸福家庭的过程。

以再次育儿为起点的居家生活

育儿从怀胎时就已经开始。残障儿童的抚育与胎教时期及出生前在"父母教室"学到的围产期不同，家长需要面对如由于孩子长期住院难以融入家庭等意料之外的问题。孩子出院后是居家生活的新起点，需要各方面的支援和努力。

需要援助者考虑的事情

已育有健康儿童的家庭与第一个孩子是残障儿童的家庭相比，抚育环境会大有不同，援助者需要对这些方面多加留心。对家中有孩子身故的情况，也需要多加关注。

长期住院的孩子需要重新适应家庭生活，出院后可能会持续身体不适，反复住院、出院的过程。多数孩子需要经历多个季节变化，约 1 年半后才能过上稳定的日常生活。了解孩子身体的特点，理解他们的个性，孩子才能自然地融入家庭。

抚育有残障的婴幼儿时，不应该用"抚育特殊儿童"的心态，而应该是"需要多加注意"的心态进行抚育。在日常生活中，根据孩子的特性进行接触与照料就是最好的疗育环境。无须考虑所需的特殊技术，而是要将孩子们接纳为家庭的一员，让孩子能够健康、平稳地成长，家人也能够更轻松地对待孩子。

出院后家庭生活的实例

通过实例，可以更好地理解如何调整育儿环境。下面将以 1 岁 3 个月时出院，在家生活 2 年的"小爱"为例向大家介绍。

小爱的一天

妈妈每天早起的第一件事就是要查看小爱的身体状况，观察她的脸色和情绪，把手伸进她衣物内检查体温。今天，小爱的身体温暖，皮肤湿度合适。接下来测量体温，观察监护仪上经皮肤测量的动脉血氧饱和度与心跳。昨天，小爱脸比较红、心率 112 次 / 分、体温 38℃偏高。调整衣物并进行早上的水分注入后，小爱体温为 36℃，心率平稳在 85 次 /分，紧张得到缓解。房间的室温为 25℃，湿度 65%。小爱似乎感觉很舒适，所以不做变动。

最近小爱痰增多，吸痰量也增加了。将加湿器开到最大、雾化次数增加，换衣动作时进行了呼吸康复训练。小爱排尿次数增加了。需要注意支气管炎和尿路感染。

父亲打开窗帘，查看今天的日程表。早餐（注入）后，送弟弟去幼儿园的路上一起散步。

上午，护士与护理员来访后先洗浴。在浴室内加湿后检查小爱全身皮肤状况。洗完澡后补充水分、看图书，之后午睡，为下午的康复训练做准备。

在刚刚出院回家的时候，稍微吹吹风或更换 SpO$_2$ 监护仪线缆的固定胶带，都会引起小爱的注意而影响情绪。在住院时，小爱对贴经鼻胃管的胶布十分敏感，经常发生皮疹。尝试过更换胶布的位置，将胶布贴在涂有保护剂的布片上等方法（后来做了胃造篓术，解决了胶布的问题）。

小爱口部周围比较敏感。只做了单纯气管切开，有误吸的风险。为了预防吸入性肺炎等感染症状并加强吞咽能力、降低口部周围的敏感性等，进行了大量的口腔护理。在住院时母亲学习了口腔护理的手法，并将其整合成了口腔游戏。对小爱进行口腔护理时，母亲配合着手部动作唱歌，口腔护理对于小爱就成了口腔游戏。开始唱歌后，小爱嘴和手指微微

残障婴幼儿的体温

大多残障婴幼儿的体温调节十分困难，具体请参考第 32 页。

固定用胶布引发的皮疹

为了防止由固定用胶布引发的皮疹，需要调整胶布的贴法与位置。具体请参考第 80 页。

动作，似乎在期待着进行口腔游戏。与上门护士一起进行了习惯感觉的游戏，重复进行小爱喜欢的游戏。手触摸的感觉和耳朵听到的感觉相结合，小爱在游玩中体会到了乐趣，同时降低了过敏性。

小爱对环境的变化相当敏感。在刚出院回家的时候，吸痰的警报频繁响起。每次心率升高、身体紧张的时候家人就在想"是哪里不舒服了吗？""有没有吸痰？""是姿势不对吗？""还在紧张吗？"等等。此时，弟弟注意到了味道和小爱的表情，说"是拉屎了"。母亲更换了尿布，小爱感觉舒适了，表情也变得柔和。

夏日乘手推车出行时，小爱出现了脱水症状，排尿量大量减少并有血尿。在反复尿路感染 2 年后查出原因是结石。

虽然已经出院，但是到冬天时基本有一半的时间小爱都在住院，饱受感染的困扰。调整小爱的体温十分困难，冬天很容易低体温，需要好好考虑外出的时机；在温暖时又很容易体温升高，造成出汗和紧张，稍不注意就会起痱子。曾经有把暖宝宝贴在脚底导致小爱低温烫伤的事故。现在的寝室内装有地暖。

为了预防褥疮，床垫使用了透气性和弹性都很好的材质，从而解决了由于出汗带来的皮肤问题。外出时小爱穿着母亲手工制作的衣服，在手推车上装上电池，用电热毯包裹手推车的内层。夏天外出时，小爱会穿着透气性良好的夏装，给手推车的风扇装上冰袋，并盖上轻薄的毯子。

经过体温调整后，小爱一年四季都可以外出，佩戴呼吸机后也可以乘坐新干线和飞机，也可以和幼儿园的同学一起郊游。

合理利用地区内的上门护士、上门治疗师、接送服务、相关行政人员、疗养中心、幼儿园职工、上门医疗等社会资源，从而小爱家最大限度地享受生活。

刚出院时小爱经常反复住院，家长曾有多次放弃出院的想法。但是小爱到 3 岁过后，每周可以上 2 次幼儿园，表情变得更丰富，能有更多笑脸了，感染症状逐渐减少。小爱曾因肺炎与尿路感染住院，营养和体力恢复到正常水平花费了数个月。以现在这种悠闲的节奏生活，时不时参加集体活动，小爱和家人都能享受生活。

尿路感染症

婴幼儿发热引起尿路感染症的情况较多，具体请参考第 146 页。

居家生活时对社会资源的有效利用

为了能够顺畅地转移至居家生活，需要有效利用各种社会资源。具体请参考第 270 页。

残障婴幼儿的生理特征

为了保障残障婴幼儿安全、和睦的家庭生活，家人需要充分理解孩子的生理特征。身体发育的个人差异很大，发育状况与标准年龄不符的情况时有发生。无须与其他孩子比较，慢慢观察自己孩子的发育即可。对于健康状态平稳的孩子，家人需要熟悉他的生命体征，这样可以察觉他每日的细微变化。

低体重儿和患有脑部残障的儿童身上容易出现各种敏感现象。特别是皮肤，像外露的（裸露的）神经一样，是容易表现出过敏性的器官。脑神经认知皮肤感知的各种信息并进行判断。另外，皮肤也是免疫器官之一，会对外界刺激产生反应，因此会经常出现反应性变化。

通过皮肤进行的护理

对健康儿童的抚育中也会用到肢体接触和触觉护理这类技巧。在新生儿护理中也采用袋鼠护理法与发展性护理等。

护理者以肢体接触的形式对孩子的皮肤进行护理，在引发生理反应的同时还可以促进孩子的情绪发育，并培养与孩子的感情。有研究报告称，直接接触皮肤或不接触皮肤但适度包裹身体的手法可以让孩子的心跳更平稳并减少紧张。这样不仅能稳定孩子的情绪，也能让护理更轻松。

从孩子的特性与发育、
成长方面考虑进行环境调整

若能让孩子有一个良好的居住环境，则孩子的身心状态也能够更稳定。"理想的居住环境"由孩子的特征与生活习惯而定。首先从生理特征与发育、成长（发育保障）的方面调整居住环境。

对居住环境的整体调整

室内温度、湿度

残障婴幼儿需要大量时间让自主神经适应外部环境。经常出现无法适应温度变化而生病的孩子。

NICU 处于室温 25℃、湿度 55% 的恒定环境中。对于刚出生的孩子，恒温箱内的温度约有 35℃，湿度会根据出生周数、出生体重与婴儿成长等条件从 90% 左右开始逐渐降低，做好转移至恒温箱外的准备。

家庭居住环境会受到住宅建筑情况的影响。可以通过加装换气系统避免室温变化过大，同时进行换气。孩子和家人都可以将房间调整至舒适的温度和湿度。

根据季节和场合变更温度和湿度。日常的家庭环境中可以设定为大人感觉舒适的温度，体温调节障碍的孩子以调衣物、整被褥为主。另外，在洗澡或其他无法调整衣物的时候，可以将整体温度临时上调2℃左右。

照片●
室内温度、湿度的调整

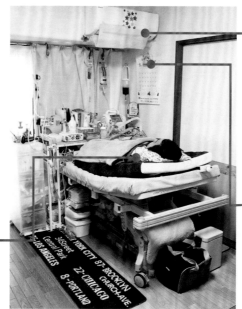

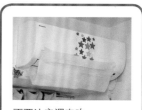

不要让空调直吹

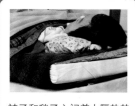

被子和毯子之间盖上隔热垫

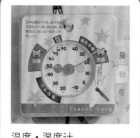

温度·湿度计

知识拓展

残障儿童的体温

一般成人的体温在一天内会有1℃左右的变动。早晨睡醒前（上午6点左右）体温最低，在下午3点左右最高。残障儿童大多难以调节体温。对无法进行日常生理性体温调节的儿童，需要观察是环境原因，还是孩子本身紧张或情绪变化造成的影响。低体温的孩子既有能依靠自身的体温调节变暖的，也有无法变暖的。可以通过调整穿着衣物帮助能变暖的孩子进行体温调整。健康儿童在寒冷环境中会通过发抖调节体温，但无法发抖的残障儿童则需要他人调整环境温度。

对随环境温度体温会下降、代谢降低的孩子，需要采用地暖或在床垫下铺设电热毯等措施。在外出或旅行时，也需要事先调查好目的地的温度情况。

环境温度

指受室温、季节影响的外部气温环境，需要调整被褥厚度的温度。

声音与居住性

家人在生活中发出的声音是家庭生活中不可或缺的，是让孩子安心的要素之一。

在医疗机构中，由多名员工负责一个孩子。走路的声音、推车轮子的声音、吸痰器的声音等，容易让孩子感到不适，属于增加压力的声音。但每日开始和结束时播放的音乐，工作人员向孩子打招呼的话语可以让孩子感到愉快与安心。

人们所喜欢的音调、节奏和旋律各不相同，不同的音乐可以让孩子感到更放松或更精神。

另外，音色和旋律可以促进语言学习，加深对声音和语言的理解。不使用声音或语言作为交流手段的孩子也可以通过说话方的音色判断，回答是或不是。重度残障儿童中患有听觉过敏的孩子较多，需要为他们营造能够安心的声音环境。

光与居住性

视觉功能在胎儿期就已经打好了基础，胎龄 28 周左右视觉细胞就已经基本成熟。视觉神经发育的顶峰约在 1 岁半左右，在 2 岁时渐渐成熟。以视力为主的生活所需的视觉功能受到出生后环境中视觉刺激的影响。视觉认知的发育与视觉体验息息相关。

新生儿可以在被抱起的位置认出大人的脸，但是还无法做到明暗调整与自主活动双眼观察特定对象。NICU 等设施中新生儿的居住环境会将亮度调整至孩子不会觉得刺眼的程度，并且会根据每日生活节奏模拟光照的昼夜变化。

孩子开始在自家生活后，可以在更符合生理的照明环境内进行适当的视觉刺激。每天早上让朝阳照进房内，可以刺激孩子皮质醇和内啡肽等激素的分泌，让身体机能开始活跃。在白天的室内亮度调亮可以舒适地进行日常生活，夜晚将照明降低至不影响睡眠的亮度（ 照片 ）。

照片 ● 调整光亮

夜间将室内照明降低至不影响睡眠的亮度，在进行护理时使用间接照明。

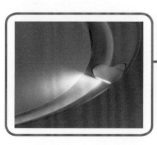

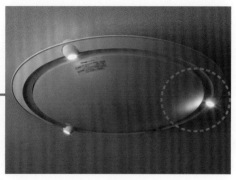

为建立生活节奏进行的环境调整

对孩子来讲，建立生活节奏具有守护生命、促进成长发育的重大意义。保障生命功能的节奏多数无法随意调整，但是可以形成稳定的节奏。建立合适的日常生活习惯，能够稳定行动与精神活动的节奏，也可以使保障生命功能的节奏保持稳定。在日常生活中，可以通过调整育儿环境调节孩子的行动与精神活动节奏。下面介绍一些日常生活中环境调整的例子。

安静时、睡眠时的环境调整

在安静时、睡眠时副交感神经优势，抑制代谢、心跳并下调体温。此时孩子处于对刺激毫无防备的状态，因此需要为孩子准备一个稳定的环境，让身体处于可以安稳呼吸且放松的姿势。

长时间处于同一姿势可能会导致褥疮与循环不良，床垫应使用柔软、透气、安全性高、耐用且容易清洗的材质。还需要根据孩子的体位与特征选择最合适的枕头（照片）。

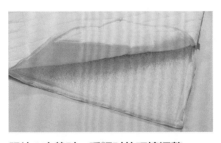
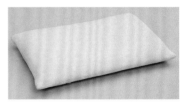
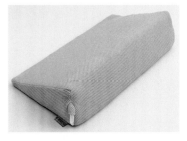

照片●安静时、睡眠时的环境调整
左：防褥疮，保持姿势用的高弹力床垫（SaMSeries@）
右上：高弹力枕头（SaMSeries@）
右下：调整体位用的高弹力呼吸辅助枕（SaMSeries@）

活动时的环境调整

活动时交感神经优势，代谢增强、心跳加快、体温升高、觉醒状态良好，通过适当的刺激可以让儿童获得舒适的、能够体验丰富事物的状态。在坐位时处在三维世界中，是孩子成长发育的好机会。

需要注意孩子在室内、外视觉的状态有所不同。根据孩子特点可以选择佩戴太阳镜（照片）或遮阳帘来调整亮度。有听觉过敏的孩子需要调整音量，或使用视觉、触觉事先提醒孩子。另外，也需要注意环境声音音量。

照片●太阳镜

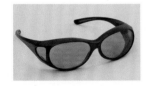

活动时的姿势需要配合孩子的特点，使用坐位保持椅或坐位保持装置（照片）。不要让孩子长时间保持同样姿势，在活动中加入一些变化转换姿势也很重要。

活动时体温升高、难以调整体温的孩子可以在轮椅上加装风扇进行散热。

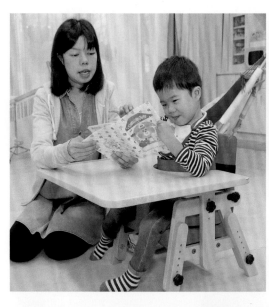

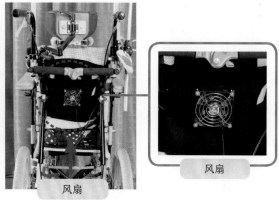

风扇

风扇

照片●活动时的环境调整

左：使用坐位保持椅稳定姿势，提高孩子上肢操作能力与视觉认知并使其享受游戏。

右：通过装在轮椅上的风扇防止中暑。

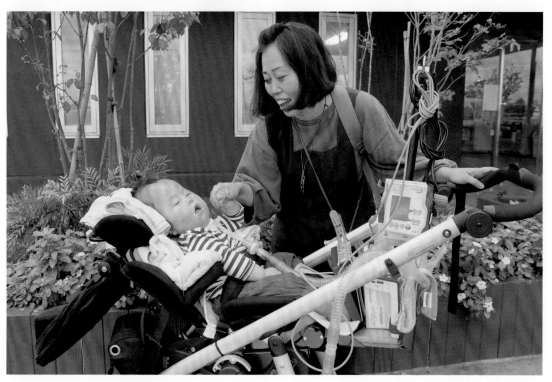

室外换气日光浴　在舒适的日光下与妈妈说话

清洁护理

衣物有增加活动性、改变气氛、为日常生活增色的作用，让孩子自己选择衣物也可以促进孩子的成长。

衣物不止有调整温度的作用，也有改善动态呼吸循环、保护皮肤、预防褥疮的作用。根据环境温度考虑衣物的保温性与透气性。

衣物上的标签和纽扣都有可能造成皮肤损伤或褥疮，所以需要仔细检查有无突起或刺激物。衣服不能妨碍胸廓和四肢的活动，不影响呼吸和四肢、关节末梢的循环。

更衣动作中，对有骨折、脱臼风险或进行气管插管、装备呼吸机的孩子，可以选用袖口和衣领宽松的衣物，配合孩子的特征与生活、活动场合选择容易清洗、更换与方便活动的衣物（照片）。

照片●根据生活、活动场合选择舒适的衣物

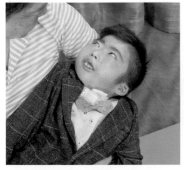
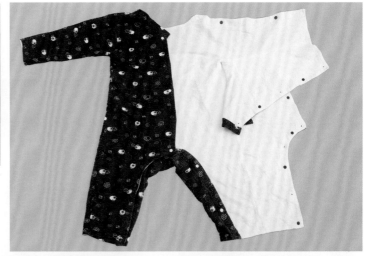

左：衣领宽松，不会影响气管插管，可
　　以穿着带领的衬衫。
右：容易穿脱、可展开成平面的衣服，
　　内侧使用可以贴身穿着的材质。

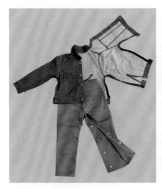
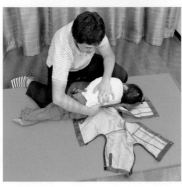
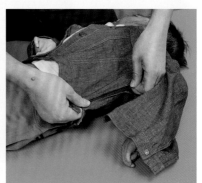

容易穿脱的衣物示例

衣物提供者：palette ibu

洗浴环境的调整

　　洗浴在家庭生活中有着重要的意义，不仅可以让孩子保持清洁、稳定呼吸循环，还有放松身心、增进交流的作用。对孩子来讲，这也是和家人共度美好时光的机会。

　　肌张力低或肌张力亢进的孩子及气管切开的孩子需要根据其特点准备浴室的用品（照片）。

　　房子的构造、人员数量和所需的物品不同，需要根据孩子的身高和状态准备简易浴盆。简易浴盆可以使用婴儿澡盆、充气澡盆、小型充气船等。洗浴时让孩子的身体处于有稳定支撑的状态，另外可以使用防滑垫、泳圈、升降机等物品让孩子放松身体，同时减轻护理负担。

照片●洗浴时需要进行的准备工作

左：使用充气澡盆洗浴。在充气澡盆中放松身体。用毛巾包裹气管切开部位，防止水流入。

右：浴室中使用的升降机。

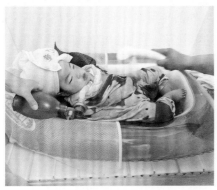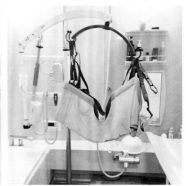

知识拓展

足部指甲的护理

　　孩子的指甲十分脆弱，容易被衣服和床上用品的纤维损伤。另外，孩子自身的动作也可能会导致皮肤擦伤，所以需要保持指甲的清洁并适当护理。

　　脚趾不负重或手指操作不灵活的孩子容易出现指甲嵌入或过度生长的问题，需要护理者使用适当的工具在日常生活中进行护理。

不要用力，垂直向后拉指甲锉。

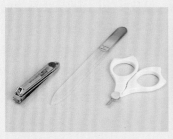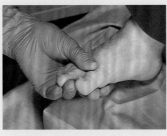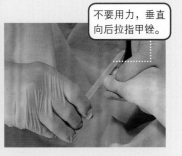

左至右分别是：儿童用指甲刀、玻璃制锉刀、婴儿用指甲剪。

手握脚趾，大拇指轻轻按压脚趾关节根部，示指和中指从下方支撑稍稍抬起脚趾，保证可以看清。

使用锉刀。

①磨平剪指甲留下的断面。

②难以使用指甲剪的指甲可以用锉刀。

③将边角磨平。

孩子在婴儿时期的排泄需要由家人换尿布或进行排泄护理。对孩子而言，这是成长发育中必备的一环，也是形成隐私的关键一步。成长至幼儿期后，孩子可能会因为不适应环境、紧张等无法排泄。

重度残障儿童的排泄会受到环境与周围人的影响。在自家中最好可以在厕所或专用的区域内，孩子在放松且隐私的环境下进行，以培养孩子的习惯。

伴随孩子成长，排泄功能也会发生变化，与情感和交流能力发育有关。护理者在日常生活中找到适当的护理方法，观察到孩子发出尿意、便意的信号时，立即进行排泄护理。

在特定时间与活动时进行排泄诱导对建立排泄习惯十分重要。在意料之外的排泄时护理者需要尽快更换尿布，在保护孩子尊严的同时，也能让孩子更加积极地将排泄前的信号表现出来。孩子增强排泄护理时的安心感，对排泄的印象也会变好，在排泄后孩子表情与紧张舒缓。如此可以帮助孩子建立生活习惯并帮助其成长。养成排泄习惯后，有助于形成稳定的睡眠觉醒节奏，让身体和心理状态趋于稳定。

排泄护理

排泄护理根据孩子的状态而定，详情请参考第84页。

家庭关系的调整

在养育残障婴幼儿的过程中，接受孩子（家人接受）与接受孩子的病情（残障接受）这两点十分重要。父母作为养育孩子的核心人物，每当观察到孩子的成长，都可以感到努力获得了回报。反复经过这样的过程，父母最终可以将孩子自然地接纳为家庭的一员，孩子作为有人格的人被家庭接受（人权接受）。

对各个残障婴幼儿的家庭而言，回归平稳的日常生活需要相当长的时间。倘若家庭能够尽早形成亲情，想必可以共同攻克生活中的难关。对家中的其他孩子也是同样，在保持平稳关系后逐渐形成互相尊重、互相敬爱的情感，最终构筑稳定的家庭关系。无论是否有残障，在父母的耐心等待下，婴幼儿期的孩子感受到父母的守护，逐渐产生信赖感，会利用自己的优势苗壮成长，如此也可以使父母得到拯救。

孩子和家长较长时间的磨合中，某个时期孩子的成长较快，却又在某个时期显得停滞。此时不应追求完美，给孩子充足的时间，终将构建一个和睦的家庭。当育儿遇到烦恼时家长可以求助社区育儿系统的帮助，发挥保健师、上门护士、援助协商专员等人的作用。

只要关爱孩子，让他们健康成长，终有一天家人可以感到和孩子组成家庭的幸福，孩子也会感到降生于人世的幸福。

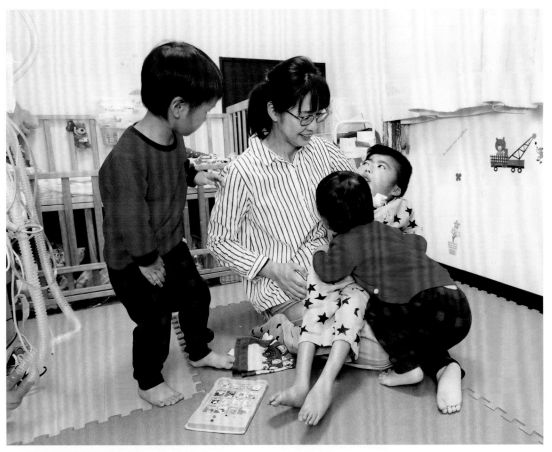

图为母亲抱着哥哥，与弟弟一同玩耍的日常照片。哥哥暂时离开人工呼吸机，享受与弟弟们玩耍的时间。

1 儿童营养评定

营养方面的护理与身体、情绪、智力、社会性发育相关。婴幼儿的营养与饮食习惯将成为他们日后健康成长的基础。摄入的能量与营养是否均衡会严重影响孩子的身心发育。在此将介绍家庭中可以进行的营养评定。

营养评定的方法

体重减少率（％）

（健康时体重 - 现在的体重）
÷ 健康时体重 ×100%

● 6个月中的减少率

  5%：   轻度

  10%：   中度

  10% 以上：重度

在家中可以根据孩子身体状况（有无感染症状、腹泻呕吐等消化系统症状、皮肤症状）与身高、体重的变动来对孩子进行营养评定[1]。

摄入能量或营养元素不足时会反映在身高和体重上。体重减少率显著增加时，就必须进行营养护理。对是否肥胖或过度瘦弱的判定，可以根据考普氏指数（参照第42页）进行判断。

* 健康时体重：重症患儿的体重以一年以内健康、体重稳定状态下的数值为准。

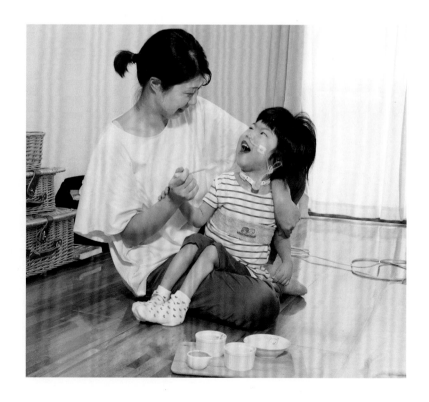

孩子每天必需的能量

根据基础代谢与活动推断得出的每天能量消耗量（总能量的消耗量），称为"能量需求推测值"。儿童、婴幼儿的能量需求推测值可以根据如下的公式进行计算（表 1）。

表 1 ●儿童、婴幼儿的能量需求推测值的计算公式

【儿童】

能量需求推测值（kcal/ 日）

＝基础代谢量（kcal/ 日）× 身体活动水平 + 能量储备（kcal/ 日）

* 基础代谢量：基础代谢标准值（kcal/kg 体重 / 日）× 参考体重（kg）

重症孩子的基础代谢量大致为健康儿童的 80%。另外因没有参考体重，以现体重为准进行计算

基础代谢量 = 基础代谢标准值（kcal/kg 体重 / 日）× 现体重（kg）×0.8

* 能量储备量：相当于成长中身体组织增加部分的能量。

■儿童基础代谢标准值与参考体重、身体活动等级、能量储备量

年龄 （岁）	基础代谢标准值 （kcal/kg 体重 / 日）		参考体重 （kg）		身体活动等级 （男女通用）			能量储备量 （kcal/ 日）	
	男	女	男	女	低	普通	高	男	女
1 ～ 2	61	59.7	11.5	11	–	1.35	–	20	15
3 ～ 5	54.8	52.2	16.5	16.1	–	1.45	–	10	10
6 ～ 7	44.3	41.9	22.2	21.9	1.35	1.55	1.75	15	20

【婴幼儿】

每日消耗能量推测数值

＝总能量消耗量（kcal/ 日）+ 能量储备量（kcal/ 日）

* 母乳喂养儿童在婴儿期的总能量消耗量可通过如下公式得出。

总能量消耗量（kcal/ 日）=92.8× 参考体重（kg）–152.0

* 人工喂养儿童的总能量消耗量比母乳喂养儿童要多，可通过如下算式得出。

总能量消耗量（kcal/ 日）=82.6× 现体重（kg）–29.0

■婴幼儿的参考体重与能量储备量

年龄 （月）	参考体重（kg）		能量储备量（kcal/ 日）	
	男	女	男	女
0 ～ 5	6.3	5.9	115	115
6 ～ 8	8.4	7.8	15	20
9 ～ 11	9.1	8.4	20	15

通过身高、体重变化评定能量摄入量

　　能量摄入是否过于不足可以通过儿童生长曲线图（图）判断。观察孩子生长的过程是否与生长曲线存在较大差异。但是生长发育存在个体差异，与生长曲线不符不一定等于现在的能量摄入量不足。3个月～5岁婴幼儿的身体数据若不符合生长曲线，可以使用身高、体重计算考普氏指数对发育状况进行评定（表2）。

图●儿童（男 / 女）生长曲线

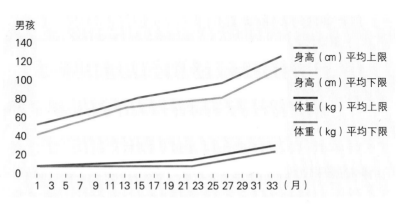

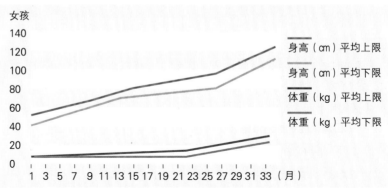

表2●使用考普氏指数进行评定（3个月～5岁）

考普氏指数 ={ 体重 (g)/ 身高 (cm)^2}×10

■指数的评定

3 个月以后	16 ～ 18
1 岁儿童	15.5 ～ 17.5
2 岁儿童	15 ～ 16.5
3 ～ 5 岁儿童	14.5 ～ 16.5
重度身心残障儿童	15.0（身高 125cm 以上）

* 以上考普氏指数为"普通"标准的数值。低于为"偏瘦"，高于为"偏胖"。

　　以仓田庆子、樋口和郎、麻生幸三郎编著（2016）《ケアの基本がわかる重症心身障害児の看護：出生前の家族支援から緩和ケアまで》へるす出版，第 72 页为基础制作。

婴幼儿成长中不可或缺的营养元素

若不能摄入足量的食物就可能陷入营养不良的状态。若营养不良长时间持续，则疾病难以痊愈，且会增加感染症状等并发症的风险。为此需要定期进行营养摄取状况、身体状况、生化学检查的评定，以预防和改善营养不良状态。

维持健康状态所需的营养元素

构成人体的成分有：蛋白质、碳水化合物、脂肪、维生素、矿物质和水分。均衡地摄入这些营养元素，才能让孩子健康成长。婴幼儿、儿童成长所需的营养元素如表 3 所示。

表 3 ●婴幼儿、儿童必需营养元素量表

营养元素	测定项目	0~5(月)男	0~5(月)女	6~8(月)男	6~8(月)女	9~11(月)男	9~11(月)女	1~2(岁)男	1~2(岁)女	3~5(岁)男	3~5(岁)女	6~7(岁)男	6~7(岁)女
蛋白质（g/日）	标准量	10	10	15	15	25	25	39	37	53	51	—	
	目标量	—		—		—		—		—		63	59
碳水化合物（g/日）	目标量	—		—		—		136	129	186	179		
脂肪（g/日）	标准量	30	27	28	26	31	28	26	25	36	34	—	
	目标量	—		—		—		—		—		43	40
维生素A（μgRAE/日）	目标量	300		400				—		—		—	
	推荐量	—		—		—		400	350	500	400	450	400
维生素D（μg/日）	标准量	5.0		5.0				2.0		2.5		3.0	
维生素B₁（mg/日）	标准量	0.1		0.2				—		—		—	
	推荐量	—		—		—		0.5		0.7		0.8	
维生素B₂（mg/日）	标准量	0.3		0.4				—		—		—	
	推荐量	—		—		—		0.6	0.5	0.8		1.3	
叶酸（μg/日）	标准量	40		60				—		—		—	
	推荐量	—		—		—		90		100		130	
维生素C（mg/日）	标准量	40		40				—		—		—	
	推荐量	—		—		—		35		40		55	
食盐（g/日）	标准量	0.3		1.5				—		—		—	
	目标量	—		—		—		3.0未满	3.5未满	4.0未满	4.5未满	5.0未满	5.5未满
钾（mg/日）	标准量	400		700				900	800	1,100	1,000	1,300	1,200
钙（mg/日）	标准量	200		250				450	400	600	550	600	550
磷（mg/日）	标准量	120		260				500		800	600	900	
铁（mg/日）	标准量	0.5		—		—		—		—		—	
	推荐量	—		5.0	4.5	5.0	4.5	4.5		5.5	5.0	6.5	
锌（mg/日）	标准量	2		3				—		—		—	
	推荐量	—		—		—		3		4		5	
铜（mg/日）	标准量	0.3		0.3				—		—		—	
	推荐量	—		—		—		0.3		0.4		0.5	

> 维生素类（维生素A、维生素D、维生素B₁、维生素B₂、叶酸、维生素C）　矿物质类（食盐、钾、钙、磷、铁、锌、铜）

出处：菱田明，佐々木敏监修（2014）《日本人の食摂取標準 2015》第一版，p361–364，参考所写的一部分食物摄取标准制作。

蛋白质

蛋白质是婴幼儿生长中不可或缺的营养元素。构成蛋白质的氨基酸约有 20 种，其中 9 种是必需氨基酸。

高效的补充方法

补充蛋白质可以食用含有必需氨基酸的肉类、鱼类、蛋类、奶类及大豆制品等。1g 蛋白质可提供 4kcal 的能量。

碳水化合物

碳水化合物由糖类和膳食纤维组成。

■糖类

糖类作为主要的能量来源摄入，1g 糖类可提供 4kcal 的能量。摄入后无法马上利用的糖类会在肝脏和肌肉内以糖原和脂肪的形式储存起来。

■膳食纤维

膳食纤维的定义是"人体内的消化酶无法完全消化的食物成分"，分为水溶性膳食纤维与非膳食纤维两大类，有抑制糖类吸收和增加双歧杆菌、乳酸菌等益生菌的作用，另外也与排便控制相关。

高效的补充方法

通过计算能量可以获得正确的碳水化合物摄入量。需要注意的是，糖类转化为能量时需要维生素 B_1，富含维生素 B_1 的食物是猪肉。

知识拓展

不应给不满 1 岁的婴幼儿喂食蜂蜜

蜂蜜是常吃的营养价值很高的食品，但是给婴幼儿喂食时需要特别注意。日本消费者厅于 2017 年发布提示"蜂蜜中可能含有肉毒杆菌的孢子，不应给不满 1 岁的婴幼儿喂食蜂蜜及含蜂蜜的饮料与点心"。

这对成人并无影响，但对不满 1 岁的婴幼儿来说，摄入肉毒杆菌的孢子会导致肉毒杆菌在肠道内增殖，引发肉毒中毒，导致呼吸困难、肌肉麻痹、便秘等症状，严重时可能会危及生命。

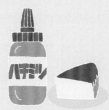

脂肪

脂肪有构成激素与细胞膜，形成内脏脂肪和皮下脂肪保护内脏、为人体保温等作用。1g 脂肪可提供 9kcal 的能量。

脂肪可分为中性脂肪、磷脂、胆固醇三类。

■中性脂肪

又称甘油三酯，由脂肪酸与甘油组成。摄入大量水果或糖类可能会因中性脂肪过多引起肥胖。脂肪酸可分为饱和脂肪酸、单不饱和脂肪酸与多不饱和脂肪酸，种类不同，在体内的代谢作用也不同（表 4）。理想的饱和脂肪酸、单不饱和脂肪酸与多不饱和脂肪酸的摄入比例应为 1 : 1.5 : 1。

■磷脂

磷脂是含有磷酸基的复合脂肪，是细胞膜与神经组织的重要组成部分。

■胆固醇

胆固醇在肝脏合成为类固醇激素与胆汁酸，是细胞膜的主要成分，在儿童生长期中是不可或缺的营养元素。

高效的补充方法

可以通过脂溶性维生素（A、D、E、K）与类胡萝卜素帮助吸收。用油炒黄绿色蔬菜可以有效地帮助维生素吸收。

表 4 ●脂肪酸的分类与生理作用

分类		脂肪酸的种类	含有的食品	主要的生理作用
饱和脂肪酸		酪酸（丁酸）	黄油	●让血液中的中性脂肪与低密度脂蛋白增加。
		辛酸	棕榈油	
		棕榈酸	猪油、牛油	
		硬脂酸	猪油、牛油	
单不饱和脂肪酸（Ω9）		油酸	橄榄油、菜籽油	●在不降低高密度脂蛋白含量的同时增加低密度脂蛋白含量。
多不饱和脂肪酸	n-6 型多烯脂肪酸（Ω6）	亚油酸 γ - 亚麻酸 花生四烯酸	大豆油、玉米油、香油、芝麻油、紫苏油	●同时降低高密度脂蛋白与低密度脂蛋白含量。 ●摄入过多可能导致过敏。
	n-3 型多烯脂肪酸（Ω3）	α - 亚麻酸 二十碳五烯酸（EPA） 二十二碳六烯酸（DHA）	芝麻油、亚麻仁油、紫苏油、青背鱼类、金枪鱼肉	●降低中性脂肪含量，增加高密度脂蛋白含量，有预防动脉硬化与血栓的作用。 ●润滑血液。

维生素类、矿物质类

维生素类是调节代谢的重要营养元素，可分为脂溶性和水溶性两大类（表5）。

矿物质类具有蛋白质合成酶的作用，同时也能抑制炎症、参与造血、凝血、骨代谢和免疫反应（表5），可分为常量元素与微量元素。

表5 ●维生素类、矿物质类的分类与生理作用

		种类	生理作用	含有的食物、辅助食品
维生素类	脂溶性	维生素A	●保持皮肤、黏膜的健康	●鸡肝、安康鱼肝、长蒴黄麻
		维生素D	●促进钙的吸收	●剑鱼、酒、木耳、香菇干
		维生素E	●通过抗氧化作用减缓老化	●虹鳟鱼、杏仁、瓜籽油
		维生素K	●参与止血	●明日叶、纳豆、落葵
	水溶性	维生素B_1	●参与糖代谢	●猪肉、鳗鱼、大豆
		维生素B_2	●促进细胞的新陈代谢	●猪肝、牛奶
		维生素B_6	●参与蛋白质代谢	●鲣鱼、金枪鱼、酒
		叶酸	●参与制造红细胞	●牛肝、牡蛎、秋刀鱼、蛤蜊
		维生素B_{12}	●参与造血（与叶酸共同作用）	●毛豆、草莓、油菜花
		维生素C	●增强免疫力	●草莓、红椒、油菜花
		生物素	●参与糖类、脂肪、蛋白质的代谢	●猪肝、鸡蛋
		泛酸	●强化免疫力、预防感染	●鸡肝、比目鱼、纳豆
		烟酸	●增强脑神经活动	●鳕鱼籽、金枪鱼、鲕鱼
矿物质类		硒	●参与体内的抗氧化作用 ●甲状腺激素的代谢 ●缺乏会引起：心律失常、心肌病、免疫力低下	●鱼类（沙丁鱼、比目鱼、扇贝） ●营养辅助食品
		锌	●与100种以上的酶相关，碱性磷酸酶升高意味着体内缺少锌元素 ●吸收率约为17%～33%，需注意与铜有拮抗作用 ●缺乏会引起：免疫力低下、易感染、味觉障碍	●牡蛎、猪瘦肉、罐装牛肉等 ●营养辅助食品
		铁	●构成血红蛋白，与氧气结合并将氧气运至身体各部位 ●缺乏会引起：贫血、易疲劳、脸色不好、恶心	●猪肝、小油菜、羊栖菜、豆腐丸子、纳豆等 ●营养辅助食品（含铁口服液等）
		铜	●参与能量代谢和铁代谢 ●是合成促甲状腺激素（TSH）的关键元素 ●缺乏会引起：贫血、白细胞减少、智力障碍、心肌病	●乌贼、纯可可、虾干、鱿鱼干 ●营养辅助食品
		碘	●制造甲状腺激素，调节新陈代谢	●海藻类、海带、沙丁鱼等
		钾	●调节心脏与肌肉的功能	●碎海带、大豆、香蕉等
		镁	●促进骨形成、起糖代谢的酶作用	●苋菜、黄豆粉、纳豆等
		钙	●骨的主要成分，稳定细胞活动	●奶制品（芝士、酸奶、牛奶）、羊栖菜、虾干等
		磷	●参与骨和牙齿的生成、糖代谢	●芝士、酸奶、豆腐等

高效的补充方法

低体重儿的铁储备较少，流食中锌和硒等含量较少，需要注意补充。

存在进食、吞咽功能障碍，缺乏微量元素和维生素的婴幼儿可以尝试喂食下图（照片）中的营养品。

照片●营养食品

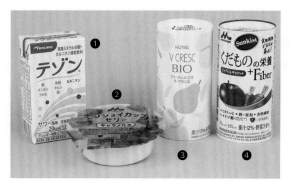

❶营养饮料
❷营养果冻
❸营养饮料2（BIO）
❹营养饮料3（水果营养
　+ 纤维）*

水分

水分能排除体内废物、维持和调节体温，与身体的各项功能相关，对维持生命有重要的作用。若不能摄入足量的水分，会导致口渴、呕吐、疲倦感等脱水症状。为了保持正常的体液水平，需要适当地摄入水分。

婴幼儿体内含水量约占体重的 65% ~ 70%。因为出汗和新陈代谢较快，需要考虑补充无感蒸发中损失的水分以维持必需的含水量（维持水量）（表6）。

无感蒸发

指出汗之外通过皮肤和呼吸损失的水分。

表6 ●**根据体重不同所需的含水量（含餐中水分）**

体重	维持水分量（每日）
0 ~ 10kg	100mL/kg
10 ~ 20kg	1000mL+50mL/kg（现体重 −10kg）
20kg 以上	1500mL+20mL/kg（现体重 −20kg）

[注]

[1] 也可通过肱三头肌皮下脂肪厚度、上臂周长进行评定，或使用生化学、血液检查指标（血清蛋白水平、转铁蛋白、总淋巴细胞数、视黄醇结合蛋白等进行判断。一般使用血清蛋白水平进行）评定。除本书中介绍的营养评定方法之外，可参考由铃木康之、舟桥满寿子检修，八代博子编著（2017）的《写真でわかる　重症心身障害児（者）のケア　アドバイス》インターメディカ，第 164–165 页部分。

[参考文献]

● 菅野貴浩，神野慎治，金子哲夫（2013）《栄養法別に見た乳児の発育，哺乳量，便的性质並びに罹病傾向に関する調査成績（第 11 報）：調粉エネルギーが栄養摂取量に及ぼす影響》[小児保健研究]72（2）：253–260.

● 菱田明，佐々木敏检修（2014）《日本人の食摂取基準　2015 版》第一出版

● 堤ちはる，土井正子（2018）《子育て・子育ちを支援する　子どもの食と栄養　第 7 版》萌文書林

* 此处为商品名。——编者注。

2 低体重儿、需要医疗护理儿童的营养援助

伴随孩子成长，从食物中摄取的营养种类与数量也会增加。

低体重儿，哺乳期至断奶期间，主要摄入的营养从乳汁转变为固体食物。此期间需要根据孩子的情况配备营养均衡的餐点。

同时，需要医疗护理的孩子也要根据孩子的进食、吞咽功能来进行营养管理。

低体重儿的营养管理

营养源

　　最初的营养源应选择母乳。足月出生儿以母乳为主的同时可以按需求补充一些婴儿奶粉，并逐步转为婴儿辅食。完成断奶后配合补充含蛋白质、钙和铁的营养调制奶与餐点一起食用。对低体重儿，需要以增加体重为目的进行营养管理，由于其身体功能尚未发育成熟，可以选择低体重儿专用奶粉（照片❶）进行经管营养，提高吸收效率。

　　发育速度加快时，仅靠母乳喂养可能会出现蛋白质、微量元素等营养不足的情况，对超低体重儿可以在母乳中加入母乳添加粉（照片❷）。

照片●**低体重儿专用奶粉与母乳添加粉**

❶低体重儿专用奶粉（GP-P）　❷母乳添加粉（HMS-2）

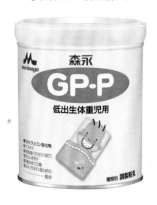

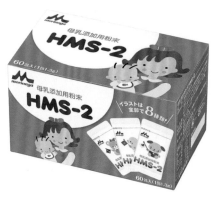

重点

● 与普通的婴儿调制奶粉相比，含有更多蛋白质、脂肪、钙、铁、叶酸和维生素（D、B₁、B₂、C）。

● 除 GP-P 以外还可以选择 neomilkPM、ICRRO 低体重儿牛奶（接近母乳的奶粉）、明治 LW 等产品。

辅食

　　伴随孩子成长，需要摄取种类更多的营养。在为此做准备或进行转变时所食用的餐点就是辅食。

　　在仅依靠母乳或调制奶不能满足孩子营养需求时，需要添加辅食（大约出生 5 个月后，体重 7 ~ 8kg 时）。

　　刚开始时，由于孩子消化系统发育未成熟，不应给孩子喂食具抗原性的蛋白质，而应先从淀粉性食品如大米、面包、土豆等开始，逐渐添加蔬菜、水果、蛋黄、豆腐、奶制品等食物。

　　孩子尝试新的食物时，先从 1 小勺的量开始尝试。观察孩子的反应，慢慢加量。

　　初期转至中期时，辅食可以从蛋黄改为全蛋、从白鱼肉改为红鱼肉和青皮鱼，还可以选择脂肪较少的鸡肉馅。最终完成断奶，转为幼儿餐。

辅食的注意事项

● 婴幼儿的肾脏尚在发育阶段。在家中制作辅食时需要注意不要为肾脏增加负担，最好让味道淡一些。

● 用小鱼干、海带、干鲣鱼片做汤时可以用少量酱油调味，注意减盐。

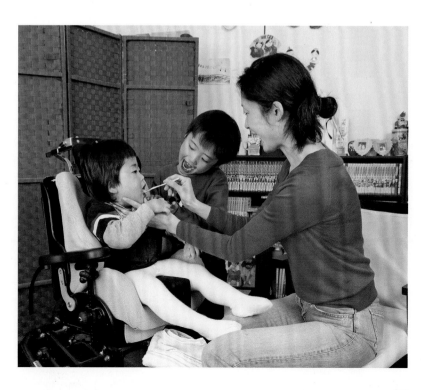

如何应对消化不良（腹泻）

　　腹泻的主要原因有感染造成的胃肠障碍、渗透性腹泻、食物过敏、乳糖不耐受、不洁食物引起细菌感染，等等。

　　特别是婴幼儿，由于消化器官尚未发育完全，容易腹泻。给孩子喂奶粉时，需要调稀一些，并分多次喂食。

　　若孩子有乳糖不耐受，则需要喂食无乳糖奶粉（照片）。

乳糖不耐受

　　牛奶及奶制品中含有的糖（乳糖）在体内由乳糖酶分解成葡萄糖和半乳糖，并在肠道内吸收。乳糖不耐受是指因缺乏乳糖酶，无法完全消化、吸收乳糖的状态。若不能完全消化、吸收乳糖便会导致拉稀、胀肚、腹部痉挛等问题。

照片●无乳糖人造奶粉

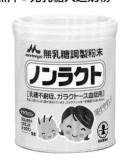

　　孩子出现腹泻时，一定要注意"不要引起脱水"。若采用上述方法后仍继续腹泻，需停止喂食人工奶粉，改为母乳或经口补水液／果冻（照片），用量可遵循商品说明；腹泻仍持续，则需短期内停止经口喂食，改用输液补充水分与营养成分。

　　孩子停止腹泻后可以慢慢恢复经口喂食，可先选择对肠胃负担较低的汤类食物，后改为苹果泥、胡萝卜泥这类具有整理肠道作用的食物，膳食纤维较多的食物可以降低对肠胃的刺激。

　　孩子情况有所好转后，可以进食蒸菜、粥、面条之类易消化的食物，之后慢慢进食脂肪较少的蛋白质类食物（豆腐、白肉鱼、鸡蛋豆腐等）。

照片●经口补水液／果冻

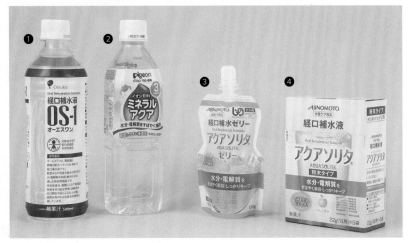

■液体
❶ OS-1®
❷电解质 AQUA®

■果冻
❸ AQUASOLIT 果冻®

■粉末
❹ AQUASOLIT®（粉末）

如何应对便秘

便秘是大肠蠕动不足造成的。特别是长期卧床的重度残障儿童，运动量少，进食、吞咽功能障碍导致水分和膳食纤维的摄入量少，以及药物（抗痉挛剂等）影响，导致肠道蠕动不足。另外，无法自我表述便意也是他们便秘的原因之一。

如果 3 天内没有排便可以判断为便秘。改善便秘的第一步是增加水分与膳食纤维的摄入量。婴儿可以喝果汁或服用婴幼儿用的便秘药物（照片❶）。幼儿可以在食物中添加乳酸菌和双歧杆菌改善肠道环境（照片❸），同时服用寡糖（低聚糖）可以让乳酸菌的效果更好（照片❷）。

照片●改善便秘的药物、食物

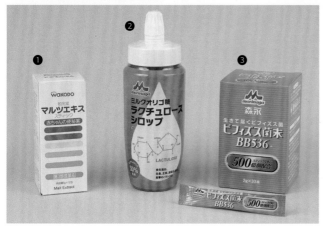

❶便秘药（MatEX®）
❷寡糖（ラクチュロースシロップ®）
❸双歧杆菌（双歧杆菌粉 BB536®）

如何护理吞咽功能障碍的孩子

进食、吞咽的过程

进食、吞咽可大致分为 5 个步骤（参考第 59 页）。在这个过程中，若不能顺利地将食块送至咽喉和食管中，就会造成误吸（参考第 63 页）。

经口进食食物经过"辨识出食物""吃进口中""咀嚼、形成食块""吞咽"的一系列动作，而"吞咽功能障碍"是指最后一步的功能障碍。

如何防止吞咽功能障碍的孩子营养摄入量低导致的营养不良和误吸导致的吸入性肺炎是最大的挑战。

为了应对这两个挑战，需要考虑孩子吞咽功能对食物做出一定调整。

如何制作防误吸餐

● 制作顺滑的食物，方便吞咽。
● 可通过添加剂让食物更具质感，方便吞咽。

开始断奶时的防误吸餐

普通的辅食有母乳、奶粉、果汁和汤类饮品（照片）。汤和果汁黏稠度低可能会引起误吸，需要添加增稠剂增加黏稠度。

照片●开始断奶时的防误吸餐

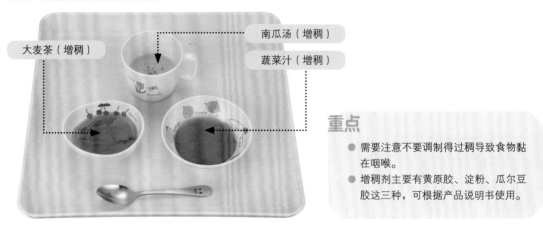

大麦茶（增稠）

南瓜汤（增稠）

蔬菜汁（增稠）

重点

● 需要注意不要调制得过稠导致食物黏在咽喉。

● 增稠剂主要有黄原胶、淀粉、瓜尔豆胶这三种，可根据产品说明书使用。

断奶初期～中期的防误吸餐

这个时期餐点的硬度要保持在舌头可以压碎的程度。防误吸餐可以使用搅拌机打成糊状食用（照片）。

由于这个时期婴儿的消化系统尚未发育完全，需尽量避免食用含脂肪较多的食品；肾功能也正处于发育阶段，需控制蛋白质的摄入量。

照片●断奶初期～中期的防误吸餐

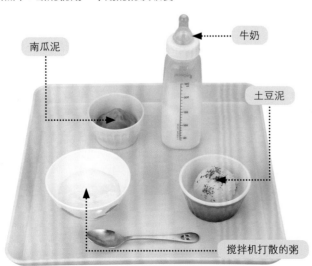

南瓜泥

牛奶

土豆泥

重点

● 每样菜只用一种食材进行味觉训练。

● 可以用搅拌机打碎食物增加黏稠度。

搅拌机打散的粥

断奶后期的防误吸餐

这个时期餐点的硬度要保持在舌头或牙龈可以压碎的程度。在防误吸餐中可以选择将打成糊状的食材里加入凝胶制成果冻，或添加增稠剂增加黏稠度（照片）。

淀粉类在加热后会更加黏稠，可以灵活使用淀粉含量较多的食材（土豆、山药、地瓜、芸豆等）制作防误吸餐。

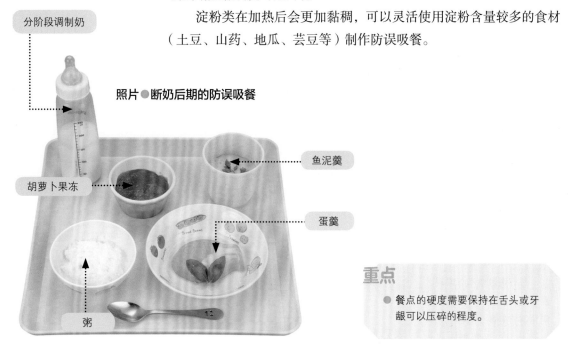

照片●断奶后期的防误吸餐

分阶段调制奶

鱼泥羹

胡萝卜果冻

蛋羹

粥

> **重点**
> ● 餐点的硬度需要保持在舌头或牙龈可以压碎的程度。

幼儿的防误吸餐

当孩子的咀嚼吞咽功能进步后，可以喂食一些软的固体食物（照片）。添加酱汁可以让食物在咀嚼时更加容易吞咽。

照片●幼儿的防误吸餐

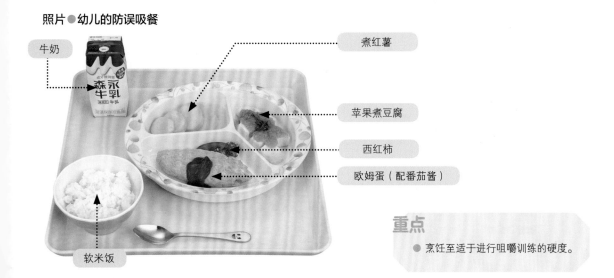

牛奶

煮红薯

苹果煮豆腐

西红柿

欧姆蛋（配番茄酱）

软米饭

> **重点**
> ● 烹饪至适于进行咀嚼训练的硬度。

如何护理对食物过敏的孩子

过敏的原因与分类

食物过敏是指吃下会过敏的食物后免疫系统产生不利症状（抗原－抗体反应）的现象。有报道称，有孩子经由母体获得的少量抗原引起特异性反应的案例。在婴幼儿期，消化功能尚未发育成熟时摄入易致敏的食品（表1）就有可能引起过敏症状。

过敏根据发病时间可分为两大类（表2）。

表1 ● 需要特别标记和推荐标记的易致敏食品

需要特别标记的易致敏食品（7种）	鸡蛋、奶、虾、蟹、荞麦、花生
推荐标记的易致敏食品（20种）	鲍鱼、鱿鱼、鲑鱼籽、橙子、腰果、猕猴桃、牛肉、核桃、芝麻、酒、鲭鱼、大豆、鸡肉、香蕉、猪肉、松茸、桃子、山芋、苹果、明胶

出处：引自《厚生労働科学研究班による 食物アレルギーの栄養食事指導の手引き2017》第28页
(https://www.foodallergy.jp/wp−content/themes/foodallergy/pdf/nutritionalmanual2017.pdf)

过敏反应

即时型过敏不仅表现为皮肤症状，还在呼吸器官与消化器官等多个脏器中迅速出现症状，这种情况叫作"过敏反应"。另外伴有血压下降、意识障碍等症状的情况叫作"过敏性休克"，会危及生命。

表2 ● 过敏的分型

即时型	摄入会引起皮肤黏膜症状、消化系统症状、呼吸系统症状与过敏反应等全身症状的食物，在2小时内出现症状。
非即时型（或迟发型、延迟型）	摄入会引起皮肤黏膜症状、消化系统症状、呼吸系统症状与过敏反应等全身症状的食物，数小时后出现症状。

如何护理对食物过敏的婴幼儿

照片 ● 面向牛奶过敏儿童的调制奶粉

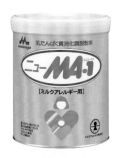

水解蛋白奶粉
照片提供：森永乳业株式会社

婴幼儿的食物过敏主要有"鸡蛋""大豆""牛奶"这三大原因。在1～6岁阶段引起食物过敏最多的食物是鸡蛋，其次是牛奶。

这些食物是孩子成长过程中获取蛋白质的主要食材，若不能从食物中获取的话则需要当心孩子营养不良。

■应对牛奶过敏的实例

牛奶过敏的孩子可以喝水解蛋白奶粉（照片）。最开始可以通过加水让牛奶中的蛋白质（酪蛋白）分解以降低致敏性。如果孩子仍会出现过敏反应，可用氨基酸奶或豆奶代替。

如何护理肾功能低下的孩子

蛋白质含量高的食物

　　鸡蛋、牛肉、猪肉、鱼肉等。

　　孩子的肾功能低下时，需要适当摄入优质蛋白质含量高的食物，同时适量摄入必需的营养成分，限制由于肾功能低下难以从体内排出的水分、磷、钙、钠等元素的摄入（照片 1）。另外，也可以采用肾功能低下患者的食品（照片 2）。

照片 1 ●面向肾功能低下孩子的配餐

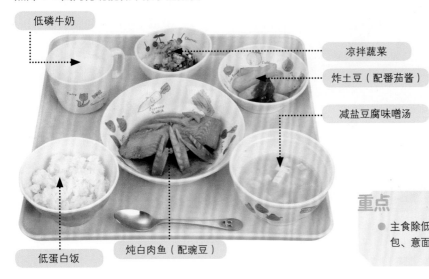

低磷牛奶

凉拌蔬菜

炸土豆（配番茄酱）

减盐豆腐味噌汤

低蛋白饭

炖白肉鱼（配豌豆）

重点

● 主食除低蛋白饭之外还可以选择面包、意面，降低蛋白质摄入量

照片 2 ●可以减轻肾脏负担的食品

❶低蛋白饭
❷低糖味糖粉（不含蛋白质、钠、钾、磷）
❸蛋白质调整面包
❹低磷牛奶
❺高营养流食

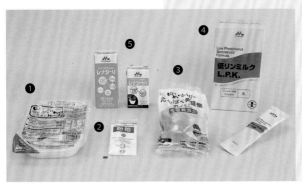

配餐的要点

● 摄入蛋白质过多会对肾脏造成负担，可以优先摄入优质蛋白质从而减少总摄入量。蛋白质中含磷，所以限制蛋白质摄入的同时也可以限制磷的摄入。

● 方便食品、面类、腌制食品、芝士中含磷较多，食用时需注意。

● 可以给婴儿喂食低磷牛奶。

● 生蔬菜和水果中含钾较多，需要限制摄入。烹饪过的蔬菜可以减少钾的摄入量。

● 烹饪时可以使用低盐酱油减少钠的摄入。

● 烹饪时可以加入糖粉补充能量。

如何护理患心脏病的孩子

在这里介绍面向患循环障碍（心功能不全）孩子的餐点（照片）。心功能不全的食疗中最重要的一点是限制盐分摄入，并适当摄入水分。摄入盐分过多会导致循环血量增加，对心脏造成额外负担。

照片●心功能不全配餐

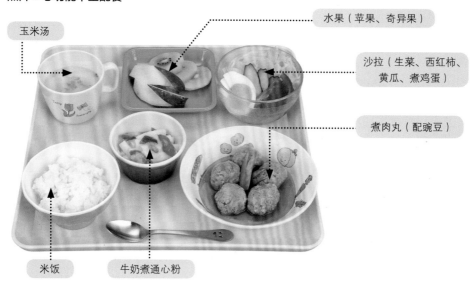

玉米汤

水果（苹果、奇异果）

沙拉（生菜、西红柿、黄瓜、煮鸡蛋）

煮肉丸（配豌豆）

米饭

牛奶煮通心粉

配餐的要点

- 儿童的每日食盐摄入目标量少于 4 ~ 4.5g（2/3 小勺左右）。
- 若需要限制食盐摄入，则按需要再减少。
- 若以肾脏病餐的标准衡量的话，婴幼儿食盐摄入量可以通过如下的公式计算。

【体重（kg）×0.1】（g/ 日）

例：体重 3kg 婴儿的每日食盐摄入量为 3×0.1=0.3g/ 日。

- 选择尽量少用盐的烹饪方法和调味料。

■减盐烹饪方法及如何选择调味料

- 加工食品含盐较多，需要注意使用量。
- 味道尽量清淡。
- 可以用柑橘类（柠檬、酸橘、青柠檬等）的酸味代替咸味。

- 摄入过多的水分可能会加重浮肿，需要限制摄入量。
- 考虑胃肠充血可能导致消化功能障碍和浮肿，所以要选择易消化的食材。
- 油炸食品可能会摄入过多脂肪导致肥胖，进而加重心脏负担，所以需要注意摄入量。

如何护理患贫血的孩子

储备铁

指储存在肝脏与脾脏中的铁蛋白。铁蛋白是维持血清铁浓度的储铁蛋白质，是检测如缺铁性贫血等铁代谢异常的指标。铁元素不足会导致铁蛋白与血清铁减少，并进一步导致血红蛋白减少。通过检查铁蛋白的数值可以检测出"隐藏铁缺乏症"。

贫血的主要原因有：铁元素不足（缺铁性贫血）、维生素 B_{12} 不足（缺维生素 B_{12} 性贫血）、叶酸不足（缺叶酸性贫血）等。可以通过血液检查中血红蛋白、血清铁、铁蛋白、转铁蛋白等数值判断是否贫血。

特别是低体重儿，由于储备铁较少，在发育中容易出现贫血。若出现贫血症状，则需要以含铁较多的食材为中心，均衡地配餐（照片）。

照片●贫血孩子的配餐

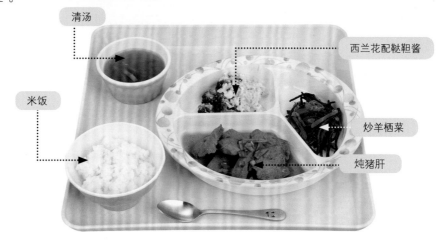

清汤

米饭

西兰花配鞑靼酱

炒羊栖菜

炖猪肝

配餐的要点

● 患缺铁性贫血时需要多摄入铁吸收效率高的、富含血红素铁的食材（红肉、肝、鲣鱼、金枪鱼肉等）。

● 多吃富含维生素 B_{12}、叶酸的食物。

富含维生素 B_{12} 的食物	牛肝、鸡蛋、柿子、芝士等
富含叶酸的食物	花椰菜、草莓、毛豆、牛肝等

● 辅食可以选择含动物肝脏的婴儿餐。

● 用铁锅炒制可以增加铁的摄入量。

参考文献

●厚生劳动省（2007 年 3 月 14 日）《授乳・離乳の支援ガイド》

③ 婴幼儿进食、吞咽发育及指导

经口进食不仅为了摄取营养，也是生活中的一大乐趣，同样也是家人和睦交流的时间。构筑就餐环境，即便是采用经管营养的孩子也要和家人一起享受用餐的快乐。无法从口中进食的孩子也可以通过吞咽唾液、口腔护理培养更多的感觉，这是培养他们食欲与健康生活欲望的基础。

口腔功能的发育

为了生存，婴儿在出生后需要自己摄入营养与水分，因此在胎龄4个月左右开始就有吞咽与舌头的活动，胎龄7个月左右时会练习含手指、吸吮、吞咽等动作。生存的欲望和食欲在胎儿期就已经开始培养。在母体内进行口腔功能发育时期叫作"经口进食准备期"（图1）。

出生后婴儿口腔功能的发育与身体整体的大运动发育相关。颈部能够竖直且稳定，口腔内就容易进行细微的活动（吞咽功能提高期、捕食功能提高期）；能保持坐位，舌头就可以在上下、左右方向活动并将食物压碎（压碎功能获得期）；在保持手膝位的阶段可以用舌头和牙根研碎食物（研磨功能获得期）。另外，随着眼和手的协调运动的发育，手抓取食物的动作也会变得更好。

图1 ● 获得经口进食功能中各阶段的特征

获得手抓取食物的功能从早期开始，与使用餐具吃饭的功能相关联。

出处：田角勝，向井美惠（2014）《小児の摂食嚥下リハビリテーション　第2版》医齿薬出版，p44。

经口进食功能	舌头、嘴唇、下颚的动作	自主进食功能
经口进食准备期	觅食反射、吃手指、舔玩具	自主进食准备期
吞咽功能提高期（5～6个月左右）	下唇内收、舌尖固定（闭口时）通过蠕动运送食块	手拿取食物功能获得期 手的协调 前齿咬断 选择食物
捕食功能提高期（6～7个月左右）	下颚、嘴唇随意开闭，上嘴唇剐蹭等动作	
压碎功能获得期（7～8个月左右）	嘴角水平方向的动作（左右对称）、扁平嘴唇、用舌尖顶向颚等	选择餐具进食功能获得期 1）杯子　2）叉子 3）勺子　4）使用吸管等
研磨功能获得期（9～11个月左右）	脸颊与嘴唇的协调运动，嘴角运动（左右非对称）、下颚偏移等	

进食、吞咽的过程

进食的首要条件是有想吃（肚子饿）的欲望。

接下来在认出食物（先行期）后，将食物送入嘴中（食块），咀嚼、送至咽喉（准备期、口腔期），吞咽下去（咽喉期）。吞咽时有一瞬间停止呼吸，这是防止误吸的生理反射。吞咽是"吃的功能"，从出生就具备（表1）。

表1 ● 进食、吞咽的 5 个阶段

进食、吞咽的阶段	此阶段的目的
先行期	认知吃的东西是什么
准备期	送进口中，形成容易吞咽的食块
口腔期	将食块送至咽部
咽喉期	通过咽喉，送入食道（吞咽）
食管期	通过食管

经口进食前必需的检查及应对

孩子进行经口进食之前，需要检查以下内容（表2）

表2 ● 经口进食开始前的检查

①是否有足够的觉醒水平
②肌张力过低或过高时能否保持姿势
③有无重度呼吸障碍、能否进行鼻呼吸
④口腔能否对钝刺激有反应，或是过度敏感无法触碰，有无咬反射等
⑤能否诱发吞咽反射

有这些问题的孩子，即便有经口进食的欲望也会过度消耗体力且容易生病，需要通过以下的方法应对。

【应对】

- 找到孩子稳定的良好姿势，提高觉醒水平，调整好呼吸，能安静地练习闭口状态下的鼻呼吸。
- 孩子感觉过敏时将勺子放入口中会引发全身的紧张，吃颗粒状的食物会诱发呕吐反射吐出食物等。脱敏需要孩子稍长大一些才可以开始，先从孩子可以接受的治疗开始慢慢进行。
- 孩子感觉减退的表现有：食物放入口中后不咀嚼、不吞咽，脸上沾上口水也没有反应等。需要事先告诉孩子与食物相关的信息，在饭前按摩牙床、刺激口腔周围的皮肤、进行肌肉训练等（图2）。

图2●如何应对孩子感觉过敏/减退（以不喜欢用勺子喂食为例）

[感觉过敏]

阈值低，所以无法接受冰冷的金属勺子的温度等

⬇

应对

寻找孩子可以接受的方法（比如可以使用木制勺子）

[感觉减退]

无法判断放入口中的物体，有异物感等

⬇

应对

让孩子获得食物相关信息（比如让孩子先闻食物的味道）

经口胃管营养法（OG法）

是经管营养法的一种。咽下营养管的前端，经过食道到达胃中。详情请见第71页。

- 可以让孩子吸吮奶嘴诱发吞咽反射，促进吞咽的发育。通过经口胃管营养法（OG法）促进孩子吞下营养管，利用对颈部和下颚的刺激促通吞咽反射等方法。

小贴士

照片●脱敏

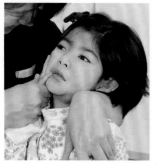

脱敏的方法

- 抱住孩子保持稳定，告知其要进行抚摸后，从不太敏感的末梢开始，用手掌抚摸其指甲、手腕、脖子、脸部等部位（照片），让孩子慢慢接受（在吃饭时进行）。
- 若孩子有吃手指的习惯，则可以从这些位置开始。
- 对食物送入口中会过敏的孩子，可以将孩子喜欢的食物涂在孩子手指上，让孩子舔食；也可用其他事物转移孩子的注意力（比如视频和音乐等），让孩子更容易接受。

通过这些方法可以暂时解决孩子吃东西的问题，但由于吞咽反射发育不充分，在 2 ~ 3 岁牙齿和下颚显著发育、咽与喉的距离增加时，孩子可能会因为无法充分吞咽食物而引起误吸。这类孩子可以采用经管营养，增加体力的同时，找出问题所在，慢慢进行进食、吞咽的康复治疗。

经口进食与经管营养并用时的注意点

仅使用经管营养的孩子转为经口进食时的必要条件

孩子从经管营养改为经口进食时，需要进行内窥镜与造影检查，若能满足以下 3 个条件则可以进行经口进食（表 3）。

表 3 ●经管营养的孩子改为经口进食所需的 3 个条件

- ●下呼吸道无反复感染。
- ●喘鸣减少、不需要频繁吸痰。
- ●可以食用一定量的误吸风险低的食物，能保持进餐时的体位。

仅使用经口进食的孩子何时应转为经管营养

一直进行经口进食的孩子若出现以下情况（表 4），则需要重新考虑孩子经口进食的形态、量与姿势。若仅靠经口营养无法摄入足够的营养时，则需要转为经管营养。

表 4 ●出现以下状况时需要从经口进食改为经管营养

- ●消瘦，体重的增长与身高不符时。
- ●反复出现气管感染引起的发热时。
- ●进食时窒息与喘鸣增多时。
- ●胸部 CT 显示出因误吸造成的肺部阴影时。
- ●慢性的 C 反应性蛋白（C-reactive protein，CRP）升高时。

在下呼吸道感染恢复期中，孩子暂时使用全经管营养，待体力有所恢复、具备可以进食的条件后，再重新进行部分经口进食。发育期的孩子在之后也可能会脱离经管营养。

喉部位置的变化

在成长过程中，幼儿喉部位置会逐渐下降，增加了气管与食管的交叉部分，形成了容易误吸的构造。

C 反应性蛋白

患感染等疾病，体内出现炎症或部分组织被破坏时血液中会出现的一种蛋白质。

口腔护理

食物与唾液等本应进入食管的物体却进入气管的情况称为误吸。误吸时会触发防御性生理反射，会屏住呼吸用咳嗽尝试除去误吸的物体。若口腔内不清洁，食物和唾液混合口腔内的细菌被误吸，身体状况不好时可能会导致肺炎（吸入性肺炎）等疾病发生。

可以通过气管切开（咽喉气管分离）等手术防止误吸，手术后可以正常进食。但是若不进行口腔护理，则可能会因为咽喉处受唾液感染导致鼻炎、鼻窦炎、中耳炎和支气管炎等病症，消耗额外的体力。

为了规避这些风险，无论是经口进食还是经管营养，口腔护理都是必不可少的，对不吃下食物仅享用食物味道的孩子来说也是必要的。适当地进行口腔护理，可以让口腔内保持清洁，对进食时的味觉、触觉、温度感觉的发育有所帮助，并且可以减低误吸的可能性，对舌的运动训练也可以起到帮助。

最好能够定期进行口腔护理。有些地区内有牙科医生上门服务的制度，还请咨询地区内专员。

实施口腔护理

对上下颚、舌头、牙根、牙与牙龈（内、外侧）和牙缝进行仔细的清洁（图3）。

清除上、下颚部和舌上的附着物，牙龈与牙体之间，牙齿内侧、外侧都需要认真清洁。

对无法经口进食的孩子进行口腔护理时，为了防止误吸护理用清洁水，需要充分吸引清洁液。可以选择带吸引功能的牙刷。

①下颚口腔前庭
②上颚口腔前庭
③舌与口腔底部之间的空间
④硬腭与软腭
⑤舌背

隐性误吸
（silent aspiration）

吞咽反射弱的孩子咳反射也会弱，因此误吸后也不会呛或咳嗽。这种情况称为"隐性误吸"。

图3 ●**进行口腔护理的顺序**

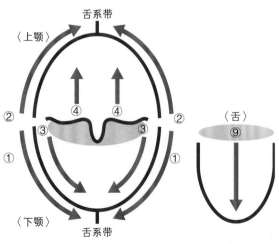

护理前后需要观察的部位

出处：山下美树（2016）[新生児口腔ケア、グリーフケアとしての口腔ケアの実際]《小児歯科臨床》21（7）：10-12 为基础制作。

知识拓展

吞咽的原理与造成误吸的原因

通常我们从鼻子吸入空气，空气通过咽喉、气管进入肺部（图 a）。在呼吸时，气管入口处的会厌打开，唾液堆积在口腔内。唾液堆积一定量后便无法维持，想要进行吞咽。

吞咽开始时，会厌会封锁气管、咽喉后壁，软腭会封锁鼻腔（图 b），呼吸暂时停止（吞咽性无呼吸）。吞咽物通过后，口、鼻腔与会厌重新开放，重新开始呼吸。这一连串的动作是从咽喉期开始约持续 0.4 秒的无意识的协调运动。患脑部障碍或解剖结构异常时，协调运动无法顺利进行，就会引起误吸（图 c）。

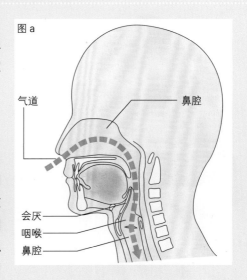

图 a

气道　　鼻腔

会厌
咽喉
鼻腔

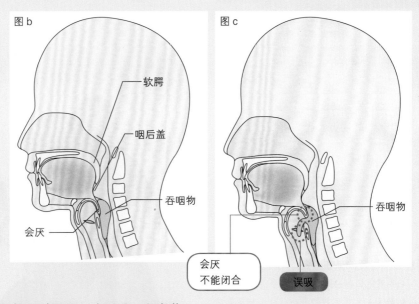

图 b

软腭

咽后盖

吞咽物

会厌

图 c

吞咽物

会厌
不能闭合

误吸

每个人都可能经历过误吸，呛到后一直咳嗽的感觉十分难受。但是咳嗽是对误吸的防御性生理反射（排痰和咳反射），为了将异物从气管除去以防止气管堵塞和感染。有些重症残障儿童的防御性生理反射减弱，进食时的误吸是呼吸困难与肺炎反复发病的主要原因。

进食姿势的调整

　　孩子保持稳定的姿势才能顺利地经口进食。

　　抱起孩子以稳定进食姿势（照片1）。

　　根据实际情况，如果孩子半躺可以减少误吸的话，可以采用半躺；没有误吸可以采用坐位姿势。

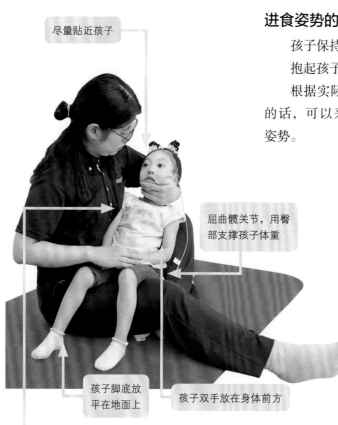

尽量贴近孩子

屈曲髋关节，用臀部支撑孩子体重

孩子脚底放平在地面上

孩子双手放在身体前方

头部与躯干尽量立直

照片1 ● 抱起孩子以稳定进食姿势

　　抱着孩子可以有效防止姿势不稳定及呛、噎与窒息的发生。

　　可以坐在坐垫或沙发上用餐以减轻护理者的负担。

　　无法保持坐位的孩子坐在椅子上时，需要支撑好他的颈部，不要让孩子的身体屈曲或反张，不要向左右倾斜（正中位），让孩子能够坐好（照片2）。

照片2 ● 稳定的基本坐姿（轮椅上）

　　从食物入口到吞咽下去的一系列动作在稳定的姿势下才能更有效地进行。躯干与颈部合适的角度根据孩子以下情况有所不同。

- 呼吸状态
- 肌张力
- 下颚、唇、舌头的动作
- 食物咀嚼的速度与吞咽的时机
- 重力将食物送入胃中

等等。

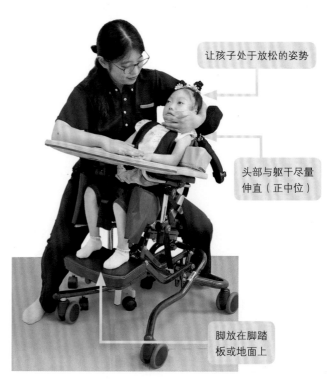

让孩子处于放松的姿势

头部与躯干尽量伸直（正中位）

脚放在脚踏板或地面上

进食状态、一口量的调整

若孩子不存在误吸，则需要根据进食各期口腔功能的状态（发育程度）准备各式餐点。

在用餐时，需要有适合孩子口部大小的勺子（硅胶勺照片或冰激凌勺），一口的量不要太多。

用餐时需要评定孩子下颚、口唇、舌的动作以制定护理方针，并根据孩子用餐时的实际状况逐步改变食物的形态。表 2 为东京儿童疗育医院使用的进食评定表中的一例。

照片●各式硅胶勺

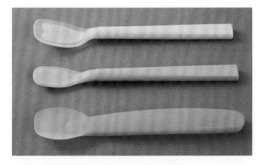

表 2 ●进食评定表一例（糊状餐）

进食时期		颌骨	口唇	舌	姿势、其他现象
先行期	认知	配合食物开合	配合食物开合	(位于前齿内侧)	觉醒状态：良好
				前齿外侧~口唇	食欲：良好
		没有张开 (过度张开)	没有张开 (过度张开)	伸出口唇外	躯干伸展方向上有容易紧张的倾向
口腔准备期	取食	闭合	上嘴唇包裹	(位于前齿内侧)	
				前齿外侧~口唇	用前齿取食
		后退并打开	不能动	伸出口唇外	
		突然闭合			
	形成食块 碾碎	一直闭合	一直闭合	上下、前后活动充分	
		(上下开合)	(有时会闭合)	上下、前后活动不充分	
		一直张开	一直张开	(仅向前后) 突出	
	咀嚼	伴有左右旋转	一直闭合	从中央至后牙	
		上下、左右	(张开、闭合)	可以碰到后牙	
		仅有上下 过度张开	一直张开	(仅向前后) 突出	
口腔推送期	下咽推送	一直闭合	一直闭合	顶开上颚	
		(上下方向动)	(一瞬间闭合)	上下活动	
		过度张开	无闭合	无活动	
		紧闭		(停顿)、突出	

给孩子喂食糊状辅食以表中的方法观察，"颌骨"在上下活动，所以看上去是在咀嚼。若观察"舌"的运动，就可以从前后方向上观察到下颌与舌没有分开，在一起运动。

另外，从上表还可以了解到孩子还存在用"口唇"取食及持续闭口的问题，从而制定干预方针。

若孩子有误吸的问题，可以以吞咽造影为参考，对孩子的餐食形态、姿势、吃的量（一口量）做出调整。

一般来说，要先从少量黏稠的糊状、果冻状或布丁状食物开始。

以婴儿食物及成品的吞咽调整餐（照片）的硬度及大小作为参考，同时丰富餐桌。

照片●即食吞咽调整餐

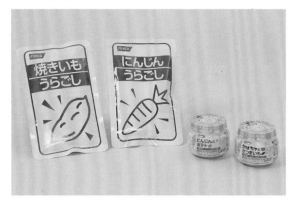

如何用餐

认真观察评定用餐时孩子的状态，进行用餐的调整。

若孩子的头部或下颌不稳定，则需要进行口腔控制，在用餐时引导出下颌、口唇与舌的稳定性协调运动，进行口腔功能的康复训练。

■用餐时的评定与辅助的实例

Step1 观察　观察孩子的状态

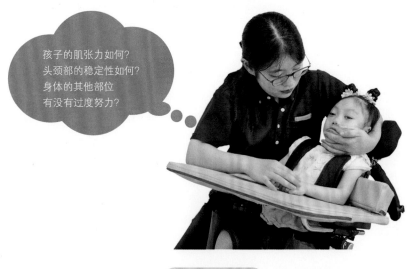

孩子的肌张力如何？
头颈部的稳定性如何？
身体的其他部位
有没有过度努力？

例：需要观察头颈部有无向后反张、下颌能否张开、口部的张开是否过大、舌的紧张度如何等项目。

Step2 评定　●适当地抬高上身，让孩子能看清食物，或可让口腔更容易活动。

●进行口腔控制后，只用舌头活动能更容易地运送食物。

Step3 进行口腔控制

❶进行口腔控制。托住孩子下颌并保持稳定，诱发舌与口的动作。若护理者用力过度则可能导致口部无法活动，用力过小则可能导致下颌不稳定，使舌与下颌过度活动。

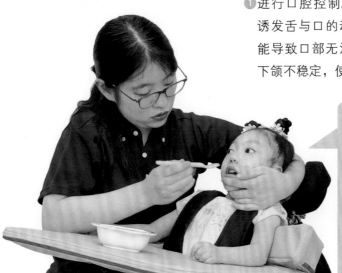

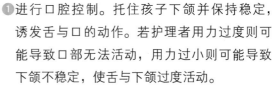

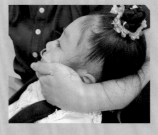

护理者用手臂与身体稳定地支撑孩子的枕部，使其头部稍稍前屈（不要抬起下颌）。

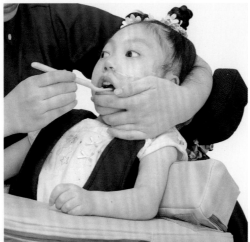

❷将勺子从孩子口唇的中央放入，把食物放在舌头上。
护理者用中指稳定孩子的下颌与舌头。
根据勺子或食物量调整孩子口部的开合。

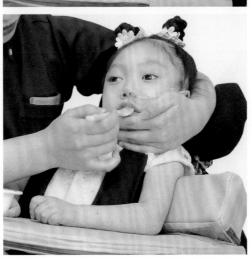

❸引导出孩子上唇的取食动作后，将勺子水平拿出。
护理者将示指放在孩子的下颚与嘴唇之间，帮助孩子进行嘴唇闭合的动作，检查孩子能否推送并咽下食物。

为自主进食而进行手与餐具的使用训练

胎儿在胎龄 6 ~ 7 个月左右开始含手指。出生后婴儿接受多种的感觉刺激，对自己身体的各个部位形成印象（body image），从含手指开始，用手触摸足与身体、面部、物体；抓握、放开、敲打，操作物品的能力与视觉功能一起协调发育。

因此，婴幼儿期用手抓取进食的动作是操作餐具的准备。孩子通过抓取进食的动作可以体会到自己与食物的距离感，同时是获得食物的触感、重量、大小与入口时机等体验的重要机会。

另外，重度残障儿童触摸并认识自己身体的机会很少，有不少孩子会停滞在操作餐具的前一阶段。

姿势稳定是使用餐具进食的基础。孩子在什么姿势下进食会更好（如使用坐位保持椅等），还需调整好椅子与桌子的高度、食物与身体的距离等环境因素（照片）。

照片 ●环境因素的调整①

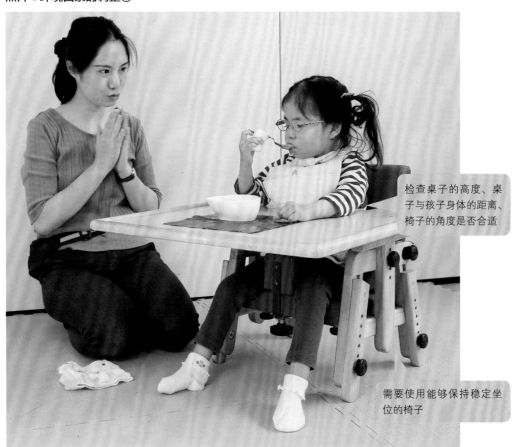

检查桌子的高度、桌子与孩子身体的距离、椅子的角度是否合适

需要使用能够保持稳定坐位的椅子

照片●环境因素的调整②

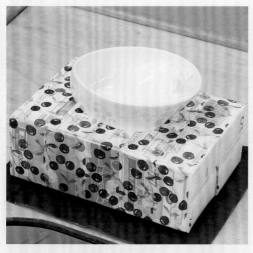

将餐盘垫高，缩短餐具与口的距离，让食物更容易送至口中。

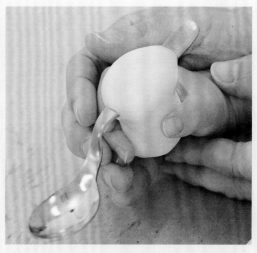

使用可以稳定握持、诱发前臂与手腕动作的勺子，让自主进食更加容易。

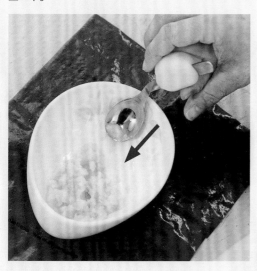

用勺子蹭碗边和碗底获得感觉上的反馈。

参考文献

● 田角胜，向井美恵编著（2014）《小児の摂食嚥下リハビリテーション　第 2 版》医歯薬出版．

● 小山珠美（2017）《口から食べる幸せをサポートする包括的スキル：KT バランスチャートの活用と支援 第 2 版》医学書院

● 小西紀一，小松則登，酒井康年（2013）《子どもの能力から考える　発達障害領域の作業療法アプローチ》メジカルビュー社

● 藤島一郎，藤谷順子（2001）《嚥下リハビリテーションと口腔ケア》（N–Books 4）メヂカルフレンド社

● 乾敏郎（2009）《イメージ脳》（岩波科学図書館）岩波書店

● 大野木宏彰（2014）《頸部聴診法を使った　嚥下の見える評価マニュアル：［3 つの嚥下機能］、［6 つの嚥下障害タイプ］と［10 の評価項目］，をまとめた動画 DVD 付！》メディカ出版

● 北住映二，藤島一郎，尾本和彦（2007）《子どもの摂食・嚥下障害：その理解と援助の実際》永井書店

● 日本摂食嚥下リハビリテーション学会医療検討委員会（2018）［発達期摂食嚥下障害児（者）のための嚥下調整食分類］《日本摂食嚥下リハビリテーション学会誌》22（1）：59–73．

4 经管营养

当孩子无法很好地摄取成长中必需的营养和水分时，经管营养是可以安全获取营养的方法之一。护理人需要在遵守操作规范的同时，建立家庭生活。

在家人吃饭时一起进行经管营养，可以让孩子更好地融入家庭生活中。

经管营养的概述

经管营养的定义

误吸的机制

参考第 63 页。

消化器官的消化、吸收功能健在，但因患有进食、吞咽障碍而无法摄入充足的营养，或者由于误吸反复造成呼吸困难或肺炎而不能安全获得营养的孩子，可以选择经管营养。经管营养是指将营养管留在胃或肠内，代替经口营养的一种营养方法，和经静脉营养有着同样重要的地位。

与经静脉营养相比，经管营养有着在消化、吸收过程中使用消化器官这一生理上的优点。另外还有以下作用：保持免疫系统、消化器官分泌激素，促进消化器官运动，调节消化酶分泌，防止黏膜萎缩、胆汁分泌停止的作用，从而防止肠道内细菌入侵体内（细菌易位），减少感染风险。

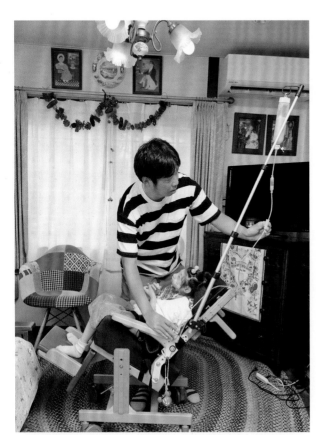

适应证

孩子存在以下问题时需要进行经管营养。

- 由于意识障碍与瘫痪造成进食、吞咽障碍。
- 由于吞咽时协调运动障碍造成误吸。
- 进食、吞咽功能完好，但是进食欲望不足。
- 口腔过敏，讨厌进食。

由于以上原因仅靠经口进食无法摄入足量营养时，可以同时进行经管营养。

新生儿窒息复苏后脑病的孩子脑损伤后完全没有进食的可能性，也没有改善的趋势时，需要在转移至居家医疗之前让家长接受经管营养与并发症应对训练，能够在家中进行经管营养。

居家转移后进食、吞咽功能有所恢复后，改为经口进食；或是一直经口进食孩子的吞咽功能渐渐低下而改为经管营养的例子并不少见。改为经管营养可以避免孩子在进食中出现咳嗽、噎塞，进食中或后出现呼吸困难与喘鸣等症状以及由于误吸反复造成肺炎等问题。

经管营养的种类

经口胃管营养法（OG 法、口腔内兰德法）

从口部插入，直到胃部的营养管，仅在进食与饮水时插入，注入营养剂后拔出的方法（图 1）。若在插入时孩子能够配合，则可以选用此方法。

在进餐后拔出不但可以减轻对身体的负担，在锻炼吞咽肌肌力时也十分有效。

口腔内兰德法

经口胃管营养法是将插入部分和到达部分组合成的名词，"经口胃管"，但在 1985 年舟桥等人的报告中被称为"内兰德法"。内兰德营养管是外科医生内兰德所发明，使用橡胶与聚乙烯制成的导管，前端比较圆滑，避免在插入时造成组织损伤。

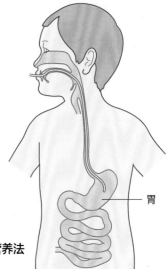

胃

图 1 ● 经口胃管营养法

经鼻胃管营养法

将营养管从鼻插入胃中，用胶布固定在脸上（图2），营养剂能注入胃中的方法。平时盖住营养管并固定好，不会妨碍日常生活。

比经口胃管更容易固定，不容易自行拔出。

营养管采用聚氯乙烯制作，长时间留置可能会因增塑性降低导致营养管硬化难以拔出，需要多加注意。

增塑剂的安全性

关于制作聚氯乙烯所用的增塑剂双邻苯二甲酸酯（DEHP）的安全性已得到验证。另外，不使用聚氯乙烯的替代品也逐步得到普及。

经鼻肠管营养法

将营养管从鼻插入，经过胃穿过幽门，进入十二指肠和空肠内的方法（图3）。前端留置于幽门后（十二指肠）或屈氏韧带后（空肠内）。

对于成人，此方法适用于因胃癌等进行胃切除术后的患者。

对于儿童，此方法适用于肠胃内间歇性营养投送，因呕吐或反流导致误吸，或胃内残存物较多无法充分摄取营养的孩子。

需要在 X 射线透视下进行插入。另外在自行拔出或堵塞时需要额外接受检查。

使用泵 24 小时持续供给所需营养物质及其他营养元素。

持续注入营养液的原因

慢慢注入经肠管营养剂可以让易消化的营养在短时间内吸收，减轻肝脏的负担。

与胃管相比，所使用的营养管因内径较小及全长较长，容易堵塞。特别是使用粉剂时更容易堵塞，需要多加注意。此方法最好不要长期使用，之后应过渡为胃管或胃造瘘等，以便安全转移至居家医疗。

图 2 ●经鼻胃管营养法

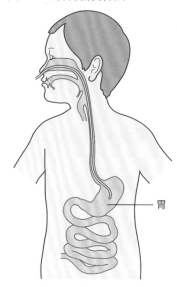

胃

图 3 ●经鼻肠管营养法

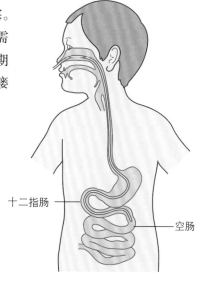

十二指肠

空肠

72

胃造瘘

在腹壁与胃上穿一个小孔，建立一个通往体外的通道，插入营养管的方法（图4）。需要手术才能完成，但是完成后有着无须插入经鼻胃管、长度较短内径较大而不易堵塞、意外拔出少、重新插入更方便等优点。

图5 ●固定器与注入连接部组合形式示例

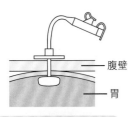

缓冲型

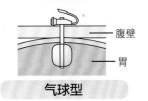

气球型

图4 ●胃造瘘

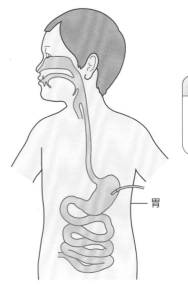

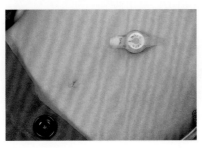

胃造瘘的营养管所用的固定器与注入连接部有以下两种形式，也可随意组合（图5）。

● 固定器：气球型 / 缓冲型
● 注入连接部：软管型 / 纽扣型

术后在开口稳定前多采用软管型，之后改为纽扣型的情况较多。

肠造瘘

经胃造瘘的肠造瘘

由于儿童的食道与胃无法使用的情况非常少见，比起在肠上直接进行肠造瘘，多选择利用曾经使用的胃造瘘，将营养管的前端留置在幽门后，进行经胃造瘘的肠造瘘。

与胃造瘘相同，是固定腹壁与空肠，穿一个瘘孔将营养管插入的方法（图6）。其优点与胃造瘘基本相同，在患者存在内容物或胃残容物（胃内容）反流，胃无法使用时可以选择使用肠造瘘。但有着营养剂选择较少且需要持续注入的缺点。

注入连接部与固定器的组合与胃造瘘相同。

图6 ●肠造瘘

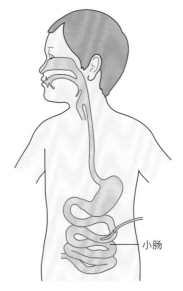

经管营养剂的种类与选择

营养剂的种类

经管营养剂可大致分为人造的已部分消化的经肠营养剂与自然食品营养剂两种。

经肠营养剂根据蛋白质消化吸收的程度分为成分营养剂、消化状态营养剂和半消化状态营养剂三种。糖分由低分子状态的糊精提供，需要消化但更容易吸收。

其他经肠营养剂

也有针对肝衰竭、肾衰竭、糖尿病等患者的经肠营养剂。

■成分营养剂

●不直接含有蛋白质，以氨基酸类进行补充，不需要消化。

●脂肪含量极少，长时间使用可能会导致必需脂肪酸等不足。

●无须消化，容易吸收，但渗透压高容易引起腹泻。

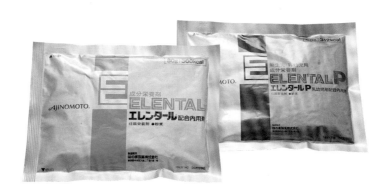

■消化状态营养剂

●与成分营养剂相同，不直接含有蛋白质，而是含有氨基酸与低分子肽，无须消化就可直接吸收。

●脂肪含量较少，但长期使用不会导致营养不足。

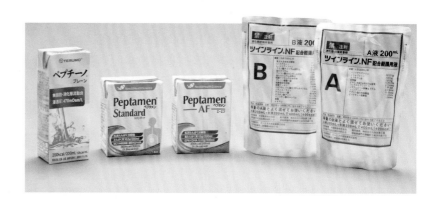

■半消化状态营养剂

● 含有蛋白质，需要消化。

● 脂肪含量充足，长期使用也不会导致营养不足。

● 分子量较大、渗透压低，适用于消化功能完好的孩子。

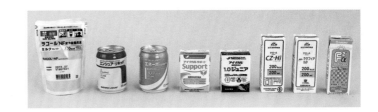

■自然食品营养剂

● 天然食品混合物。

● 与普通打碎搅拌的食品相同，可被慢慢消化、吸收，食用后不容易引起低血糖。

● 分子量大、渗透压低，也适用于消化功能完好的孩子。

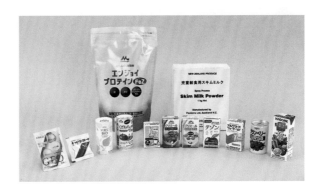

如何选择营养剂

　　需要根据注入部位（肠或胃）、孩子的消化功能、费用和易用程度选择营养剂（医药用品、食品，液态、粉末还是半固体）的种类。一般浓度较高的营养剂不适用于基础代谢低、需抑制能量摄入的重度残障儿童。

　　在婴儿期使用经鼻肠管营养法时，通常以母乳或奶粉代替经肠营养剂，度过婴儿期后改为经肠营养剂。此时若能将经鼻胃管换成胃造瘘的话，就可以用搅拌食品作为辅食。

　　搅拌食品是将平常的食品用搅拌机打碎制成的，因此需要注意水分的平衡。若水分过多会导致能量不足，水分过少则可能会因为黏稠度过高堵住营养管。

搅拌食品

　　搅拌食品的渗透压低，有消化吸收功能的孩子可以用来补充微量元素与改善大便的性质。

经管营养法（经鼻胃管营养法）

　　检查胃管（营养管）与连接管（泵型胃造瘘用）的位置正确后，将注入瓶、注入物与胃管连接，开始注入。

　　下面对如何进行经鼻胃管营养法进行说明。

需要准备的物品

　　检查营养管的种类、尺寸、长度是否合适。

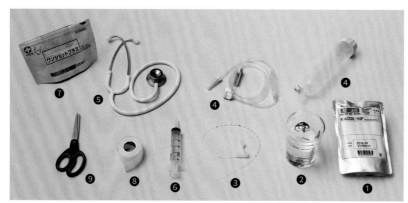

照片●必需物品

❶注入物
❷白开水
❸营养管
❹注入瓶与注入导管
❺听诊器
❻注射器
❼清洁棉球
❽医用胶布
❾剪刀

插入经鼻胃管

❶将准备好的物品放在孩子手够不到的地方。

▼

❷让孩子处在适合插入营养管的姿势（如仰卧位）。插入营养管时基本保持 30 ～ 45 度的半坐位。肌张力高，存在变形、挛缩时，选择孩子能放松且安全的姿势。

▼

❸测量营养管插入的长度。

重点

● 有喘鸣时需要对鼻咽腔进行吸痰。
● 为防止孩子的手乱动妨碍插管，必要时可以用毛巾裹住或让其他人按住孩子的手。

如何测量插入营养管的长度

①测量从外鼻孔到胃部的长度。
②使用插入用营养管测量鼻至胸骨剑突的距离，约为外鼻孔至胃的长度。
③在营养管上用油性笔做记号，标出胸骨剑突的位置。

▼

❹洗手，告知孩子将要从鼻子插入营养管。

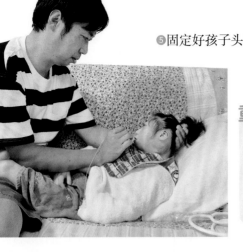

❺固定好孩子头部后开始插入营养管。配合孩子的吞咽慢慢插入。

重点

- 抬起孩子头部，保持进餐时的自然体位（半坐位～坐位），防止胃食道反流造成吸入性肺炎。
- 刺激咽部会引起呕吐反射，因此不要将插管顶到喉部深处。
- 和孩子说话，使他放松。

医用创可贴创意

可以在医用创可贴上画画等让孩子放松。在画上贴透明胶带加以保护。

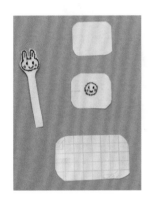

❻营养管上的记号到达鼻腔处后用医用创可贴贴住。

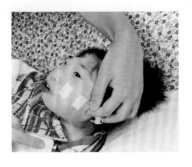

重点

- 营养管一般固定在鼻或脸颊上，但考虑到可能孩子会拔出管子，胶布刺激皮肤等情况，需要根据孩子的状态进行调整。
- 需要擦去皮肤上的污垢与油脂以便粘贴医用创可贴。

❼检查营养管有没有在口腔内打卷。

▼

❽检查营养管是否进入胃中。可通过营养管能否抽出胃内容物，或向管内注入 3～5mL 空气，将听诊器抵在胸骨剑突处听取气泡音（bokoboko、gu 声）来判断。

重点

- 若孩子出现恶心、呕吐、咳嗽、呼吸不畅等反应时，可先拔出营养管，等状态稳定后再次插入。

重点

- 没有气泡音或不清晰时应先拔出营养管。
- 若抽取胃内容物时，孩子虽没有不适但持续抽出空气或孩子的脸色突然不好，可能是营养管插入了气管，应先拔出。

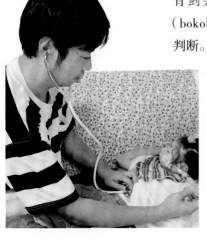

▼

❾慢慢抽动注射器观察有无胃内容物被抽出。再将胃内容物注回胃中。

▼

❿若不需要立即注入营养剂，则需要向管内注入 5～10mL 白开水。

注入营养剂

❶洗手。将准备的物品放在孩子手够不到的地方。

▼

❷为了防止呕吐和误吸，需要让孩子处于放松的姿势，并对孩子说明情况。

▼

❸检查营养管的插入长度、是否固定好、营养管是否留置在胃部。

▼

❹将装有注入物的注入瓶吊起。关闭调节阀，注入营养剂，盖好盖子。注入半滴壶左右的营养剂，慢慢开启调节阀让注入物流入并灌满导管。

重点
- 若有痰或分泌物残留，则需要与孩子沟通并进行吸引。

重点
- 若奶状的胃内容物较多，则需要进行调整（错开注入的时间、降低营养剂的浓度等）。

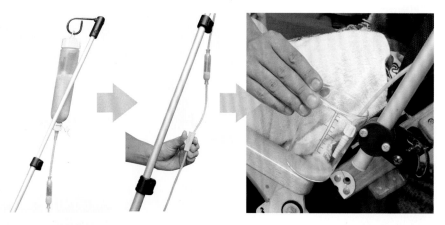

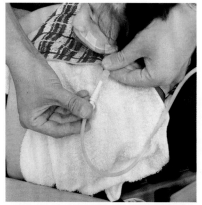

❺弯折注入管，打开封口，连接注入瓶的前端，慢慢打开调节阀。

重点
- 若注入物或水分的注入速度过快，可能会对胃产生负担，造成呕吐或腹泻。所以需要用适当的速度进行注射。
- 1小时注入全量的速度可以通过如下的算式得出。

全量（mL）÷15＝x 滴/分

■注入时需要观察的点
- 恶心、呕吐、腹痛、腹部胀满、腹泻
- 面色、脉搏数、SpO_2
- 呼吸状态、有无咳嗽
- 气管内分泌物量

* 不仅要关注消化系统症状，也要注意呼吸状态，尽早发现误注入。

■注入中营养管拔出时需要观察的点
可能会引起吸入性肺炎，需要观察以下几点。
- 呼吸状态、肺杂音、心率、有无咳嗽
- 血氧饱和度、气管内分泌物的量
- 发热等炎症征兆

❻注入中孩子如果咳嗽应先停止注入，待呼吸状态稳定后继续。必要时进行吸痰。

若不停咳嗽或出现恶心、呕吐时，则需要停止注射。吸引出呕吐物后观察是否有误吸。

▼

❼注入完成后关闭调节阀，弯折注入管并从连接部位断开，

使用注射器注入 5 ~ 10mL 白开水后盖上盖子。

重点

● 注入完成后需保持姿势 30 分钟
至 1 小时。

4

经管营养

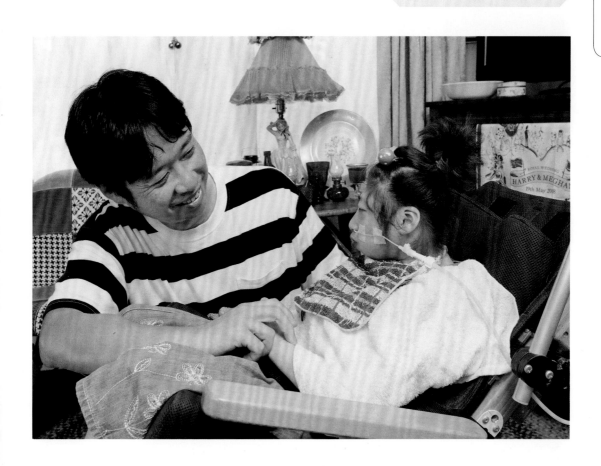

药物注入

注入药物时，需要将药物与白开水混合
至适当的浓度以防止药物堵塞营养管。在注
射器中摇晃、搅拌均匀后注入。

重点

● 药物不仅限于营养剂注入后使用。根据药效与功能
不同，有些药物需要放在营养剂之前注入。

皮肤、黏膜损伤

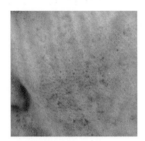

■因营养管、胶布造成的皮肤损伤

皮肤与营养管直接接触的部位、贴有胶布的部位可能会出现发红与水泡等皮肤损伤（接触性皮炎）。

应对

● 在固定营养管的胶布下方贴上护肤贴，防止胶布对皮肤造成损伤（图7）。

● 变更胶布的种类与粘贴的位置。

● 固定营养管时，需要用胶布包裹着营养管贴，不要压迫营养管（图7）。

图7 ● 如何固定营养管

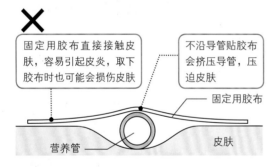

✕

固定用胶布直接接触皮肤，容易引起皮炎，取下胶布时也可能会损伤皮肤

不沿导管贴胶布会挤压导管，压迫皮肤

固定用胶布

营养管　　　　皮肤

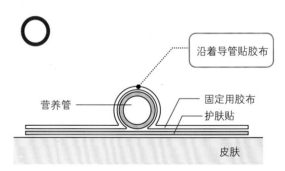

○

沿着导管贴胶布

营养管

固定用胶布
护肤贴

皮肤

■因泄漏造成的皮肤损伤

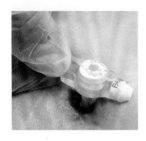

进行了胃造瘘的孩子若球囊的固定器脱落或胃造瘘管过细、过长都可能引起皮肤损伤。

若孩子的肌张力较高，则会导致腹压升高，胃造瘘管容易泄漏。也可能因为孩子的生长或脊柱侧弯等导致身体变形，肋骨或脊椎顶到胃造瘘管，胃造瘘与营养管无法保持良好对位导致泄漏。

应对

● 选择合适的装置与操作，服用口服药舒缓紧张。

● 通过手术重新胃造瘘，也可变更为经胃造瘘的肠造瘘或经鼻胃管。

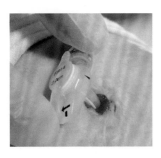

■肉芽肿

　　瘘孔长期与异物接触且湿润，在没有上皮化的地方会因修复机制长出肉芽肿。

应对

- 若更换时出血或胃内容物泄漏较多时，可以涂抹类固醇软膏缩小肉芽肿。
- 无效果时可以使用硝酸银。
- 若仍无法治愈可以通过外科手术切除。

■杠埋入综合征

　　若胃造瘘的胃内固定物为杠型结构时，可能因为过度固定等原因导致黏膜血液循环不畅，最终胃内固定器会埋入胃壁中，使胃造瘘丧失活动面，导致无法吸引或注入、吸引出血液等问题。

应对

- 需通过手术拔除。根据埋入程度，拔出方法不同。

营养、代谢

■腹泻

　　开始经管营养时需要注意是否会因消化吸收障碍或渗透压高导致腹泻。

　　在稳定状态下产生的腹泻一般不是经管营养导致的，需要考虑感染的可能。进行肠造瘘的患者无法通过胃酸杀菌，因此需要特别注意。

　　变更经肠营养剂或注入速度时需要慎重，孩子可能会因消化吸收的不同与渗透压的升高而腹泻。

应对

- 开始经管营养或变更营养剂时，适当降低浓度与注入量、加长注入时间，或更换回原先的营养剂。

■蛋白质、维生素、微量元素、电解质缺乏

　　在正常的基础代谢中吸收这些营养元素需要消耗能量，基础代谢较低的孩子会出现缺乏营养的情况。

应对

- 可选择如第 47 页的流食、营养辅助食品和综合维生素药物等进行补充。

腹泻

腹泻的具体表现、原因、对策请见 [排泄护理] 部分（参照第 92 ~ 93 页）。

如何选择营养辅助食品

根据需要补充的营养元素进行选择，具体可以参照第 46 页。

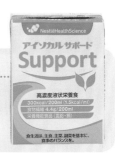

营养管造成的并发症

■胃管误插入、难以插入

由于胃管（营养管）是在看不到的情况下插入的，就算固定插入长度也可能出现在咽喉处打卷（照片），在食道处盘绕（营养管没能抵达胃内、拐弯返回的现象），偶尔会误插入气管，但由于咳反射功能减弱，直到注入营养液时才注意到之类的问题。

确认导管正确地插入胃中十分重要，但是不可能每次插入都通过 X 线检查。可通过能否吸引出胃内容物判断，而不能仅凭空气注入的气泡音判断。所以在开始注入后也需要注意观察一段时间。

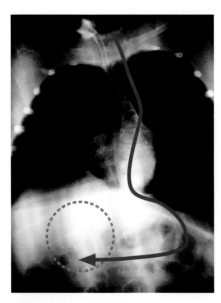

照片●

经鼻胃管在咽喉处打卷、前端位于贲门处。

应对
●随着身体生长，孩子脊柱侧弯等变形问题与肌张力增高会导致难以插入营养管。此时需要配合孩子头部与躯干的力线改变姿势。感觉到抵抗时要一点点慢慢地插入。 ●若需要导丝辅助插入，则可考虑进行胃造瘘。

■意外拔出

经鼻胃管与经鼻十二指肠管可能会因孩子的呕吐或手足的动作意外拔出。

尽管营养管看起来没有被拔出，但是也有前端没有处于正确位置的可能（照片）。在注入前可以通过如下方法来检查营养管前端的位置是否正确。

●胃管：通过检查营养管的固定长度、吸引出的胃内容或空气注入的气泡音判断前端是否在胃中。
●十二指肠管：通过吸引内容物判断。意外拔出会造成注入时直接误吸，所以需要适当地控制与观察。

照片●

经鼻胃管过深，前端进入幽门。

应对
●经鼻胃管与胃造瘘：在家中也可以更换。 ●经鼻十二指肠管：向医生询问是否应该立即处理或在胃中置留到就诊时再处理。

■拔出困难

营养管多由聚乙烯制成，长期置留可能会因营养管硬化而难以拔出。

> **应对**
>
> ●注意不要插入过深。
> ●定期更换。

■堵塞、狭窄

越细长的营养管越容易堵塞。堵塞的可能性从高到低排序为：经鼻十二指肠管、经鼻胃管、胃造瘘。

胃造瘘与经鼻胃管容易因粉剂堵塞。经鼻十二指肠管可能因持续使用营养剂而堵塞。

> **应对**
>
> ●发生堵塞时应询问主治医师。

■破损

由于营养管与胃造瘘的注入连接部位破损、松弛导致无法固定而更换营养管的情况较多。另外胃造瘘的球型固定器发生破损时，会造成胃内容物泄漏，需要拔出营养管。

> **应对**
>
> ●更换零部件。

■倾倒综合征

间歇性向胃中注入营养时，可能因为胃管过深或胃蠕动导致球 – 管型胃造瘘位置移动，或因孩子脊柱变形将扣型胃造瘘前端固定于幽门处（照片），引发倾倒综合征。

早期症状有：高渗透压的营养剂快速流入小肠，使得血液循环集中于小肠，或因消化器官分泌激素导致低血压（心动过速、出冷汗、头晕）及消化系统症状（腹痛、恶心）等。

后期症状有：因低血糖导致交感神经亢奋（心动过速、发抖、冷汗、脸色苍白）及神经症状（意识障碍、痉挛）等。

> **应对**
>
> ●降低营养剂注入的速度。
> ●在营养管位置问题解决之前持续注入营养剂并进行检查。
> ●使用渗透压较低的天然营养食品可能改善症状。

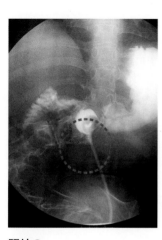

照片●
胃造瘘前端受腰椎影响移动
至幽门处

5 排泄护理

　　我们通过吸收水分和营养成分维持生命。摄入的水分与营养经消化、吸收、代谢后，经肾脏过滤后形成尿液，自肠道排出形成粪便，废物被排出体外。因此排泄功能受肾脏功能与肠道功能的影响。

　　重度残障儿童的排泄功能受发育程度、排泄功能障碍程度、治疗效果、排泄的自理程度、日常运动量、全身状态的影响而不同，因此需要根据孩子的实际情况出发，充分了解孩子的病情，进行排泄控制与护理。

排泄护理中的重点

　　排泄护理分为排尿护理和排便护理。护理时需要留意孩子的状态、孩子与看护者的关系和环境因素等几点（表1）。

表1 ● 排泄护理的关键点

①	仔细观察孩子有尿意或便意时的表现（高兴或不高兴的表情）。
②	根据自理程度与发育程度建立适合于孩子生理状况的排泄场所（尽量在厕所进行）。
③	需要考虑孩子排泄时的羞耻心。

　　以日或周为单位记录排泄状况（图1），有变化时需要记录排尿次数（自行排尿或导尿）、排便次数、便质，以便了解孩子的病情与病因。如有问题，则需要立即就诊。

图1 ● 记录排泄表示例

时间	尿	便
8:45	○	
9:28	○	
10:45	导	
12:00		少量/稀

○：自行排尿　　稀：稀便
导：导尿　　　　泥：泥状便
　　　　　　　　软：软便
　　　　　　　　硬：硬便

排尿护理

尿量的增减，排尿次数、尿液状态的变化在日常护理中较容易被发现，可以作为家人判断孩子全身状态变化的指标。重症患儿的尿路感染、不排尿等问题较为多见，家人需在日常生活中多加关注，护理时也需要多加注意。

对于复苏后脑病（缺氧缺血性脑病）导致垂体功能障碍与肾脏功能障碍而尿量与电解质异常的孩子，既往有肾功能衰竭病史的孩子，患有先天性肾脏疾病、早产或低出生体重等伴随年龄增长容易出现早期肾功能低下的孩子以及长期卧床容易产生尿路结石的孩子，家人都需要注意观察尿量与尿液状态的变化，出现变动时需要及时评估全身状态。

尿路感染

尿路感染是婴幼儿发热的主要原因，详情请见第146页。

5

排泄护理

排尿功能的发育

血液在肾脏中得以过滤，产生的废物通过肾盂、输尿管后被送到膀胱。

肾脏有调整尿的量和浓度的功能。肾的浓缩功能于 2 岁左右发育完全。膀胱功能与高层大脑皮质功能的发育相关。在 1 岁左右可以感觉出尿意，2 岁半左右可以随意地进行排尿控制等。

肾功能的发育

肾脏有着排出体内废物、调节水与电解质的平衡、调节血压、参与造血和骨骼生长的功能。于出生后 1 ~ 2 年内发育成熟，在 2 岁左右就有和成人相近的功能。而早产儿、低体重儿的肾功能尚未成熟，需要更长时间才能让浓缩功能发育完全，且功能衰退时病情进展较快。

膀胱功能的发育

膀胱有储尿与排尿两大功能。膀胱容量随着生长发育而增加，膀胱功能也随之发育，可以随意地控制排尿。

膀胱容量	新生儿　　　　　　　　　30 ~ 60mL 随年龄增长逐年增加 30mL 12 岁时发育成与成人相同量 　　　　　　　　　　　200 ~ 600mL
儿童的最大膀胱容量 （参考量的计算公式）	（年龄 +2）×30mL

排尿障碍的症状表现

患有发育发展障碍或新生儿脑病等脑部疾患较重的孩子，除了膀胱功能障碍，还可能伴有垂体功能障碍、肾功能随年龄与身体状态变化逐渐低下等症状。因此需要时刻关注孩子全身的病情变化，根据个人的症状确立护理方针。

排尿障碍会造成无法排尿的痛苦、结石的疼痛、患尿路感染时排尿的疼痛等症状。对于患交流障碍或无法说话的重症儿童，需要通过孩子的表现判断是否存在此类症状。例如：冷汗、肌肉紧张亢奋、心动过速和发热等与平时不同的表现。

神经源性膀胱是最典型的排尿障碍。

神经源性膀胱是指支配膀胱与尿道的神经异常，导致下尿路功能异常所引起的储尿障碍与排尿障碍。主要症状为无尿和尿不尽（表2）。

为了能更好地观察孩子是否存在排尿障碍，我们将注意点总结至表3以便查阅。

表2 ● 无尿与尿不尽

无尿	● 经常出现反复憋尿，或每次排尿量相同但排尿次数极少，可能会导致膀胱内压持续过高。 ● 长时间膀胱内压过高可能会导致膀胱变形，引起膀胱尿道反流，导致肾积水，影响肾脏功能。 ● 对急性无尿孩子进行导尿。
尿不尽	● 正常的排尿会将膀胱内完全清空，但是重度残障儿童会因尿不尽导致膀胱内有残尿，可能会因此引发尿路感染与尿路结石等。 ● 结石也会引起尿路感染，可能会因此陷入尿路结石→尿路感染、尿路感染→尿路结石的恶性循环。 ● 若尿路结石堵塞尿道，可能会因堵塞性肾病引发肾积水。

表3 ● 观察孩子是否有排尿障碍的关键点

● 记录孩子的尿量（每次、每日的排尿量）。
● 排尿次数与间隔。
● 尿液颜色、气味。
● 排尿时孩子的表情（有无痛苦、哭泣等）。
● 下腹部有无膨胀和紧绷。

如何应对排尿障碍

为了减少尿路感染的反复发生，预防尿路感染及其引发的全身症状加重，防止进一步损害肾脏功能，需要及时进行导尿。偶发的无尿可以通过单次导尿获得改善。反复出现的尿路感染则可能是因神经源性膀胱导致的尿不尽，需要定期反复进行导尿。保持膀胱容量小于一定量、定期进行导尿的护理称为清洁间歇导尿（Clean Intermittent Catheterization，CIC），是居家医疗排泄护理中的基础项目之一（表4）。

表 4 ● CIC 的优点

- 减轻膀胱过度扩张导致的膀胱壁血流下降，维持并提高膀胱壁抗感染的能力。
- 消除由膀胱过度扩张引起的膀胱平滑肌、神经、血管的慢性伸展障碍，维持正常的膀胱顺应性。
- 每 3 ~ 6 小时进行导尿（每日 4 ~ 8 次）可以消除残尿，减少尿中细菌数量，防止炎症（导尿次数根据膀胱容量、水分摄入量、残尿量、膀胱顺应性、尿流动力学的检查结果等因素决定，因人而异）。
- 反复进行被动的收缩与舒张有助于膀胱康复。

膀胱的顺应性

指膀胱壁在储存尿时可变化的柔软度。

导尿的实操

下面对一般的导尿流程进行解说。若孩子患有关节挛缩和变形，护理者在导尿时需要注意孩子的姿势，需要根据孩子的动作调整护理的流程与使用的工具。

准备

照片 ● 必备的物品

❶导尿管
❷润滑剂
❸清洁棉球
❹酒精棉球
❺酒精
❻手套
❼纸杯、尿布或尿壶（用来接尿）
❽垃圾袋

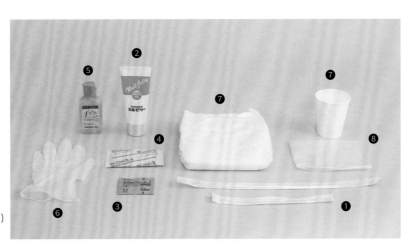

步骤

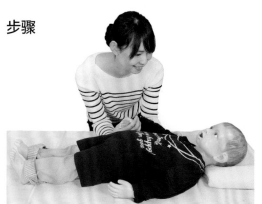

❶洗手，告知孩子接下来要进行导尿。

* 导尿的间隔因人而异，需要听从医生的指导。

重点
● 若有排泄物，则应在擦干净后进行导尿。

❷让孩子仰卧，脱下裤子和尿布，抬起并张开双腿，露出外阴部。

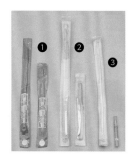

导尿管的种类

导尿管分一次性和可以反复使用的两种。一次性导尿管分为需要润滑和无需润滑剂的亲水性材质两种。

可反复使用的导尿管需要有特定的存放容器与清洁剂。

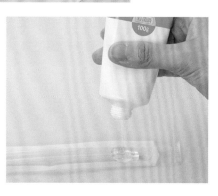

❸保持清洁状态下将所需物品开封，并用润滑剂润滑导尿管。

重点
● 将垃圾袋放在随手可以够到的地方。

❹戴上手套。

❶无需润滑剂
（左：男性用　右：女性用）
❷需要润滑剂
（左：男性用　右：女性用）
❸需要润滑剂
（左：男性用一次性导尿管　右：润滑剂）

重点
● 可用湿纸巾擦拭手代替使用手套，也可以用酒精消毒指尖。

⑤用清洁棉球擦拭尿道口。

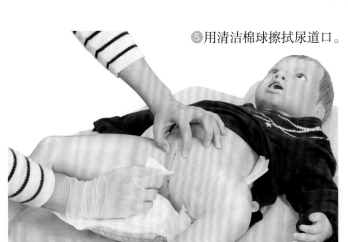

重点

● 清洁棉球分成3份，从中央、左侧、右侧，自上至下进行擦拭。避免用棉球的同一面擦拭同一部位两次。

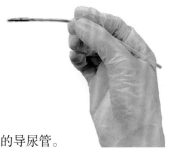

⑥拿起涂有润滑剂的导尿管。

⑦将导尿管插入尿道口中，导管的末端放于尿布上。

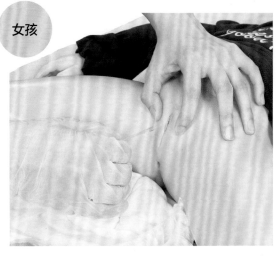

女孩

用未拿导尿管的手打开大阴唇，找到尿道口并进行消毒。用拿着铅笔的动作拿起导尿管，将前端插入尿道口，缓缓向内插入直至尿被导出。

⑧观察尿的情况。　　　▶

重点

● 观察尿的颜色、气味、浑浊度以及孩子下腹部的状态。
● 若下腹部仍处于紧张状态，则可能还有残余尿。

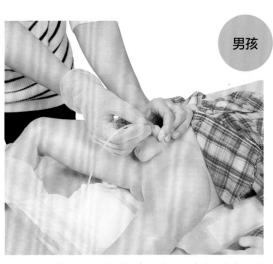

男孩

用未拿导尿管的手握持阴茎，剥开包皮露出龟头部位，并进行消毒。用拿着铅笔的动作拿起导尿管，前端插入尿道口，缓缓向内插入直至尿被导出。

⑨没有尿流出后，缓缓拔出导尿管以防止导管内的尿反流。

▼

⑩告知孩子导尿结束，穿好衣服。

舒畅的排便习惯是维持身心健康以及确立生活习惯的根本。婴儿期平稳安定的日常生活会影响排便习惯，睡好、玩好、摄入充足的营养、好的消化吸收等肠道功能、排便通畅的生活节奏都十分重要。良好的排便习惯与良好的睡眠习惯、均衡的营养摄入、用餐环境、适当的运动、全身状态的节奏息息相关。

排便需要便意、用力和正确的姿势。便意受肠蠕动的影响，用力排便需要腹肌的力量，加上正确的排便姿势（图2）是能顺畅排便不可或缺的要素。

图2 ●排便姿势

　　卧位姿势下髋关节伸展不适于排便，会因无法顺畅的排便导致便秘，同时使孩子对排便产生抵触心理。对于关节柔弱的孩子，在排便时可以让髋关节屈曲并稍微外展，让膝关节屈曲并处于比髋关节略高的位置。

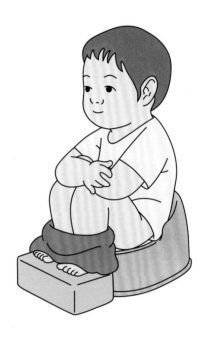

以下几种病情可能会导致排便障碍（表5）。

重度残障儿童的排便障碍多由：慢性功能性便秘、反复腹泻、通过障碍（肠堵塞、肠梗阻、吞气症）等病因引发。护理者需要充分了解孩子的情况，仔细观察孩子是否有与平时不同的表现，从而尽早发现病情。

表5 ●会导致排便障碍的疾病

●感染与某些疾病的消化系统症状造成的便秘、腹泻、血便等便质不良。
●慢性功能障碍所造成的便秘、失禁与腹泻。
●肿瘤或某些疾病所伴有的器质性便秘。
●误吸或异食等异物造成的便秘等。

便秘

便秘会造成排便次数减少、粪便硬结，且排便痛苦。不适、腹痛、食欲不振等症状容易引起身体不适，从而诱发肠堵塞*、肠梗阻等疾病。重度残障儿童的肠蠕动低下，容易因大肠内的便块堆积造成迟缓性便秘。

尽管孩子可以每天排便，但也可能有宿便堆积，需要特别注意。

一般造成便秘的原因有：水分摄入不足、运动不足、营养不均衡、心理压力以及持续的紧张导致自主神经调节障碍等。重度残障儿童可能会因为排便姿势与肌张力的问题、水分或营养不足、服用药物等（表6）造成便秘。

表6 ●造成重度残障儿童便秘的主要原因

●无法表达便意与排便。
●长期卧床导致运动量过低，或无法保持适当的姿势。
●水分摄入量减少，出汗量增加、唾液量与吸痰量增加导致的水分丧失。
●膳食纤维不足、微量元素不足。
●肌张力异常，排便时无法施加适当的腹压。
●由于抗痉挛剂等药物的影响导致肠蠕动减弱。
●躯干变形、挛缩导致消化器官位置异常或腰椎侧弯阻碍消化器官运动。
●合并肠旋转不良等器质性疾病。

便秘一般会造成腹痛与食欲不振等症状。但是重度残障儿童的症状难以被察觉，日常的排便管理（排便次数、便质）就变得极为重要。应多注意孩子有无不高兴、肌张力亢进、消化耗时增加，采取经管营养的孩子还要注意胃残留是否增加等。如果孩子频繁呕吐，则可能患有肠堵塞或肠梗阻。患有胃食道反流的孩子，呕吐会加重胃食管反流，最终可能引发食管炎。另外，便秘也与呼吸状态的恶化和紧张的控制不良有关。

若服用大肠刺激性便秘药或改善肠道运动药物无明显效果，则可能是因为丧失排便反射导致便停留在直肠内的直肠性便秘所致。此时需要进行手指取便、灌肠或肠清洗。

宿便

尽管孩子可以每天排便，但是便量少，成小球状的硬便，或是小块的软便，虽有食欲但是显得不开心的状态时可能有宿便。

宿便是指肠道内残留的便慢慢积累起来的便秘症状。若通常的排便无法改善时需要当作便秘进行治疗。

膳食纤维与便的性质

膳食纤维有调整肠道蠕动的作用。使用经肠营养剂的孩子可能会因营养剂中的膳食纤维不足，引起难以治疗的腹泻，需要特别注意。

* 详细说明见第94页。——编者注

肠梗阻也可能表现为少量的腹泻。需要进行肛门指检或 X 线片检查。

为了预防便秘，原则上避免 3 天以上不排便，需要在日常生活中实行以下几点对策（表 7），构建重视排便节奏的生活时间表。

表 7 ●便秘的预防对策

- 重新审视孩子所需的隐私空间。
- 重新审视孩子所需的水分和营养（包括膳食纤维）。
- 重新审视抗癫痫药物、肌肉迟缓剂的用量，与泻药、灌肠剂并用。
- 缓和紧张，让孩子放松。
- 排便时的辅助护理（腹部按摩、排便姿势管理等）。

腹泻

症状表现与病因

大便的含水量通过在肠道内吸收与分泌的平衡进行调整。若这个平衡被打破，大便的含水量过多就会导致腹泻。腹泻分为肠液分泌过多导致的分泌性腹泻，肠的消化吸收功能低下，未消化的食物使肠道内容物的渗透压过高，间质内水分流入肠道内导致的渗透压性腹泻两种（表 8）。

慢性腹泻

非病原菌引起的持续 2 周以上的腹泻。

造成腹泻的一般原因是感染或自主神经异常。重度残障儿童会因不适应营养剂、长期摄入同种营养剂或长期使用抗生素导致肠道菌群失调，最终因倾倒综合征而发生腹泻（表 9）。

表 8 ●腹泻的分类

炎症性腹泻	感染或患有炎症性肠病造成肠道炎症所引起的血性、脓性、黏液性腹泻。
渗透压性腹泻	继发性乳糖不耐受或药物（治疗便秘药物等）的不可消化性溶质引起，或经管营养剂的渗透压过高、注入速度过快、温度低等原因引起的腹泻。
分泌性腹泻	细菌性毒素、电解质输送障碍等导致肠上皮细胞吸收功能低下、电解质分泌增加，吸收与分泌不平衡引起的腹泻。
肠道蠕动异常引起的腹泻	患有过敏性肠道综合征或甲状腺功能亢进等疾病，导致肠道内通过时间过短，营养成分和水分吸收障碍引起的腹泻。
吸收面积减少引起的腹泻	小肠切除或短肠综合征等疾病，导致肠管绝对性面积不足，无法吸收充足的水分与无法消化的食物成分形成渗透压差引起的腹泻。

表 9 ●重度残障儿童患腹泻的主要原因

- 胃肠炎等感染性疾病。
- 寒冷或压力等导致自主神经的异常。
- 不适应营养剂（膳食纤维不足、渗透压过高，或是乳糖不耐受、脂肪吸收障碍等）。
- 注入速度过快。
- 长期绝食后（肠管内消化吸收功能低下）。
- 抗生素导致肠道菌群被破坏。
- 倾倒综合征（早期倾倒综合征：渗透压性腹泻）。

应对

慢性腹泻会导致情绪差、皮肤问题、体重增加不良等情况。若出现腹泻，则需要采用如下对策。对于经管营养的孩子，可能需要考虑更换营养剂。

❶ **记录下对诊断有帮助的要素**

对腹泻进行诊断时，首先需要判断是感染性还是非感染性腹泻。

在出现腹泻症状时需要记录如下内容。

- 何时开始腹泻。
- 症状表现。
- 出现频率。
- 是否伴有发热、呕吐或紧张增高等其他症状。
- 若有其他症状，则需要记录出现时间以及具体表现。

等等。

❷ **注意全身症状的加重，防止脱水与电解质异常。**

若孩子持续腹泻，则脱水、电解质异常与低血糖会造成身体状态恶化。特别是年龄尚小的婴幼儿，持续腹泻很容易造成脱水，并发展至末梢循环衰竭。在查清病因前需要给孩子喂食易消化且糖分与电解质均衡的食物补水。

- 易消化，可作为能量来源的食物

粥、久煮的面条、蔬菜汤、苹果泥等。

→脂肪较多的食品或海藻类食物较难消化吸收。

- 补水的选择

经口补水液、茶、蔬菜清汤等。

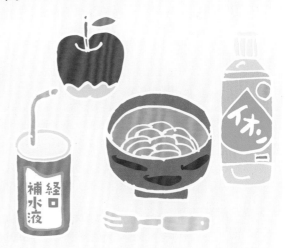

❸ **可能需要更改日常生活的护理内容**

若孩子患有感染性胃炎，容易因炎症造成渗出性腹泻，或因毒素造成分泌性腹泻。即便在感染治愈后，也会因消化器官的恢复缓慢，渗透压性腹泻仍持续较长时间。

若孩子患慢性腹泻，则暂时使用渗透压较高的经管营养液。

肠道通过障碍

病态

肠堵塞、肠梗阻这类肠道通过障碍疾病对于重度残障儿童来说是关乎生命的大病。肠道狭窄、闭塞，肠道运动低下等原因造成肠道内容物（肠液、气体、粪便等）滞留，阻碍了肠道内容物向肛门移动，是造成重度残障儿童死亡的主要原因之一。此类疾病为急性病，需要尽早发现并进行妥当的治疗。

肠堵塞、肠梗阻可分为以下几类。

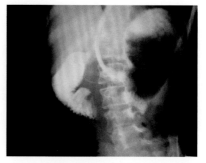

照片●**肠堵塞患者的消化器官造影**
（肠系膜上动脉综合征＊）

患者在仰卧位下反复呕吐。由于脊柱前弯造成上肠间膜动脉压迫十二指肠水平脚引起肠道通过障碍。

＊ 受肠系膜上动脉、大动脉或脊椎压迫导致十二指肠狭窄、闭塞的疾病。——作者注。

表 10 ●**肠堵塞、肠梗阻的分类**

麻痹性肠梗阻	●肠鸣音消失、减弱，可通过听诊确诊。是重度残障儿童中较常见的疾病。 ●肠道运动能力低下导致肠道通过障碍。
绞窄性肠梗阻	●肠鸣音呈亢奋的、高音调的"咔咔"声。 ●因腹膜炎、穿孔性胃肠炎等病导致粘连性肠堵塞。 ●重度残障儿童容易产生解剖学上活动性大的横结肠或乙状结肠的肠扭转。结肠内宿便多是发生的原因。 ●患脑水肿的孩子可能因脑室腹腔分流管缠住肠道，造成肠道狭窄。
脊柱变形导致的肠梗阻	●腰椎前倾可能会造成十二指肠通过障碍，躯干变形更容易造成肠旋转不良，导致肠道狭窄加重或引发肠扭转。 ●患肠系膜上动脉综合征的孩子大多都伴有消瘦和严重的脊柱变形。肠系膜上动脉负责为肠道与脾脏供给营养，但是其从腹部大动脉分出，从后方压迫肠道。若孩子肌张力低并存在腰椎前倾，则可认定是消瘦等症状引起的。
异物造成的肠堵塞	●误吸异物或异食造成的机械性肠梗阻。 ●异食性肠堵塞容易发生在回盲部。需要特别注意患有严重智力障碍的孩子。
开腹手术的既往史造成的反复性肠梗阻	●既往有开腹手术史会增加反复性肠梗阻的风险。 ●开腹手术后可能会因肠道粘连、肠道弯折、形成瘢痕组织引发肠堵塞。

室内温度、湿度

造成肠堵塞与肠梗阻的普遍原因是肠炎等感染疾病引起的小肠麻痹和嵌顿。吞气症、异食或肠道变形导致的肠道通过障碍、感染等是引发重度残障儿童肠堵塞与肠梗阻的主要原因（表 11）。

吞气症性肠堵塞（吞咽空气造成的肠堵塞）

重度的吞气症可能会引发肠堵塞。吞咽不协调可导致吞气。同时，也有些患孤独症的重度残障儿童也会将吞气作为自我刺激的要素。心理因素导致吞气成为习惯并难以纠正，导致肠堵塞反复发作。对于这类孩子需要日常进行脱气，或定期从人工肛门或肛门进行排气。

表 11 ●造成重度残障儿童患肠堵塞、肠梗阻的主要原因

- 吞气症（空气吞咽症），药物抑制肠道蠕动，便秘造成肠道扩张（麻痹性肠梗阻）。
- 消瘦或脊柱、骨盆变形造成的肠道通过障碍。
- 肠旋转不良等器质性病变造成的绞窄性肠梗阻。
- 异食（玩具、硬币、大量纸、毛发等，或大量可食用物品如海藻等）造成的肠道通过障碍。
- 感染等身体原因抑制肠道蠕动。

应对

孩子若出现腹痛、呕吐、腹部膨胀这三种症状，则可能患有肠堵塞或肠梗阻。对重度残障儿童需要观察他们是否有和平时不同的苦闷状表情，或因身体过度紧张会主诉疼痛。若出现不安、不高兴、食欲不振（胃残容物多）、胆汁状胃残容物、恶心、呕吐、胆汁状呕吐、腹部膨胀（腹壁变硬）等症状，则需要尽早就医。

出现频繁呕吐、腹部膨胀加重或腹壁紧张加重时需要立即送往医院就医。

若出现排气、排便消失；听诊时无法听到肠鸣音，或听到金属声、振水音等日常生活中没听到过的声音时；触诊时出现腹膜刺激征，并出现心率上升、呼吸频率增加、血压下降、尿量减少等呼吸循环系统症状突发时，需要进行紧急治疗。由于急性循环障碍导致肤色苍白，病情急剧加重时，需要送往医院急救。

排便控制

根据年龄或发育阶段制定目标与方针。之后根据孩子的发育状况不断修改，给孩子充分的时间并细心照料。

记录每日与每周的排便次数与便质，并与上门护士等商讨目标。

以自主排便为目标的孩子，应在为其增加腹压与排便姿势上下功夫，并充分照顾孩子的想法与隐私，以有形便为目标进行护理。

若括约肌功能下降、随意运动减少难以调整腹压时，可以放宽对便质的管理。

参考文献

● 工藤孝弘，米沢俊一（2009）[小児の通便異常：診断・治療・管理の進歩　下痢の原因と発症メカニズム]《小児内科》41（12）：1676–1681

5

排泄护理

1 呼吸管理

　　新生儿可能会因其器官发育不成熟、先天异常、围产期问题导致无法呼吸或呼吸功能不足以维持生命。此时需要进行气管切开，或通过人工呼吸机进行呼吸管理。

　　伴随孩子成长，症状可能得到改善，便可将切开的气管封闭。有些孩子虽然在婴幼儿期可以自主呼吸，但伴随生长，也可能由于误吸、排痰困难、胸廓变形和瘫痪加重，最终需要进行气管切开或人工呼吸。

重度残障儿童呼吸管理的重点

　　对年龄较低的重症身心残障儿童进行呼吸管理时，有以下 4 个注意点。

　　①患有残障时，尽量从能做的项目开始进行护理。

　　②伴随孩子成长，症状可能会发生变化。

　　③医疗干预需要围绕日常生活进行。

　　④梳理病因并逐个解决。

注意点 1 患有障碍时，尽量从能做的项目开始进行护理

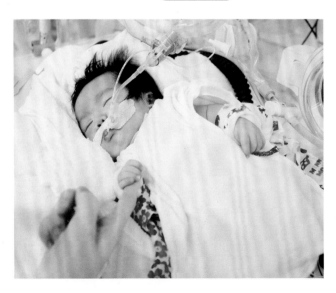

　　尽管孩子出生时就需要置于恒温箱或需要人工呼吸机辅助，但仍要治疗原发疾病或进行多方面的干预。关于新生儿的呼吸物理治疗依据《NICU中进行呼吸物理治疗的指导方针》的指导进行，可以有效减少重复插管、经鼻胃管老化的问题，并可有效除去气管内分泌物等。

　　在确保安全下，尽量从以下内容开始进行，比如利于呼吸和排痰的姿势管理，亲人的抚摸或怀抱让孩子放松，在放松状态下改善呼吸状态。

注意点 2　伴随生长症状发生变化

有障碍的孩子随着年龄增长，身体机能和情绪都会发生变化，所患疾病也可能因此而变化（图1）。

健康的新生儿以每次换气量少、快速的腹式呼吸为主，但随着生长发育，会逐渐改为胸腹式呼吸，每次换气量增加、呼吸频率减低。重度残障儿童在发育的同时，会自行根据病情、呼吸肌的瘫痪程度、卧床姿势、胸廓变形程度，创造自己独特的呼吸方式以维持功能。例如严重脊柱侧弯导致左右胸廓运动不对称，姿势可以改变呼吸状态。这种情况下可能会出现容易发生肺不张或肺炎的部位。因此需要特别观察孩子的呼吸，做好排痰与预防肺炎的准备。

呼吸状态可能会随着生长发育变好，但也有随着身体构造与机能变化、病情发展等问题导致误吸增多、无法维持气道通畅、呼吸运动不充分等情况出现。此时需要进行气管切开以保障气道通畅，或改为人工呼吸。

另外，幼儿期至青春期之间身体生长发育极快，若不多加注意可能会因气管套管和胃管的尺寸不合适导致呼吸状态恶化和反复肺炎。因此细致的观察和适当的应对是必需的。

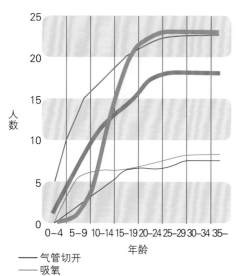

图1 ●随年龄增长的病情变化
　　　与医疗需求
（以23位重症身心残障儿童为例）

人数

0-4　5-9　10-14　15-19　20-24　25-29　30-34　35-
年龄

—— 气管切开
—— 吸氧
—— 经管营养
—— 重度脊柱侧弯（侧弯50°以上）
—— 髋关节脱臼

二氧化碳（CO_2）麻醉

二氧化碳麻醉是指慢性的呼吸状态恶化，二氧化碳分压居高不下时，氧分压下降会促进呼吸。此时若进行吸氧治疗，人体会错误感知"氧气很充足了"，即便二氧化碳浓度还未下降，仍会抑制呼吸进而加重病情。二氧化碳麻醉的主要症状有意识不清，严重时会导致呼吸停止。

注意点 3　围绕日常生活进行医疗护理

进行医疗护理时不能仅关注障碍的病情，应考虑孩子的生活整体，以"提高生活质量"为目的进行治疗。

例如，若孩子的血氧饱和度较低（SpO_2 低于 90%），以避免二氧化碳麻醉、减少在学校或机构中的生活限制为目的的话，可以允许低氧状态。

另外，在进行气管切开、人工呼吸这类有创治疗时，患者和家长肯定会因为影响生活而犹豫不决。但是在气管切开后，患者的呼吸可以更加轻松，紧张也可以得到缓解，从而提高生活质量。

呼吸障碍的原因多种多样（图2）。寻找解决的方法并逐个应对。

重度残障儿童的呼吸障碍如下表所示，共分为6种（表1），可能会同时患有多种类型的呼吸障碍，需要逐个应对。

图 2 ● 呼吸障碍的种类与部位

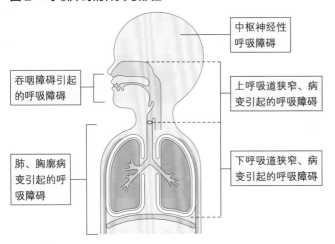

中枢神经性呼吸障碍

吞咽障碍引起的呼吸障碍

上呼吸道狭窄、病变引起的呼吸障碍

下呼吸道狭窄、病变引起的呼吸障碍

肺、胸廓病变引起的呼吸障碍

表 1 ● 重度残障儿童的呼吸障碍

类型		障碍的状态
I	吞咽障碍造成的呼吸障碍	● 自幼儿期开始出现，在入学期加重。 ● 经管营养，根据病情可能需要进行喉气管切除术。
II	上呼吸道（咽部、喉部）狭窄、病变引起的呼吸障碍	● 舌根下坠与后撤，在学龄期后半开始增多，鼻咽气道手术可以起到治疗效果。 ● 大多无须进行气管切开。
III	下呼吸道狭窄、病变引起的呼吸障碍	● 气管软化症、支气管狭窄等。
IV	肺、胸廓病变引起的呼吸障碍	● 肺不张、肺下部病变、躯干变形、腰椎间盘突出、排痰障碍等。
V	肌源性呼吸障碍	● 先天性肌病、继发性呼吸肌挛缩等。
VI	中枢神经性呼吸障碍	● 呼吸中枢的病变、脊髓病变、癫痫。

各类呼吸障碍的治疗指导案例

①类型 I：吞咽障碍造成的呼吸障碍

障碍		治疗方法
● 误吸唾液、食块进入气管 ● 咳嗽反射功能低下（误吸后无法咳出） ● 咳嗽力度下降（不足以咳出误吸物） ● 气管上皮通过纤毛运动进行自洁的能力低下（反复误吸造成气管黏膜损伤） ● 胃食管反流使误吸加重	防止经口进食时产生误吸	● 重新规划进食时的姿势、食物形态和用餐时辅助的方法，提高进食时的觉醒程度。 ● 采用经管营养。
	进行管理，防止误吸唾液	● 采取侧卧位或俯卧位、提高觉醒程度、持续进行口腔吸引、口腔护理（减少口腔内细菌的同时引发咳反射）。 ● 采取不容易引起反流的姿势。
	治疗胃食管反流	● 加长经管营养的注入时间。使用半固体的营养剂。 ● 口服药物治疗。 ● Nissen 氏胃底折叠术。
	营养管理	● 摄入充足的能量和水分有助于改善吞咽功能和提高去除气管内异物的能力。
	采用经管营养	● 可以减少吞咽障碍造成的误吸，并确保营养摄入。
	通过喉气管切除术保障气道通畅	● 将气管与食管分离，从根本上解决问题。

②类型Ⅱ、Ⅲ：上、下呼吸道狭窄、病变造成的呼吸障碍

障碍		治疗方法
【上呼吸道狭窄、闭塞】 ●口腔、鼻腔构造问题（下颚过小、舌头过大等） ●咽部构造问题（腺样体肥大、腭扁桃体肥大、咽喉部肿瘤等）	确保上呼吸道通畅	●进行体位调整避免舌根堵塞气道。 ●使用鼻咽导气管。 ●使用无创正压通气（NPPV）、持续气道正压通气（CPAP）。 ●气管切开术、喉气管切除术（可以进行气管吸引，对排痰也有很好的效果）。 ●腺样体切除、扁桃体摘除。
●喉软化症（喉软骨发育不良，质地柔软，无法维持喉头构造）	确保下呼吸道通畅	●气管软化症患者使用呼吸机，用正压维持管腔。 ●气管切开术、喉气管切除术。 ●治疗气管内肉芽肿。
【下呼吸道狭窄、闭塞】 ●气管软化症（气管软骨脆弱，无法维持管腔） ●气管内肉芽肿 ●哮喘病（气管黏膜水肿、分泌物增加、气管平滑肌痉缩导致末梢气管狭窄） ●痰或异物堵塞气管	排痰	●呼吸康复训练、日常姿势管理（俯卧位等）下进行排痰。 ●服用口服药（化痰剂等）或使用雾化器。 ●增加水分摄入量来降低痰的黏稠度。 ●使用辅助排痰的装置。 ●气管切开术、喉气管切除术。
	治疗哮喘	●发作时的治疗：吸入支气管扩张剂、口服或静脉注射类固醇类药物等。 ●预防治疗：服用白三烯受体拮抗剂、吸入类固醇类药物等。

③类型Ⅳ、Ⅴ：肺、胸廓病变造成的呼吸障碍、肌源性呼吸障碍

障碍		治疗方法
肺实质病变造成的障碍	●先天性肺发育畸形所造成（肺发育不良、肺隔离症等） ●慢性肺疾病 ●感染（肺炎、支气管炎） ●肺不张	●呼吸康复训练，日常姿势管理十分重要。 ●对疾病、感染进行适当治疗。使用抗生素治疗肺炎等。 ●避免发生感染（使用排痰辅助装置、营养管理、接种疫苗、姿势管理、根据病情使用呼吸机等）。 ●吸氧、使用人工呼吸机。
胸廓病变造成的障碍	●脊柱侧弯、胸廓变形 ●胸廓内病变（胸腔积液、膈疝等肺压缩或扩张障碍）	●呼吸康复训练、日常姿势管理。 ●药剂、肉毒杆菌治疗等控制痉挛。 ●去除胸腔积液（服用利尿剂、改善营养状态、紧急时可以穿刺引流）。 ●外科治疗：膈肌修复术、对重度脊柱侧弯可以进行脊柱固定术等。 ●吸氧、使用人工呼吸机。
肌源性呼吸障碍	●先天性肌病影响呼吸（先天性肌病、肌营养不良等） ●麻痹导致继发性呼吸肌痉缩	●呼吸康复训练、日常姿势管理。 ●吸氧、使用人工呼吸机。

④类型Ⅵ：中枢神经性呼吸障碍

障碍		治疗方法
●呼吸中枢障碍（脑发育异常、围产期疾病或事故导致缺血性脑病等） ●阻碍呼吸运动的病症（瘫痪造成的痉挛、癫痫等） ●脊髓损伤（外伤性脊髓损伤、脊髓性肌萎缩等）	呼吸运动辅助（换气）	●使用人工呼吸机（氧化不充分时进行输氧）。
	使用抗痉挛药物	●口服药、肉毒杆菌治疗（肌肉注射）、巴氯芬脊髓注射疗法等。
	使用药物控制癫痫	●改善血药浓度。 ●更换药物。
	康复训练	●恰当的体位管理、通过放松减轻痉挛与压力（也可减轻癫痫发作）。

呼吸管理的目的

呼吸管理是为了防止出现呼吸无法维持生命的状况，即呼吸衰竭而进行的。对气道通畅、血氧饱和度、换气这三点进行评定及护理。

保障气道通畅

保障气道通畅是最重要的一点，其次是处理气管内分泌物。前者可通过例如上抬下颚等姿势管理或使用鼻咽导气管（图3）等，保障上气道通畅。后者可以通过呼吸康复训练或体位排痰法进行排痰，或服用利于排痰的口服药、使用雾化器、调整呼吸机的加湿功能、调整呼吸机的设置、使用机械装置辅助排痰等方式解决。若未进行气管切开，则可能会导致气道不通畅且气管内分泌物难以清除。

无法保障气道通畅时，在紧急情况下需要进行气管插管，慢性疾病需要进行气管切开。选择尺寸合适的套管，采取容易呼吸的体位进行体位管理，并进行排痰。

图3●鼻咽导气管

导气管自鼻腔插入咽部，顶开舌根以保证咽部的气道通畅。

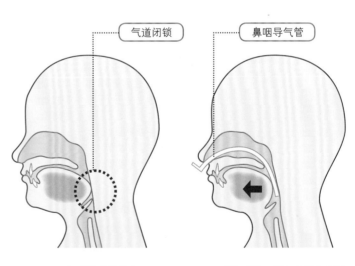

气道被舌根堵塞　　　　　顶起舌根，增加咽腔的空间

提高血氧饱和度

可以通过提高吸入氧气浓度和增加平均气道内压力改善提高血氧状况。

需要注意吸入高浓度氧气时可能因肺泡内的氧气被快速吸收，引起肺泡闭合形成肺不张。而慢性低氧血症患者氧气水平较低的状态下会持续刺激呼吸中枢维持换气，在这种状态下突然提高血氧饱和度会抑制患者的换气，引发高碳酸血症并进一步抑制患者的呼吸，因此需要特别注意。

可以通过人工呼吸机增加平均气道内压，经常用于增加呼气末正压（Positive End Expiratory Pressure，PEEP）。

换气

以动脉血二氧化碳分压（$PaCO_2$）为标准。因为 CO_2 的扩散速度比 O_2 快约 20 倍，对患有肺实质病变，O_2 摄入不足处于低氧状态的患者来说，若换气充足，也可以充分排出扩散速度较快的 CO_2。

以较容易测量的呼气末 CO_2 分压（$EtCO_2$）或经皮 CO_2 分压（$PtcCO_2$）为参考，数值较高时需要改善换气状况，改善气道间隙或通过人工呼吸辅助换气。

呼气末正压（PEEP）

气道内压最低，在呼气结束时保持的压力。健康成人会因声门形成 3 ~ 4cmH₂O 左右的生理性 PEEP。气管切开后无法保持 PEEP，需要通呼吸机代偿生理性 PEEP。通过治疗使 PEEP 升高后可以预防肺泡闭合并提高血氧饱和度。

小贴士

呼吸衰竭

动脉血氧分压（动脉血中含有的氧气，PaO_2）低于 60mmHg 时可视为呼吸衰竭。

肺实质病变时多表现为低氧血症，这种情况称为 1 型呼吸衰竭，治疗方法以吸氧为主。另外，在低氧血症的同时还出现二氧化碳潴留的情况称为 2 型呼吸衰竭。此时因肺泡换气量不足导致不能有效地进行气体交换，治疗方法以辅助换气为主。

临床上 1 型与 2 型混合的情况较多，在吸氧与使用人工呼吸机时需要多加留意症状的本质进行治疗。

通过血氧仪可以简单地测量出动脉血氧饱和度（SpO_2），SpO_2 与动脉血氧分压（PaO_2）相关（表2），SpO_2 90% ≈ PaO_2 60mmHg。

表 2 ●动脉血氧分压（PaO_2）与动脉血氧饱和度（SpO_2）的关系

PaO_2［mmHg］	10	20	30	40	50	55	60	70	80	90	100
SpO_2（SaO_2）［%］	13	35	57	75	85	88	90	93	95	97	98

●健康成人的 PaO_2 应在 80mmHg 以上，此时 SpO_2 约时为 95%。
●当 PaO_2 小于 60mmHg 时视为呼吸衰竭，SpO_2 约为 90%。

静脉血的二氧化碳分压比动脉血高，也可用公式 $PaCO_2$= 中心静脉的二氧化碳分压 –6mmHg 计算得出 [1]。另外，可使用经皮测量毛细血管 CO_2 含量的器械与测量呼气末 CO_2 分压的器械实现无创测量。

气管切开

单纯气管切开与喉气管切除术

单纯气管切开是在气管处开孔保障气道通畅的方法。适应证有：①喉阻塞、狭窄，②下呼吸道分泌物潴留，③呼吸衰竭（需进行人工呼吸）。为了解决以上问题需要进行气管切开，但是在气管切开后会有发声困难、痰量增加、气管内或穿孔部位形成肉芽肿、无法憋气、可能导致便秘等缺点。

另外，仅实施气管切开与使用加盖的套管无法完全避免误吸。为防止误吸，需要考虑进行将食道与气管完全分离的喉气管切除术或全喉摘除术（图4，主要用于治疗恶性肿瘤，会丧失发声功能）。

图4 ●气管切开、喉气管切除术

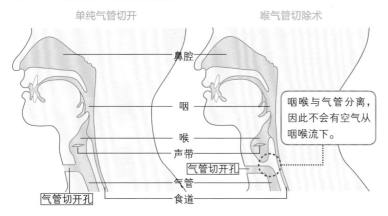

单纯气管切开　　　　喉气管切除术

鼻腔

咽

喉
声带

气管切开孔

气管
食道

气管切开孔

咽喉与气管分离，因此不会有空气从咽喉流下。

关于套管盖

套管盖一般有20cmH$_2$O左右的盖压并鼓起。人工呼吸时需稍微降低。

一次性管芯

硅胶制的套管较软，若不使用管芯可能会难以插入。为了使套管更容易插入，在导管中加入管芯以保持整体形态。将带有管芯的外管插入气管，在切口处去除管芯放入内管。

套管的种类

①有无盖子

套管分有盖和无盖两种。使用人工呼吸机时需要加压，进行呼吸管理时需要加盖以减少气压泄漏。

使用盖子的导管无法完全防止唾液等分泌物流入，但可以用带有侧管的套管吸引管中的分泌物。

②构造、尺寸

根据需求选择内径的大小、插入导管的长短、导管的角度与材质。另外，需要根据患者颈部的形状和开孔的位置选择合适的固定翼（凸缘或固定板），固定翼有直线型和V字型，也可按固定型和可随套管旋转型分类。

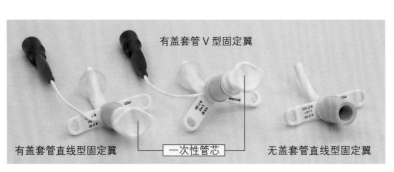

有盖套管V型固定翼

有盖套管直线型固定翼　　一次性管芯　　无盖套管直线型固定翼

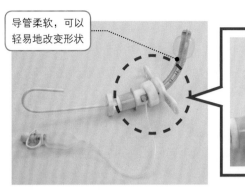
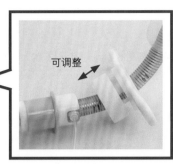

导管柔软，可以
轻易地改变形状

可调整

③特殊套管

因气管变形而无法插入普通套管，或因气管软化症和气管内肉芽肿，需要将套管插入气管分支部位保持内腔通畅时，可以使用管道较软、可改变长度的套管。

也有用于单纯气管切开，在气管切开脱管前的康复训练中使用的发声套管。由阀门和套管组成，通过气管切开的瘘孔部吸气，呼气不通过瘘孔，而是经由声带来实现发声（图5）。

另外，也有仅使用瘘孔、无体外部分的套管，以及为了扩张气管狭窄部使用的套管，等等。需要经过练习后进行插入。

图5 ●发声套管

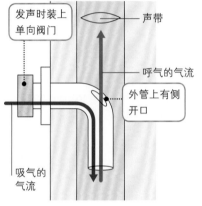

发声时装上
单向阀门

声带

呼气的气流

外管上有侧
开口

吸气的
气流

作为普通套管使用时，需要打开单向阀门并插入内管。插入内管后侧孔被堵住，可以像普通套管一样使用。

气管吸引时的注意事项

孩子在耳鼻喉科进行定期检查时，通过内窥镜测量气管切开部至以下3个部位的距离（图6）。

①至套管前端的距离（可参照包装盒上的说明）。

②至气管分支部位的距离。

③至肉芽肿或气管变形部位的距离。

气管插管内的吸引比较安全，但是仅靠气管插管内吸引无法完全改善呼吸状态。在气管内放置吸引导管时需要注意②和③的位置，防止软管前端碰到肉芽肿或气管分支部。以20kPa（150mmHg）左右压强进行吸引。

图6 ●测量距离
吸引管碰触气管后壁或气管分支部位会导致出血或形成肉芽肿。

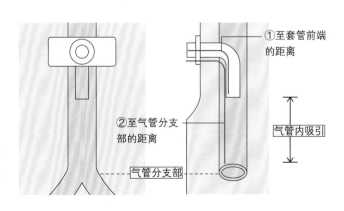

①至套管前端
的距离

②至气管分支
部的距离

气管内吸引

气管分支部

气管切开的主要并发症

气管切开的主要并发症有：因套管拔除、脱出或痰造成气道闭塞，气管内或切开部周围的肉芽肿（图7）以及气管无名动脉瘘。应对方法总结至表3。下方也记载了对如何应对气管无名动脉瘘。

表3 ●并发症及其对策

脱出或闭塞时的对策	●以在家中脱出或闭塞为背景，让患者家长学习如何更换套管等操作。 ●穿孔变小难以插入时，可以使用更小的套管，使用有盖套管时也需要准备无盖套管。
皮肤问题的对策	●调整固定的位置和松紧度。 ●注意皮肤的清洁和保养。 ●出现红斑或糜烂时可使用类固醇软膏进行消炎，真菌或细菌感染时需选择适当的抗生素或抗真菌软膏。
切开部周围肉芽肿的对策	●选用合适的套管。 ●将套管沿着气管以恰当的方向、位置和松紧度固定。 ●保持切开部清洁。 ●若已经出现肉芽肿，一般可以通过Y型纱布进行减压、清洁，使用类固醇软膏进行处理，较重时需要进行外科处理。
气管内肉芽肿的对策	●调整套管的尺寸和位置（通过内窥镜定期检查）。 ●若因气管吸引产生肉芽肿，需要注意插入长度和吸引强度，其详细应对方法在第103页记载。 ●已经产生肉芽肿时，需要让套管和吸引管前端避开肉芽肿（调整位置、减小套管的尺寸、严格管理吸引管长度、减小吸引强度等）。 ●可以在套管前端涂抹类固醇软膏后插入，或吸入类固醇药物使肉芽肿缩小。 ●肉芽肿过大至影响呼吸时，也可以将套管插入更深处保障呼吸。

■气管无名动脉瘘管

无名动脉出血可能致死（图8）。预防、观察的方法与气管内肉芽肿相同，当出现出血性分泌物、气管内窥镜观察到气管内有搏动时应认定有较高的发病风险，需要通过内窥镜或CT进一步检查。

可以通过调整气管套管的尺寸和位置进行保守性应对（图9）。若出血风险较高则需要考虑头臂动脉节断性切除或修补、结扎等方法治疗。

图7 ●肉芽肿好发部位

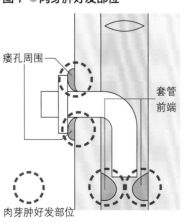

瘘孔周围
套管前端
肉芽肿好发部位

图8 ●套管前端摩擦无名动脉干，穿透会导致出血

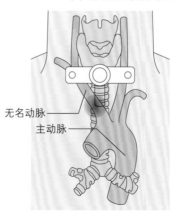

无名动脉
主动脉

套管前端损伤气管无名动脉导致出血

**图9●改变固定方法调整
套管前端位置**

胸壁侧出现产生肉芽肿时
可向下拉套管外侧以调整套管
前端的位置。

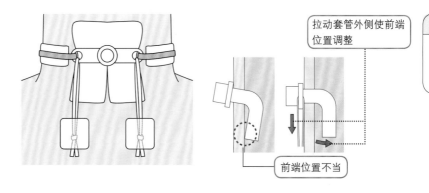

拉动套管外侧使前端
位置调整

前端位置不当

人工呼吸

在换气不充分时需要使用人工呼吸机。患有喉软化症和气管软化
症的儿童还可以通过人工呼吸机持续施加正压以确保气道通畅。

人工呼吸可分为"气管切开正压通气（Tracheostomy Positive
Pressure Ventilation，TPPV）"与"无创正压通气（Noninvasive Positive
Pressure Ventilation，NPPV）"两种（表4）。

表4●两种人工呼吸方法

方法		优点	缺点
TPPV	实施气管切开术（喉气管切除术）保障气道通畅。与套管相连。	●可以保障气道通畅，可以进行人工呼吸管理。 ●因此比NPPV更具稳定性和安全性。	●以进行气管切开术为前提，有出现并发症的风险（气管内出血、产生肉芽肿、痰分泌增加、难以发声等）。
NPPV	不进行气管切开，使用口鼻氧气罩、氧气面罩、鼻罩等器具覆盖口鼻进行人工呼吸。	●无需气管切开，患者可以发声。 ●方便佩戴。	●对口鼻施加正压，无法确实保障气道通畅，无法有效进行呼吸管理。 ●面罩需要贴合面部。可能因消瘦或面部变形导致漏气。 ●面罩可能会产生压疮。

**照片●可同时提供TPPV
和NPPV两种方
式的人工呼吸机
（Trilogy®）**

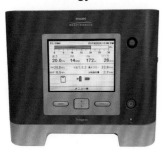

无自主呼吸或自主呼吸微弱时必须使用人工呼吸机，对需要通过
气管切开保障气道通畅的患者来说TPPV是最好的选择。

对无需气管切开就可以确保气道通畅，或有自主呼吸不用一直佩
戴呼吸机的患者应使用NPPV。

现在的家用人工呼吸机可以同时提供TPPV和NPPV两种方式。

人工呼吸机的加湿

呼吸道分泌物管理是人工呼吸疗法中极为关键的一点，因此需要为气道加湿。

加温器需要进行仔细地调整。经常被误解的一点是"呼吸机管道中出现水滴的话加湿就足够了"，此时可能因为体内的水分凝结，导致吸入的气体并没有充分加湿。需要注意不要让空调的冷风直吹、使用可以加热的呼吸机或包裹管道以保持温度，保证加湿效率。

不仅要在呼吸机上下功夫，还需要使用大小合适的气管切开套管或使用加盖套管减少气体流失，保证湿度。

居家使用人工呼吸机时的注意事项

● 在家中使用人工呼吸机可以让孩子在家中也能保持稳定的呼吸，但是在家中放置医疗设备时需要考虑家庭成员在护理与精神上的负担，在家中无法像在医院里那样轮班护理，需要以此为前提进行各方面考量。

● 家中使用的呼吸机和医院中使用的会有所不同。在转移至居家医疗、改为家用呼吸机后时，需要重新进行呼吸评定并设定呼吸机参数。另外家用呼吸机的种类不同，设定也会有所不同。

● 设置呼吸机参数时不应只看 SpO_2 和血氧值，还需要观察孩子呼吸时的状态（胸廓起伏、有自主呼吸时呼吸机的辅助换气和本人的呼吸频率是否一致），需要从疾病特点与治疗目的以及在家生活方式等多方面进行考虑。

● 由于家中和医院环境不同，需要根据家中的温度、湿度对呼吸机与湿度进行调整，还需要根据季节变化、患者的成长和病情变化再进行调整。

● 虽然与换气方法没有直接关系，但居家管理中设置警报是十分重要的。在出现问题时需要正确的报警，并避免错误的警报。

姿势管理

呼吸管理中的姿势管理对重度身心残障孩子的呼吸运动和排痰是十分重要的（照片）。

长期卧床容易导致肺炎或肺不张。另外也需要考虑胃食管反流、误吸、脊柱侧弯、身体紧张与褥疮等症的应对方法，进行姿势管理。

注意变换姿势，在放松的姿势下也更容易呼吸。

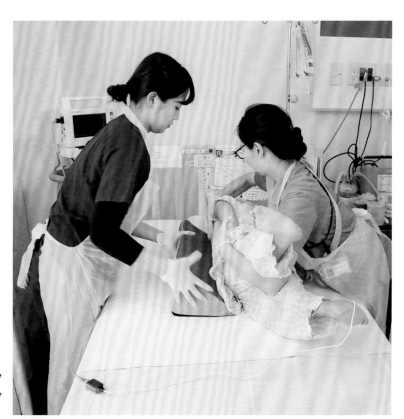

照片●姿势的改变

更换姿势可以让呼吸更轻松，也有助于排痰（参照体位排痰法，第 117 页 ）。

[注释]

[1] 落合亮一，宫坂勝一（1984）[静脈血血液ガス分析の再評価]《ICU と CCU》8（2）：87-90.

[参考文献]

●岡田喜篤監修，小西徹，井合瑞江，石井光子，小沢浩編（2015）《新版　重症心身障害児療育マニュアル》医歯薬出版

●小川勝彦監修，児玉和夫著（2014）《重症心身障害児・者　医療ハンドブック》三学出版

●北住映二編（2016）[特集呼吸 2：気管切開、酸素療法など]《はげみ》370（10/11）

●前田浩利等（2016）[特集　小児在宅医療のエッセンス：必要な知識・技術から緩和ケアまで]《小児科診療》79（2）

●日本リハビリテーション学会監修（2014）《脳性麻痺リハビリテーションガイドライン　第 2 版》金原出版

2 呼吸物理治疗

稳定的呼吸可以带来安稳的日常活动和生活节奏，也是生长发育中重要的一环。早产儿需要先让尚未成熟的肺泡发育起来，肺泡能吸满空气，从快而浅的呼吸逐渐变为慢而深的呼吸。

新生儿呼吸的特征

新生儿以膈肌为主要呼吸肌进行腹式呼吸。腹式呼吸时，吸气膈肌收缩，腹腔内容物下降，向垂直方向增大肺容量。成人的肋骨相对脊柱呈一定角度，每次呼吸时肋骨上下大幅度活动以获取较大的换气量。新生儿的肋骨相对脊柱呈水平状态，每次呼吸时肋上下活动较小，只能获取较少的换气量。因此会加快呼吸频率以保证换气量，但呼吸所消耗的能量增多。

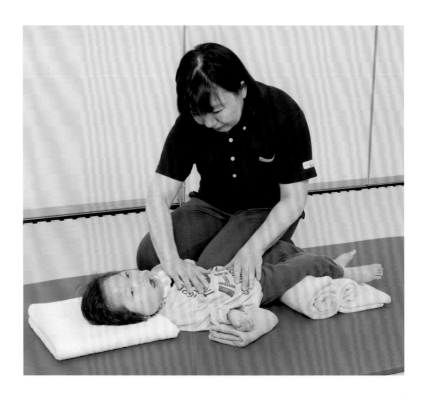

膈肌由多种收缩速度与疲劳难易度不同的肌纤维组成。早产儿的膈肌中不易疲劳的肌纤维占比较少，因此呼吸肌容易疲劳，也更容易出现呼吸衰竭。

另外，新生儿肺泡的换气面积相对较小，胸廓更柔软，肋间肌与呼吸肌的力量较弱。因此，若由于某些原因每次换气量减少时，就会加快呼吸频率以补足换气量，形成快而浅的呼吸。

特别是早产儿，由于他们的肺泡面积更小，呼吸肌更容易疲劳，也更容易陷入呼吸衰竭。鼻腔到支气管的气道空间狭小，上呼吸道紧张度与全身的肌张力均较低，更容易因气管堵塞出现肺不张。

稳定的呼吸与维持健康、获取体力以保持家庭和睦的日常生活紧密相关，对构筑生活规律和生长发育都是不可或缺的一部分（图 1）。能够维持稳定的呼吸才能获得稳定的日常活动，若呼吸不稳定，则会给孩子带来各种各样的负面影响（表 1）。

图 1 ● 呼吸稳定与日常活动的关系

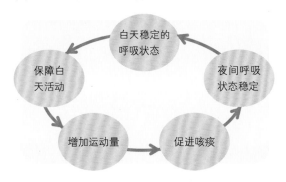

表 1 ● 呼吸不稳定给孩子带来的影响

状态	影响
痰与分泌物的咳出不充分。	容易从感冒发展至支气管炎和肺炎，症状容易加重并长期化。
不规则且快速的呼吸会消耗过多能量。	稍许外界变化都会让身体不适，导致适应能力下降，发育的生理基础变弱。
睡眠变浅，白天无精打采。	对环境变化和其他人的反应降低，难以快乐地进行日常活动。

知识拓展

睡眠与学习

关于睡眠的功能与机制的研究越来越深入。有研究指出睡眠并不仅是休息，也有巩固记忆和调整脑部状态以适应每日活动的功能。

通常新生儿每天需要 16 ～ 18 小时的睡眠。

发育至 4 个月左右会出现昼夜节律。

3 ～ 5 岁每日的平均睡眠时间为 10 ～ 12 小时。

为了能够获得良好的睡眠，白天需要进行充分的活动。

呼吸功能的发育是孩子健康成长的基础，因此需要让重度残障儿童的呼吸保持稳定。对实施气管切开的孩子和使用呼吸机的孩子来说，目的都是相同的，避免发烧、肺炎，出现问题时应及时治疗。为此需要观察孩子日常的呼吸状态（表2）。

表2 ●日常呼吸状态的观察要点

呼吸频率	次 / 分		
心率	次 / 分		
呼吸的状态	努力呼吸［下颚呼吸·肩呼吸·胸骨上窝凹陷·肋间隙凹陷·跷板呼吸（seesaw breathing）·呼吸时腹肌的收缩］、浅快呼吸、有无呼吸延长、频率、程度		
喘鸣音	吸气相·呼气相·呼气声·鸣鸣声·其他（　　　　　）		
听诊	听呼吸声（呼吸音，取较差的部位）		
触诊	肋骨活动好的部位　　　　　　　　　　　　　　差的部位		
	吸气时腹部膨胀（充分·不充分·不足）		
血氧饱和度	好的姿势时（　%　~　　%）　　　　　　差的姿势时（　%　~　　%）		
分泌物	量	色	性状
常见过度紧张的原因			
监控方法	观察·经皮血氧饱和度监控（SpO2 监控）·其他（　　　　　）		

出处：江草康彦监修（2004）《重症心身障碍儿マニュアル　第2版》医齿薬出版、p71. 为基础制作。

①鼻翼呼吸：吸气时鼻孔张开大量吸气的状态。

②肩呼吸：吸气时肩上抬，看起来像在"用肩膀呼吸"的状态。

③吸气性呼吸困难呼吸：胸骨上窝、锁骨上窝和肋间隙等处出现凹陷的状态。

　　吸气性呼吸困难是空气没有进入肺部的征兆。通常是因分泌物等造成的上呼吸道堵塞，空气无法进入肺泡的状态。低体重儿因其胸廓柔软，在没有呼吸障碍时也会出现轻度的吸气性呼吸困难。

④逆式呼吸：吸气性呼吸困难加重后胸骨（胸部中央的骨头）会下沉。吸气时上胸部整体下沉、腹部整体隆起。

⑤喘鸣：空气通过狭窄的上呼吸道时摩擦所发出的声音。可以通过声音判断通过障碍的种类、出现问题的部位与病情（表3）。

表3 ●喘鸣的声音与原因

支气管哮喘	由于支气管狭窄而非上呼吸道狭窄，呼气时会产生"huihai"的哮鸣音。
痰或唾液在气道内堆积	呼气时会产生"喉喽喉喽"的哮鸣音。
上呼吸道狭窄	呼气时会产生"咕咕、嘎嘎"的哮鸣音。
鼻、咽喉狭窄	呼气时会产生鼾声样的哮鸣音。
喉部构间切开处吸气困难	呼气时会产生"咕咕"样的哮鸣音。

能够轻松呼吸的关键点

为了能够轻松呼吸，首先需要保证呼吸道畅通。无论紧张与否，下颚后坠与舌根后坠都会让呼吸道狭窄，所以需要获得稳定的姿势。姿势稳定后胸廓可以更充分地进行呼吸运动，呼吸也就会更加轻松。

其次需要进行排痰等。护理时，可以通过"良肢位"辅助进行。

良肢位

良肢位的每个姿势都有各自的特点，需要根据孩子的实际情况进行选择（表 4）。

表 4 ●各个姿势的优点与注意事项

体位	优点	注意事项
仰卧位	●支撑面较大，姿势稳定。 ●便于观察	●受重力影响容易引发舌根下坠和下颌后撤，无法正常吞咽口腔内留存的唾液而容易造成误吸。 ●仰卧位姿势容易增高躯干伸展方向的肌张力（姿势张力）。反张较强的手足徐动型孩子容易因颈部过度紧张造成呼吸道狭窄。
侧卧位	●容易排出口腔内的唾液，可以改善下颌后撤与舌根下坠。 ●分为半侧卧位与侧卧位两种。 ●俯卧位困难时侧卧位也可以获得同样的换气效果。 ●限制胸廓的横向活动。	●支撑面狭窄，姿势不稳定。因紧张增加身体容易扭曲，维持姿势时需要多加注意。
俯卧位	●背部减压通气，通过重力更容易排出背部潴留的水分等，此体位多可以改善呼吸。 ●可以改善下颌后撤与舌根下坠。 ●唾液容易流出。	●不利于观察，需要监控 SpO_2，在移乘时也需要格外注意。
坐位	●受重力影响膈肌下降，增加换气量。	●需要注意以下三点，保持姿势。 ①头部姿势稳定，呼吸道通畅。 ②躯干保持伸展位，腹部不会受压。 ③脊柱在重力或紧张的影响下不会侧屈。

出处：铃木康之，舟桥满寿子监修（2017）《写真でわかる　重症心身障碍児（者）のケア　アドバイス》インターメディカ，p61 为基础制作。

检查力线

力线

指骨骼的轴及位置关系。

为了保障空气能够顺畅流入并检查胸廓是否扩张，需要通过力线来观察孩子的身体是否呈歪曲、旋转、蜷缩或扭曲等状态。主要观察"肩峰""剑突"与"髂前上棘"这几个点，可以更容易观察到力线（图2）。

图2 ●容易观察力线的各部位

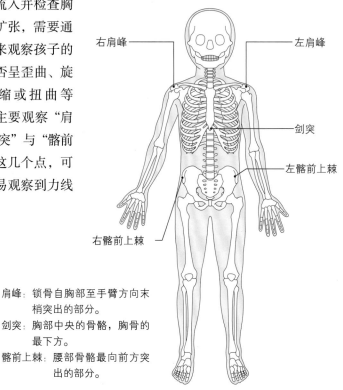

右肩峰　　左肩峰

剑突

左髂前上棘

右髂前上棘

肩峰：锁骨自胸部至手臂方向末梢突出的部分。

剑突：胸部中央的骨骼，胸骨的最下方。

髂前上棘：腰部骨骼最向前方突出的部分。

仰卧位的良肢位

确认点

☐枕头应放在让颈部不向前、后倾，且胸部展开、能够吸入大量空气的位置。

☐支撑前臂的重量，不强行对肘部施加力。强行对肘加力可能会因手部的重量导致肘关节脱位。肘关节脱位很容易忽视，除了会造成肘部伸展受限之外，还会因相关肌肉的影响限制头部、肩部以及胸廓的活动。

☐髋关节呈屈曲位。髋关节在伸展位下，腰椎被向下方牵拉，容易引起腰椎前倾，使胸部的活动更加困难。

☐髋关节屈曲位下过度外展、外旋时，容易造成髋关节前方脱位，因此需要让双膝并拢。髋关节前方脱位会使关节无法屈曲，难以保持坐位姿势，因此需要多加注意。

低肌张力的孩子

因髋关节外展、外旋过度展开，下肢的重量可能会导致其髋关节前方脱位。在孩子膝关节下放上毛巾卷或软垫可以保持其股骨头和髋臼稳定，并使被牵拉变长的腹肌容易收缩起来，增加呼吸的深度。

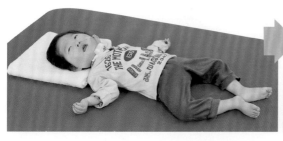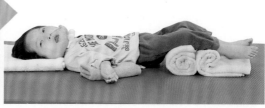

痉挛型的孩子

由于肌张力较高，可以在其膝关节下放置垫子，增加支撑面的同时缓解紧张。

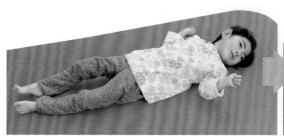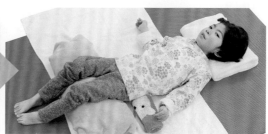

知识拓展

如何更换尿布

每天更衣与换尿布时需要防止髋关节前脱位。

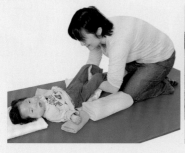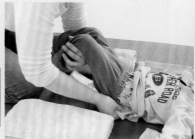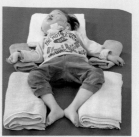

更换尿布时需并拢孩子的双膝，并屈曲髋关节。可以在其双膝侧方放上垫子抬高膝部。

侧卧位的良肢位

确认点

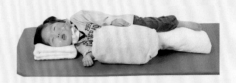

- ☐ 在孩子躯干前后放上毛巾卷，对抗重力支撑孩子的身体。
- ☐ 枕头的高度应让孩子头部正中处于脊柱延长线的位置。
- ☐ 在孩子两腿之间放上垫子，保持姿势稳定。位于上方的下肢稍向前，不要压在下方下肢上。
- ☐ 将孩子上方的上肢放在垫子上，支撑其重量。

对低肌张力并实施气管切开的孩子（仰卧位→侧卧位）

维持孩子躯干与头部力线不变，分多次完成仰卧至侧卧位。注意不要让其髋关节过度外旋。侧卧位也分为半侧卧位和侧卧位等，帮助孩子进行体位转换。

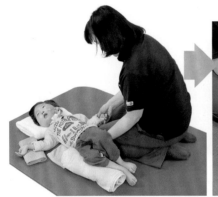

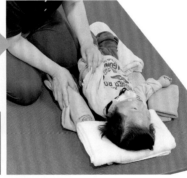

❶将孩子下肢旋转至向一侧，支撑骨盆。将其躯干与头部的力线维持在骨盆延长线上，边旋转孩子身体边提起他身下铺着的毛巾（蓝色），将毛巾卷挤在其背部。

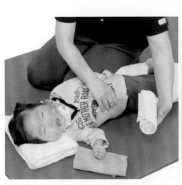

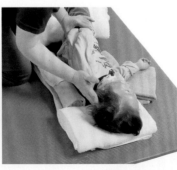

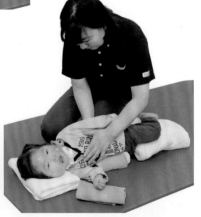

❷在孩子两腿之间放入垫子的同时让其骨盆旋转。提起他腰部下方毛巾（蓝色），将（黄色）毛巾卷挤在腰部，从前方进行支撑。

❸将孩子躯干与头部的力线维持在骨盆延长线上，向前方旋转其身体。

❹最后应确认孩子的胸廓是否能良好地活动。

对痉挛型的孩子

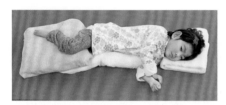

引导孩子躯干旋转的同时促进其核心肌群的收缩，可以缓解过度紧张、增加胸廓的活动性。在孩子翻身时进行以上练习，并纳入日常生活的一部分（痉挛型儿童仰卧位至侧卧位活动顺序请参照第 182 页）。

痉挛型儿童仰卧位至侧卧位活动顺序请参照第 182 页

2

呼吸物理治疗

俯卧位的良肢位

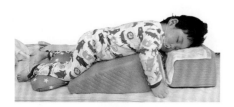

重点

● 一般来说俯卧位可以让呼吸更轻松，但是对胸廓扁平的孩子来说，这个姿势可能会使他们丧失胸廓的活动性。需要进行专业的评定是否适合采取俯卧位。

确认点

☐ 由于孩子俯卧位姿势难以观察情况，因此需要使用专业人士制作的体位保持垫。若使用毛巾或枕头时则需要格外注意。

☐ 孩子的手放在体侧能进行支撑的位置。由于孩子胸廓难以展开，需要注意不要让肩胛骨过度外展。

☐ 孩子髋关节轻度屈曲，因体位保持垫带有角度，起身时支撑其臀部让躯干更容易伸展。

坐位的良肢位

确认点

☐ 胸廓位于骨盆上方、头部位于胸廓上方的姿势更利于呼吸。

☐ 护理者支撑孩子躯干与头部维持抗重力姿势。若不进行支撑则容易导致孩子呼吸不畅，并加重躯干屈曲或伸展下的脊柱侧弯。

☐ 此姿势用于用餐与外出。因此需要逐步增加孩子保持坐位的时间，增强体力。

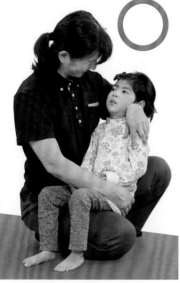

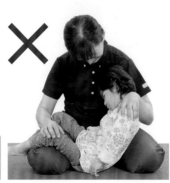

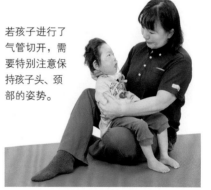

若孩子进行了气管切开，需要特别注意保持孩子头、颈部的姿势。

学习胸廓呼吸运动

在平时呼吸是下意识进行的，但也可以自主有意识地深吸气或憋气。呼吸运动不仅能让全身得到放松，还可以让核心肌群得到运动。

在呼吸时，将手轻放于胸部就可以感受到胸廓的运动。让孩子意识到这个动作，通过自发地活动胸廓促进呼吸并感觉身体活动，即"学习胸廓呼吸运动"。通过学习胸廓呼吸运动可以减少排痰所需的次数。

学习重点

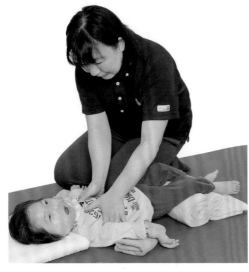

护理者手掌轻轻放于孩子的胸廓。孩子可以认识自己的胸廓是如何运动的。

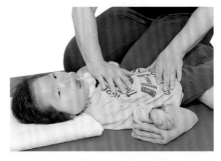

护理者一手轻放于孩子腹部防止孩子乱动，另一只手放于孩子胸廓进行上下方向的活动。

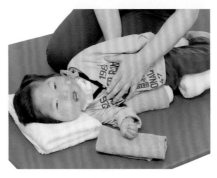

孩子两侧肩胛骨外展，形成支撑面，使胸廓更容易运动。

■提高胸廓运动的体操

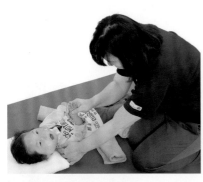

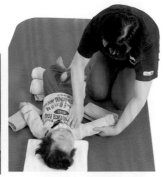

因为低肌张力孩子的胸廓扁平、关节松弛，护理者需要通过言语引导慢慢地让其活动躯干的肌肉。由于仰卧位下孩子肩胛骨因重力下沉、侧卧位下肩胛骨过于内收，需要让其肩关节内收、外展以诱发胸廓的活动性。

重点

● 肩部上耸或两侧肩胛骨过于内收会降低胸廓活动度。
● 将运动融入日常生活。

呼吸辅助手法与体位排痰法

呼吸辅助手法是指配合孩子的呼吸节奏与运动方向活动胸廓，改善换气的操作手法。

呼吸辅助手法与胸廓呼吸运动保持一致，在各姿势下都需要护理者轻柔地将手掌贴在孩子的胸廓上。治疗时一定不要压迫胸部，配合孩子呼吸的节奏与胸廓的运动方向活动孩子的胸廓，否则会导致空气难以进入肺部出现呼吸困难。用力压迫胸部进行排痰会使气管与支气管受压迫，十分危险。

若以排痰为目的进行辅助呼吸时，需配合体位排痰法（图3）。

图3 ●体位排痰法的应用

- 找出需要排痰的肺部区域（S1 ~ S10），根据部位采取相应的排痰体位。
- 孩子由于紧张、姿势不适应或耐力等问题无法采用标准体位时，可以采取"修正后的体位排痰法"。

注意！ 低肌张力、受重力影响导致胸廓扁平的重度残障儿童，半侧卧位支撑面狭窄，受重力影响左右肩胛骨互相靠近，使胸廓的活动性受限，因此排痰需要在5 ~ 15分钟内完成。

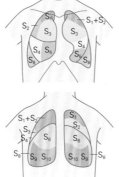

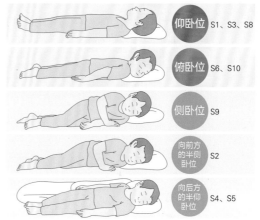

仰卧位 S1、S3、S8

俯卧位 S6、S10

侧卧位 S9

向前方的半侧卧位 S2

向后方的半仰卧位 S4、S5

重点　咳嗽时的注意事项

- 上呼吸道中的痰可以通过咳嗽排出。因此咳嗽与能否自主排痰息息相关，是非常重要的功能。
- 通过咳嗽排痰对每次换气量有要求。胸廓的活动性降低会导致每次换气量降低，难以有力地咳嗽。因此需要维持胸廓的活动性。
- 咳嗽时出现"全身紧张增加→上呼吸道闭塞、下呼吸道受限"等问题的重度残障儿童，不应强行咳嗽，可以通过促进胸廓运动将痰移动至可以吸痰的部位后，进行吸痰。
- 有些孩子强行咳嗽可能会加重病情，需要充分注意。

尽量避免使用轻叩法

轻叩法是屈曲掌指关节掌心呈中空状，轻轻拍打患者胸部或背部使分泌物容易从呼吸道黏膜上脱离的手法。但是轻叩后可能会导致好不容易上来的痰跌落回末梢。另外，轻叩法的刺激可能会导致孩子过度紧张，转为进行浅而快的呼吸阻碍排痰。成年重症患者可能存在骨质疏松，除本人胸廓运动以外的活动可能导致骨折。

3 机械排痰法

减轻紧张状态或挛缩，改善呼吸运动，通过排痰改善气体交换及预防肺不张，是呼吸物理治疗中不可或缺的一部分。

近年来，手法治疗配合咳嗽辅助器（MechanicalIn-Exsufflator，MI-E）与肺内冲击通气器（Intrapulmonary Percussive Ventilator，IPV）等机器进行机械排痰，对改善气管净化率与预防肺不张有着很好的效果，并且可以缩短住院时间。一般认为 MI-E 对中枢部位的排痰更有效，IPV 对末梢部位的排痰更有效。另外，也有体外负压换气法 (Biphasic Cuirass Ventilation，BCV) 与高频体外震动法（High Frequency Chest Wall Oscillation）等机械排痰法，这里以 MI-E 与 IPV 为主进行讲解。

咳嗽的机械辅助装置（MI-E）

MI-E 是通过机器施加正压与负压产生咳嗽，进行排痰的辅助机器，用于气管切开、非气管切开和胸廓变形的儿童。另外，可以用于中枢气管排痰，在食团误吸入气管时应急处理，也可进行深呼吸改善肺顺应性。

模拟实际的咳嗽机制，在吸气时施加正压（约 +10 ~ 40hPa），在呼气时快速施加负压（约 -10 ~ 40hPa），提高呼气速度。可以有效去除中枢气管（6 ~ 7 分支）中的分泌物。

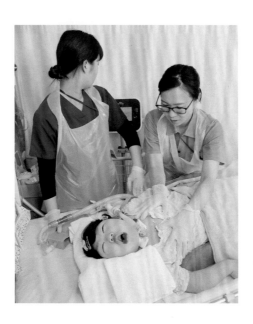

由两名看护者（护士与物理治疗师）使用 MI-E。

早期的 MI-E 机器是人工操作施加正压与负压配合患者呼吸节奏。新型的机器可以检测患者吸气与呼气，自动调整施加正压与负压的时机与时长，并且在施压时针对吸气和（或）呼气，通过气流细小震动增加排出分泌物的效果（照片）。设定十分简便，让居家医疗更加轻松。

根据需求可以与体位排痰法、呼吸治疗手法或其他手法一起使用，增加排痰效果。

未进行气管切开的儿童，若有自主意识、智力等级较高，可以使用面罩，通过练习逐步导入 MI-E 以取得更好的效果。此时需要调整孩子的姿势，保证进上呼吸道通畅，从而获得更好的效果。

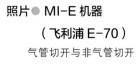

照片● MI-E 机器
（飞利浦 E-70）
气管切开与非气管切开的孩子都可以使用

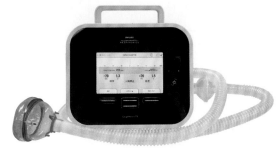

知识拓展

如何调整 MI-E 的设定

咳嗽时最大气流量（Cough Peak Flow，CPF，右图中机器显示为 Peak Cough Flow），对非气管插管成人患者，设为 270L/min 可有效咳出痰，小于 270L/min 时不足以咳出黏度与量较大的痰，小于 160L/min 时无效。

另外根据上田的文章[1]，通用于气管切开儿童的 CPF 应设为 60 ~ 120L/min，大致在 90L/min 以上可以排痰。

参考以上数据并根据孩子的病情与使用时的状态设置吸气时间、吸气压、呼气时间、呼气压、停止时间、吸气或呼气时是否施加震动等数值。

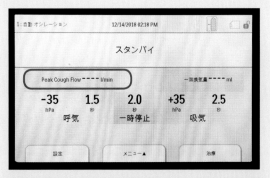

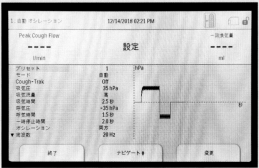

实施时的注意点

对肺部施加正压或急、快的负压会引发更加严重的问题，需要谨慎使用（表1）。

> **表1 ● 使用时需要注意的情况**
> ● 引起气胸（肺气肿等）。
> ● 气管软化症导致气管过于脆弱。
> ● 循环不稳定（胸腔内压急剧变化）。

患有气管软化症的婴幼儿因气管非常脆弱，使用 MI-E 时需格外注意。受负压影响导致气管切开部接触导管形成肉芽肿，使用 MI-E 时需要通过内窥镜确认操作的情况，之后也要时常观察气管内状态。

MI-E 有以下副作用（表2）。

> **表2 ● 使用时可能会出现的副作用**
> ● 气胸，空气流入胃中导致腹胀或呕吐（为防止误吸，尽量避免在饭后治疗）。
> ● 对循环系统产生影响（心律不齐、血压不稳定）。
> ● 连续使用可能会导致过度换气。
> ● 气管内滋生肉芽肿（气管切开儿童）。
> ● 肺不张导致呼吸状态恶化。
> ● 耳压增加导致疼痛。
> ● 咽喉疼痛。
>
> 等等

在孩子尚未习惯时需要考虑到憋气造成气管闭塞等问题，分阶段导入让孩子慢慢习惯。

仪器使用方法

❶ 孩子采取合适的姿势。坐位（包括在轮椅上）应保持 45° 后倾，让颈部与头部保持稳定。

长期卧床的孩子也可在床上进行，如果能够确保安全，为了提高排痰效果可以在侧卧位或俯卧位下进行。

▼

❷ 查看孩子气管与口腔，去除分泌物与食团。

▼

❸ 有自主呼吸或具备理解能力的孩子可以在使用 MI-E 之前先启动机器，将面罩放在孩子的胸廓或手上让孩子感知气流，并通过口头指示让孩子练习吸气与呼气的节奏。

气管内形成肉芽肿

气管切开时用的导管前端触碰到气管壁可能会产生肉芽肿。因此需要调整导管的固定方法（参考第105页），并调整机器设置（照片）防止肉芽肿的出现。

照片 ● 机器设置示例

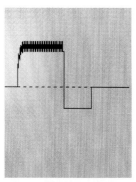

气管脆弱的孩子可以将呼气压力降低并不设震动。

增加排痰效果的姿势

若是以排痰为目标进行辅助呼吸，可以与体位排痰法一同使用（参考第125页）。

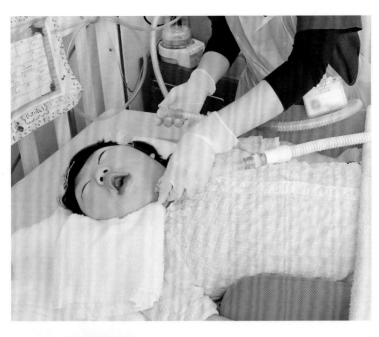

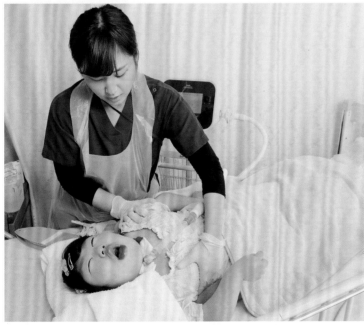

④ 将 MI-E 导管与气管切开部的导管相连（或将面罩固定在脸上），边发出口头指示，边配合孩子的吸气与呼气时机施加正压与负压。若无法与孩子交流，则需要实施者把握时机进行调整。

⑤ 初次使用时，先从吸气 +10hPa / 呼气 –10hPa 开始。若孩子仍无法接受，则可先在吸气时施加正压。以每次调整 5 ~ 10hPa 为一个阶段慢慢让孩子适应，逐渐调整吸气 / 呼气压力的设置，最终达到吸气 +30 ~ 40hPa、呼气 –30 ~ 40hPa。

吸气时长最初设定为 2 ~ 4 秒。以一次吸气 / 呼气为一个循环，开始为每次 3 个循环。根据孩子的呼吸状态与病情进行调整（参考第 119 页知识拓展）。

⑥ 过程中需要时刻观察有没有唾液积累，及时进行吸引。

▼

⑦ 每次实施最多 5 个循环。连续进行可能会因过度换气导致二氧化碳分压过低。
若未能将痰彻底排出，可休息 1 ~ 2 分钟后再度实施。

肺内冲击通气机（IPV）

肺内冲击通气机（IPV）是将空气（或氧气）雾化加湿后，以高频率间断性送出，施加强震动的气流团让痰流动至中枢气管的排痰机器（照片·图）。气管切开或非气管切开儿童均可使用。

排痰时，第一次以细小的气流震动（250～350周期/分），第二次与第三次为震动较大的气流（60～90周期/分），以此为一组并根据需要重复做几组。若以慢性期改善胸廓活动性或改善末梢气管换气为目的，需要重视安全性，以固定的设置定期实施。

照片●家用 IPV

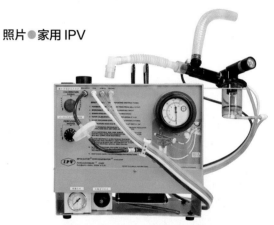

接入交流电源，抽入空气启动。医院中使用的 IPV 由气体源（氧气或空气）启动。

图● IPV 的原理

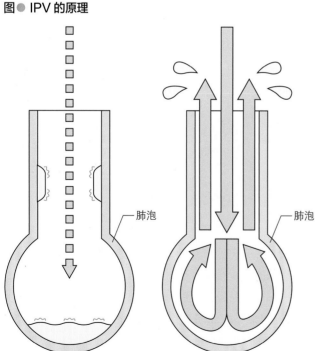

少量的气流震动痰使其流动。　　　大流量的强气流使肺泡内产生
　　　　　　　　　　　　　　　　向外的反流，将痰排出。

肺泡　　肺泡

　　IPV 的雾化功能可以更好地加湿末梢气管。在进行加湿时可以加入纯净水、生理盐水或支气管扩张剂。为了增强雾化效果，在雾化吸入时可以加入 1/3 ~ 1/2 药量的药物。

　　适当使用 IPV，中枢气管至肺泡水平会有很好的净化效果，也有使痰从末梢气管移动至中枢气管的效果。

　　另外，有研究认为 MI–E 对中枢气管、支气管的排痰效果更好。需要根据患者的病情选择适当的机器。

使用时的副作用、注意点

　　IPV 造成的压迫损伤较少，但是若患者有气胸或气管内出血的既往史时需要注意。插管的震动也可能引起气管内损伤，特别是既往有气管内肉芽肿的情况时需要格外注意。

　　因换气效率提高，可能会引起低碳酸血症。自主呼吸较弱，伴有胸廓变形与低换气的孩子使用 IPV 进行雾化可能会引起呼吸抑制，进而导致丧失呼吸。使用时需要注意使用时间与设置（照片）。

使用时的注意事项

● 既往是否有气胸
● 既往是否有气管内出血
● 既往是否有气管内肉芽肿
● 循环状态变差时
● 有呕吐感时

照片●调整方法

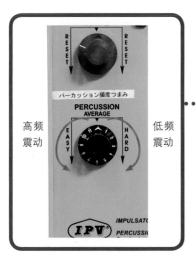

高频震动　　低频震动

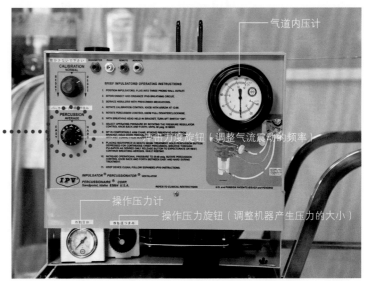

气道内压计

叩击力度旋钮（调整气流震动的频率）

操作压力计

操作压力旋钮（调整机器产生压力的大小）

将调节频率的旋钮转至"EASY"，以 1 ~ 3 分钟 / 次开始。

▼

观察实施后患者的状态，并调整操作压力（per square inch，psi）、震动频率与时间。

实际使用 IPV

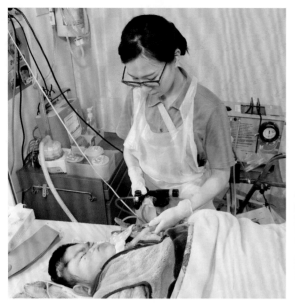

❶在安全情况下进行，不论姿势如何。若条件允许，孩子可以在俯卧位下进行以增强排痰效果，也可将肩部垫起以防气管插管触碰气管壁。

重点

● 虽然俯卧位是容易呼吸的姿势，但不一定适用于所有孩子，也有部分孩子会因此呼吸困难。所以在进行之前应先让专家进行评定（参考第 115 页）。

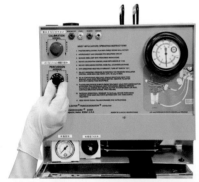

❷通过操作压力旋钮（机器产生的压力）与冲击力度旋钮（气流震动频率）调整 IPV。

* 为了方便拍摄，未安装部分线缆。

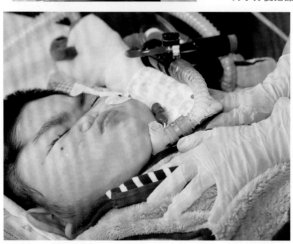

❸操作时需要注意气管内压计，并通过触诊孩子胸廓确认震动的情况，通过听诊检查空气流入的情况进行调整。理论上高频震动可以促进痰的移动，低频震动有利于排痰。因此高频低频交替为一组，根据需要进行数次。

重点

● 降低频率（将旋钮转至"HARD"）可以在保持压力不变的情况下提高气管内压。

　　制造商有这样的说明："用于儿童时气管内压应在 20 ~ 30psi，用于成人时气管内压应在 35 ~ 40psi，每次 15 ~ 20 分钟，每日 4 次以上，可根据患者的病情与治疗目的酌情调整。"

　　但是操作时需要根据患儿的状态调整，观察其有无过度换气、基础疾病与治疗效果。表 3 为各机构内经过总结得出的表格，表 4 为身心残障儿童综合医疗中心等使用的设定，可作为参考。

表 3 ●根据患者情况进行的设定

	操作压力 （psi）	气管内压 （cmH$_2$O）	循环 （c/分）	实施时间 （分）	实施次数 （次/日）
新生儿	30	5 ~ 12	300→150	15	1 ~ 3
COPD	40	5 ~ 20	300→150	15 ~ 20	1 ~ 3
神经肌肉疾病	40	15 ~ 40	80 ~ 100		1 ~ 3
哮喘	30	5 ~ 20	350 ~ 400	15 ~ 20	1 ~ 3

改编自 Bougateef 等，2007 年

表 4 ●各机构中的案例

①身心残障儿童综合医疗中心——紫爱育园

导入时　　　　　　　　　　　：低压力（10 ~ 20psi）、高频率（Easy）。
维持期（以改善胸廓活动性为目的）：观察呼吸状态，在允许的范围内增加压力（最高 35psi），10 ~ 20 分钟。
急性期　　　　　　　　　　　：压力 30psi 以上、高频率进行 5 ~ 10 分钟，之后低频率进行 1 ~ 5 分钟。

②小鸭之家

导入时：基本为每次 3 分钟，进行 2 次。
　　　　压力设置为 10 ~ 20psi，第 1、2 次为高频率（Easy），两次设定相同。
维持期：开始时根据气管内压、孩子的状态、排痰情况、实施后呼气末端二氧化碳分压值等因素，压力设置为 30 ~ 35psi。第 1 次为高频率（Easy），第 2 次以排痰为目的设为低频率（Hard）增加气流压强。
　　　　实施时需要仔细观察气管内压计，防止气管内压过高（视孩子的病情与体型而变动，最高不超过 40cmH$_2$O）。
　　　　雾化液通常选用生理盐水，也可混合支气管扩张剂。

体外负压换气法（BCV）净化模式进行的排痰

BCV 是通过穿戴的树脂背心施加正压与负压辅助呼吸的人工呼吸机排痰法。最典型的 BCV 人工呼吸机是由 IMI 公司生产的 RTX 所搭载的 Secretion Clearance 模式。树脂背心有 10 种尺寸，可以适用于体重 3 ~ 100kg 的患者，但胸廓变形或脊柱侧弯的患者可能难以穿戴。

在进行排痰时注意，在默认的净化模式下需要时刻观察监控 SpO_2 与经皮 $PaCO_2$ 的读数，并根据排痰效果进行调整。另外，痰可能会堵塞中枢气管，所以需要适当进行吸痰，防止气管闭塞。

高频体外震动法

高频体外震动法是穿着胸部压缩（震动）背心，通过施加高频震动让分泌物流动的胸部排痰方法，主要用于肺纤维化患者。但因为在气管中的能量衰减大，对胸廓硬或胸廓变形严重的重度残障儿童使用时效果很差。

优点是方便穿着，孩子负担和痛苦较少，更容易接受。

以手法进行正压换气

无须特殊机器即可进行。虽然无法施加负压，但可以使用气囊施加正压（照片）促进孩子的深呼吸，增加呼气流速进行排痰。可以一边观察孩子的状态与排痰效果，一边安全稳定地进行。

根据患者状况选择适当的机械排痰法，评定疗效也十分重要。开始人工呼吸后，若疗效不理想，就需要重新选择治疗方法或调整设置，此外也需要注意有无肉芽肿或腹部膨胀等危险现象。另外，组合运用机械排痰法可能会有更好的效果。

照片●两人使用气囊换气进行排痰

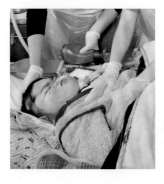

其中一人将手放于孩子胸廓上促进排痰。照片中以气管切开儿童为例，非气管切开儿童可以佩戴面罩进行。

例如，在使用 IPV 之后使用 MI-E 吸出中枢气管中的痰，也可配合体位排痰法使用 IPV，或在进行机械排痰后配合物理治疗手法以达到更好的排痰效果。

排出痰后需对气管进行适当的加湿、水分平衡管理，适当给予祛痰剂和支气管扩张剂或其他口服药进行内科治疗。

实施排痰法后，如果不去除排出的痰，就没有意义了。即使在排痰后无法立即吸痰，稍后也可通过正常的呼吸运动咳出大量的痰。在处理中、处理后的观察尤为重要，听诊与触诊必不可少。若处理后观察到痰流动到中枢气管但无法去除时，可以与呼吸物理治疗手法或体位排痰法并用进行排痰。

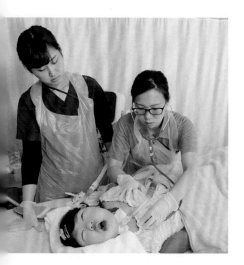

呼吸伴有杂音证明中枢气管或上呼吸道内有痰滞留。中枢部较大支气管内的痰可以通过触摸胸壁的震动察觉到。

3
机械排痰法

[注释]

[1] 上田蕙理奈《第 49 回日本小児呼吸器学会シンポジウム 3 神経菌疾患の NPPV 呼吸嚥下のリハビリテーション 2　在宅医療における訪問リハビリテーションの役割》

[参考文献]

● 緒方健一，上田恵里奈等（2015）「肺内パーカッションベンチレータの適応と実施上の注意点」『小児内科』47（12）：2052-2055.

● 金子断行，村山恵子等（2015）「重症心身障害児・者の呼吸障害に対するインエクスフレーターの適応と実施上の注意点」『小児内科』47（12）：2056-2058.

● Bougatef A.CoolsF,et al(2007) "High frequency percussive ventilation:principle and 15 years of experience in perterm infants with respiratory distress syndrome" Journal of Respiratory Care and Applied Technology 2(suppl 1):39-50.

● 児玉和夫　監修，小川勝彦著（2014）『重症心身障害児・者医療ハンドブック　第 2 版』三学出版 .

● 日本医疗功能评定机构「Minds　ガイドラインライブラリー　CQ サマリー」
総論 4 - 3 肺拡張、気道クリアランス
「1. 徒手による咳介助（神経筋疾患・脊髄損傷の呼吸リハビリテーション）」
（https://minds.jcqhc.or.jp/n/cq/D0002724）
「2. 肺内肺内叩击通气（IPV）（神経筋疾患・脊髄損傷の呼吸リハビリテーション）」
（https://minds.jcqhc.or.jp/n/cq/D0002725）
「3. 高頻度胸壁振動（HFCWO）（神経筋疾患・脊髄損傷の呼吸リハビリテーション）
（https://minds.jcqhc.or.jp/n/cq/D0002726）
「4. 陰・陽圧式体外式人工呼吸机（BCV）（神経筋疾患・脊髄損傷の呼吸リハビリテーション）
（https://minds.jcqhc.or.jp/n/cq/D0002727）
● 緒方健一「第 43 回日本重症心身障害学会学術集会ランチョンセミナー 3 MI-E を用いた気道のクリアランス法」

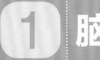

脑性瘫痪

脑性瘫痪是指脑部控制运动的区域病变导致的运动与姿势异常。由于孩子的恢复力强，让其充分地体验合理运动模式的感觉刺激非常重要。孩子的发育不仅限于运动，做不到的动作可以通过矫形器或辅助器具弥补。让孩子获得成功的喜悦与想进一步挑战新事物的动力，对孩子的身心成长有着极大的帮助。

疾病表现

脑性瘫痪是指脑部控制运动的区域病变导致的运动与姿势异常，是非进行性，脑内病变不会发生改变，在出生后短期内发生的病变。

通常表现为：孩子出生后 5～6 个月依然无法抬头，只使用一只手，1 岁半时仍无法站立、行走等。

根据动作与姿势的特点可大致分为 4 类（表）。

表●动作与姿势异常的类型与特点

类型	特点
痉挛型	●僵硬、难以活动 ●偏瘫、四肢瘫、双瘫等 ●双侧下肢重度瘫痪多发生于发育不成熟儿，多可通过脑 MRI 检查出脑室周围白质软化症
手足徐动型	●手臂、手指与身体蜷曲的不随意运动 ●多发于新生儿窒息与黄疸患儿，脑中央的大脑基底核发生的病变
失调型	●无法稳定姿势，多因小脑病变产生
混合型	●痉挛型、手足徐动型与失调型混合

障碍的基本应对

脑部病变造成的障碍可以通过残留脑部的发育弥补。成人的脑部已经发育成熟难以恢复，但孩子存在脑部恢复的可能或以其他部位代偿的可塑性。因此尽早进行促进早期发育的康复十分重要。

图●可以成为感觉运动刺激经验的相关运动经验

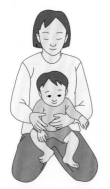

母亲将手放在孩子胸前抱起孩子。稍微倾斜促通孩子的翻正反应。

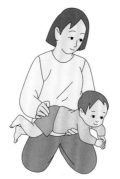

俯卧位是支撑自己身体向上方活动的基本姿势，也有助于进行深呼吸。

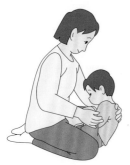

可以缓解反张的姿势。一点点地减少异常，让孩子逐渐学习正常的活动。

孩子的发育是从受到外界刺激，对其进行反应、改变行动开始的。要进行自然且流畅的运动，需要姿势运动感觉"刺激"的大量积累。不能让脑瘫孩子的运动固定在瘫痪的运动模式状态下，需要让其24小时进行尽量合理的正常运动，并通过正常运动的感觉刺激诱发残留功能。

但一些病变的部位与病情导致孩子无法进行自然、合理的运动，动作在固定化、习惯化后，会导致肌肉、骨骼随生长而发生变形。另外因运动的幅度与流畅度受限，使孩子对运动的关心程度降低，进行肌力训练时会因过度训练导致肌肉疼痛（过用性），或进行不合理运动导致生活活动受限、长期不活动（废用性）等，都是妨碍生长发育的不良因素。

孩子的发育不仅在运动方面，更要以感觉、心理与智力多方面的发育为目的，并抓住孩子年龄尚小的黄金时期进行疗育。充分利用疗育机构内的各个科室，以孩子的身心健康发展为目标。

注意事项

- 脑性瘫痪会影响运动的模式及流畅性，但是孩子学习了更多的活动、能做更多的游戏后，便可进入下一个发育阶段。让孩子通过矫形器或辅助器具体验到和普通人相近的感觉运动刺激（图），并获得成就感非常重要。
- 孩子需要大人全面的接受，才能有勇气挑战外界。这一点与普通孩子相同。
- 对家长而言，孩子无论身患何种疾病都是家庭的一员。看到孩子的成长，家人一定也会十分欣慰。
- 关于二次变形（障碍）的内容请参考第240页内容。

参考文献

●梶田一郎（1999）「脳性麻痺の療育」（陣内一保編『こどものリハビリテーション医学』医学書院）p101-105.

2 神经肌肉疾病

儿童的神经肌肉疾病是出生时就存在的，或是受到发育早期肌力下降或肌张力低下的影响引起的，运动发育、呼吸、营养摄取等日常生活方面均让家人感到担心且不安。因此需要善用医疗、疗育和社会资源应对各个问题，让孩子在安心、安全的环境下成长。

疾病表现

神经肌肉疾病的表现会根据疾病类型而不同，但多在新生儿期～幼儿期早期出现肌力下降与肌张力低下的症状，运动发育迟缓会越发明显，需要尽早开始进行呼吸与营养管理等早期护理。

新生儿重症监护病房（NICU）与成长护理室（Growing Care Uint，GCU）转出至居家医疗需要支援的疾病有：以福山型先天性肌营养不良为代表的先天性肌营养不良、先天性肌病、脊髓性肌萎缩症（Spinal Muscular Atrophy，SMA）等（表）。

表●主要的神经、肌肉疾病

类型	特征
福山型先天性肌营养不良	出生时肌张力低下、肌力低下，可以坐但步行困难，可观察到关节挛缩与相貌异常（因面部肌力低下），合并脑形成异常导致的癫痫、智力障碍等，也会对运动、呼吸与心脏功能造成影响。
先天性肌病	多有先天性肌张力低下、肌力低下等，并有发育迟缓与呼吸不全的症状，一般进展缓慢。根据病理一般被分为线状体肌病、中央轴空病、肌小管肌病、先天性肌纤维类型不均等。
脊髓性肌萎缩症	因脊髓的运动神经细胞病变引起骨骼肌萎缩、肌力低下的遗传性疾病，分为 1 型（婴儿型，最重），2 型（中间型，较重），3 型（青少年型，较轻），4 型（成人型，最轻）。可通过持续脊髓腔内注射治疗。
进行性假肥大性肌营养不良	进行性肌肉营养不良，基本只发生在男孩。幼儿期会表现出起立、步行、跑跳障碍，上、下台阶障碍，小腿肥大等症状。可通过遗传基因检测或肌肉活检确诊。10 岁左右发展至轮椅为主的生活，之后呼吸障碍会逐渐加重。现在没有有效治疗方法。

障碍的基本应对

下文所述的护理手法需要护理者在孩子转移至居家医疗前在医疗机构或疗育机构接受充分的指导与训练，与上门护理和功能训练的协作非常重要。

呼吸管理

辅助呼吸对预后的生命保障有极其重要的作用。

孩子受肌力低下与肌张力低下的影响难以自己转换体位，以及因咳嗽反射减弱导致痰等气管分泌物难以咳出，容易引起肺炎与肺不张。需要通过体位转换、吸痰与辅助排痰等手段排出分泌物；呼吸与辅助排痰等呼吸康复治疗最好能让专业的物理治疗师进行（参照第116页）。

排痰辅助装置

使用 MI-E 与居家用 IPV 等设备进行排痰。详情请参照第 118 页。

有的孩子需要排痰辅助装置等医疗器械。另外，孩子在睡眠时可能会因舌根下坠或扁桃体肥大等出现呼吸道闭塞，对此需要进行姿势管理或插入鼻咽导气管（参照第100页）以确保呼吸道通畅。

另外，因误吸与下呼吸道感染（肺炎、支气管炎）反复发作、脊柱侧弯进展造成的胸廓变形都会让呼吸功能逐渐恶化。根据孩子病情，需要尽早进行经管营养、氧气疗法、气管切开与人工呼吸管理，等等。为预防呼吸系统感染，也需要积极进行预防接种。

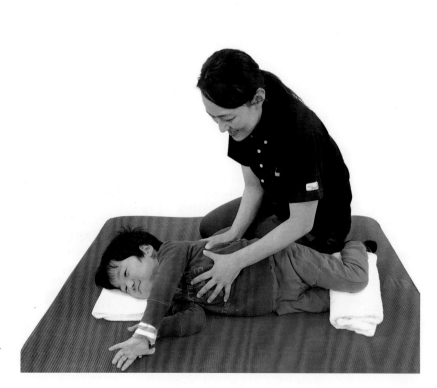

由物理治疗师引导孩子学习胸廓运动。

营养管理

肌力低下、肌张力低下对进食、吞咽功能会产生极大的影响，肌肉功能与神经支配对呼吸、进食、吞咽都有着至关重要的影响。

神经肌肉疾病会对吞咽功能造成不同程度的影响，疾病的分型不同，造成的影响也会不同。因此需要根据患者的状态、疾病类型与功能提供适当的餐点（切碎或黏稠的餐食等）。对反复误吸或吸入性肺炎反复发作的孩子，应考虑经管营养。

对难以控制胃食管反流或胃管插入困难的孩子，可以进行胃造瘘或防反流手术（参照第 73 页）。

在进行营养管理时需要计算患者所需的能量与水分，并适当使用营养液补充微量元素（第 41 ~ 43 页）。

孩子转移至居家医疗后需要定期去医疗机构或疗育机构测量体重、进行血液检查和评估营养状态。

康复治疗、辅助器具的使用

因肌肉量低下与废用会在髋关节、踝关节、指间关节与肩关节等处出现关节挛缩，并逐渐加重（尤其容易出现在长期卧床的孩子身上）。为防止关节挛缩与髋关节脱位需尽早进行康复训练。

可以保持坐位的孩子容易出现脊柱弯曲的情况，因此需要对使用的轮椅和坐位保持辅具进行改造，以维持孩子躯干的伸展（照片）。

照片●轮椅与躯干矫正器

轮椅　　　　　　　　　　　　　　　　　　　　躯干矫正器

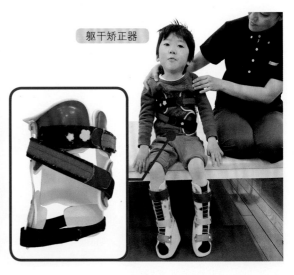

骨萎缩会使孩子更容易骨折，护理时需要注意。开展呼吸物理治疗进行辅助呼吸与排痰会有较好的效果。

为交流进行的护理

即便患有神经肌肉疾病，大多数患儿也有正常的智力与较强的交流能力。治疗师与心理医生需要积极参与疗育，激发孩子的潜能与能力，或教给孩子通过文字板、键盘或眼球运动等方法替代交流。

利用社会资源、家庭的护理

为了能让孩子与家人能有舒适的居家生活，有效利用上门护理、短期住院、儿童发育支援等社会资源十分重要。

另外，通过访问儿童发育支援中心等处，可以让护理者之间建立联系、相互交流，也可以减轻护理者的心理压力。

与社会工作者积极沟通，有效地利用社会资源。

注意事项

● 福山型先天性肌营养不良患者有 6 ~ 7 成并发癫痫（参照第 148 页）。为了家庭生活的稳定和孩子的健康，需要注意控制发作。

● 神经肌肉疾病有多种类型，预后也各不相同。在肌肉力量充足时配合康复训练器材逐渐锻炼运动能力，能让孩子体会到运动的乐趣并培养运动的欲望。

3 脑积水

脑积水是脑脊液的产生、吸收不均衡，导致颅内压升高并压迫大脑所产生的病变。可通过分流手术治疗，术后需要定期检查。

患儿生活中需要避免头部受到冲击，另外也需要注意分流不畅引起的颅内压升高。

疾病表现

脑被脑膜包裹，外侧有坚硬的头骨保护，内部脑室和周围充满脑脊液（图1）。

脑中央侧脑室壁处的脉络丛分泌脑脊液，由脑表面的蛛网膜吸收至静脉。另外脑脊液、血管与淋巴之间的压差有形成脑脊液的作用。脑脊液总量有 100 ~ 150mL，每日分泌和吸收的总量约有 500mL。

脑积水的定义是：因脑脊液吸收能力下降或吸收通路受阻，导致颅内压上升，脑受到压迫并引发脑部障碍（图2）。表现为头围逐渐增大、情绪不稳定、食欲不振、呕吐等症状。

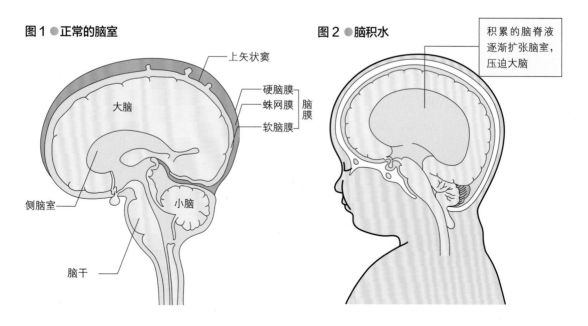

图1 ●正常的脑室

- 上矢状窦
- 大脑
- 硬脑膜
- 蛛网膜 } 脑膜
- 软脑膜
- 侧脑室
- 小脑
- 脑干

图2 ●脑积水

积累的脑脊液逐渐扩张脑室，压迫大脑

障碍的基本应对

需降低颅内压并通过手术保护大脑。手术将分流管置于脑室内并分流至腹部，让腹膜吸收过多的脑脊液（脑室腹腔分流管）（图3）。分流管带有阀门用于调整流速并防止反流。

分流术后应避免以下运动（表），防止头部受到冲击。

表●术后应避免进行的运动、活动

● 过山车
● 跳入泳池
● 蹦床
● 秋千

等

图3●脑室腹腔分流管

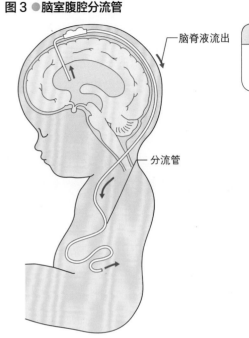

脑脊液流出

分流管

注意事项

● 术后应注意预防脑膜炎等感染，或因颅内压控制不当导致颅内压上升。可能会出现头痛、呕吐、食欲低下、情绪低落、精神萎靡等。若发现颅内压升高的症状时需要尽快去脑外科就诊。

● 考虑到孩子生长发育，放置分流管时会预留一些长度。若长度不足会导致脑脊液堆积在皮下，需要尽早更换导管。

● 少数会出现导管缠绕在腹膜上引起肠堵塞、长时间腹膜的吸收能力下降引起腹腔内水肿的情况，此时需更换为脑室心房分流。

● 需要定期检查导管的状态。经过一定时间的分流治疗可能使脑脊液的分泌、吸收平衡得到改善，但此时进行拔除手术会有感染的风险，需要多观察一些时日。

[参考文献]
● 日本二分脊椎水頭症研究振興財団（2017）『水頭症二分脊椎必携』 日本二分脊椎水頭症研究振興財団
● 『水頭症と二分脊椎の絵本ガイド』（厚労省精神神経疾患研究委託費20　委 −9）

心脏疾病

　　心脏为血液流往全身各处提供动力，对维持生命机能有重要作用。心脏需要健全的心肌，刺激传输系统，位置正确的心房、心室、瓣膜及血管才能维持正常的输出功率与心律。

　　心脏在胎儿期没有正常发育就会导致先天性心脏病。其中既有复杂心脏畸形难以通过手术治疗且预后不良，也有单纯室间隔缺损等可能随孩子生长发育而自愈的疾病。无论何种疾病都需要进行恰当的治疗。

疾病表现

　　人的身体通过血液循环维持生命活动。

　　心脏担任着将血液送向全身的"泵"的作用。心脏分为左右心房、心室共4个腔，并有4对瓣膜防止血液倒流。

　　表1中所示的症状会对心脏造成额外负担。

　　心脏负担过大、心脏肌肉力量减弱、心律不齐都会影响血液循环。

　　另外，动脉血中混入静脉血会造成紫绀，还会导致氧气运输效率低下，造成红细胞增多症。

表1 ●增加心脏负担的症状举例

- 瓣膜窄小，血液反流
  （二尖瓣狭窄、主动脉瓣狭窄等）
- 心室或心房间有孔隙
  （室间隔缺损等、房间隔缺损）
- 本应闭锁的动脉导管无法闭锁
  （动脉导管未闭）
- 心脏与血管异常连接
  （右心室双出口、全肺静脉回流异常等）
- 血液难以流向肺部
  （肺动脉高压）
- 大动脉处狭窄
  （主动脉狭窄）

障碍的基本应对

若有构造缺陷问题且症状较重，需要通过手术治疗。

若心脏手术难以实施，则可以通过其他手段减轻心脏与身体的负担。根据患者症状不同，可选择通过药物治疗调节心肌收缩节律，或植入心脏起搏器等。

另外，对盐分、水分和尿量的管理也十分重要。

运动需适度，必要时进行吸氧。

注意事项

● 根据个人状态进行个性化管理。
● 运动需要注意时间，不可勉强进行，保持在可以自主停止的范围内。蹲下站起时需要特别注意。
● 婴幼儿大声哭啼也会对心脏造成额外负担。
● 需要格外注意可能出现急性心力衰竭或有突然死亡危险的疾病。代表性疾病如表 2 所示，需要限制此类患者的运动。

表 2 ● 有急性心力衰竭或突然死亡危险的代表性疾病

● 扩张型心肌病
● 艾森曼格综合征
● 主动脉狭窄
● 部分室性心律失常　等

● 若出现紫绀，需要注意不要摄入过多水分或脱水。脱水会容易诱发脑梗死或心肌梗死等疾病。
● 若有发热症状，则需要注意感染性心内膜炎。若患有紫绀性心脏病也需要考虑脑脓肿的可能性。
● 若孩子出现没有精神、不愿吃奶、呼吸困难、脉搏加快、低热、打喷嚏等症状时，需要考虑心功能不全的可能性，尽快就诊。

5 唐氏综合征

唐氏综合征是染色体异常疾病中占比最多、被认知最广的疾病。近年来可以通过对并发症进行早期手术并重视各生命阶段的注意事项改善生命预后。日本全国设有家长会议，方便家长间进行交流。

疾病表现

唐氏综合征是发病率较高的染色体异常疾病，约每 600 ~ 700 名新生儿中就会有 1 位患病。因 21 号染色体部分或整体进行了 3 次复制，患儿会出现肌张力低下、关节松弛、精神与运动发育迟缓、生长障碍、心血管系统与消化器官畸形、视力与听力障碍等各种各样的并发症。

近些年，医疗技术的发展可以让患儿存活至 50 岁以上。

障碍的基本应对

若孩子确诊了唐氏综合征，则在婴儿期、幼儿期及青年期以后需要注意以下事项（表）。

表●唐氏综合征患者需要注意的事项

婴儿期	● 检查并发症 ● 1 岁前进行听力、视力检查
幼儿期	● 肌张力低下、外翻足、扁平足 →物理治疗、作业治疗 ● 言语功能、精神功能 →言语训练、心理检查 ● 颈椎检查 →3 岁 ~ 10 岁
青年期后	● 定期检查甲状腺功能、尿酸等 ● 青年期有无明显退化 ● 40 岁以后检查有无阿尔茨海默病

孩子出生后早期出现心血管系统、消化器官、血液、甲状腺功能异常等情况时，需要进行细致检查、治疗与观察。若无异常也需要每年定期进行血液检查。

听力与视力障碍需要尽早进行治疗，否则会对语言发育和视觉功能产生影响。在孩子出生后半年内进行听力的听性脑干反应（Auditory Brainstem Response，ABR）检查，1 岁时进行眼科检查。

若孩子出现外翻足、扁平足，则根据具体情况使用支具。

孩子 3 岁前进行颈椎不稳定性检查，根据需要进行观察、制作颈托。

若孩子有心血管构造上的严重问题则需要进行手术。

若孩子难以实施心脏手术，则可以通过其他手段减轻心脏与身体的负担。根据孩子症状不同可选择通过药物治疗，增强心肌收缩能力、保持收缩节律，或植入心脏起搏器，并对摄入盐分、水分与氧气以及排尿量进行管理。

注意事项

- 患儿出现颈部疼痛、歪斜，运动受限，步行困难，尿失禁等症状时需要考虑颈椎不稳定的可能并尽快就医。及时配戴颈托可以避免颈部的过度屈曲、伸展和旋转。
- 患儿因肌张力低、基础代谢率低，容易引起肥胖。需要从幼儿期开始养成控制能量摄入的习惯。
- 患儿在幼儿期至学龄期可能会出现行动异常，青年期出现退化，40 岁后可能出现阿尔茨海默病等问题。此时需及时就医，通过药物治疗。
- 患儿随年龄增长可能会出现脊椎病变、神经性失聪等问题。

[参考文献]

● American Academy of Pediartics.Committee on Genetics(2001) "American Academy of Pediatrics:Health supervision for children with Down syndrome" Pediatrics 107(2):442-449.
● 川目裕（2011）「染色体異常症：ダウン症候群」(福嶋義光『遺伝カウンセリングハンドブック』[遺伝子医学 MOOK　別冊])メディカルドゥ，p299-302.

6 脊柱裂

脊柱背侧的部分骨闭合不全的先天性疾病，常伴有损伤平面以下感觉、运动功能障碍，脑积水等多种症状。因此需要多科室协同进行康复治疗。

有些症状在孩子长大后才会显现，并将伴随一生。但只要多加注意，孩子也能有较高的生活质量。

疾病表现

脊柱背侧的部分骨天生处于敞开的状态，分为"显性脊柱裂"与"隐性脊柱裂"两种（图）。

图●脊柱裂

●正常

●显性脊柱裂
脊髓可显露于体表，也可形成脊髓脊膜膨出。

●隐性脊柱裂
有皮肤覆盖，多在末端合并脂肪瘤。

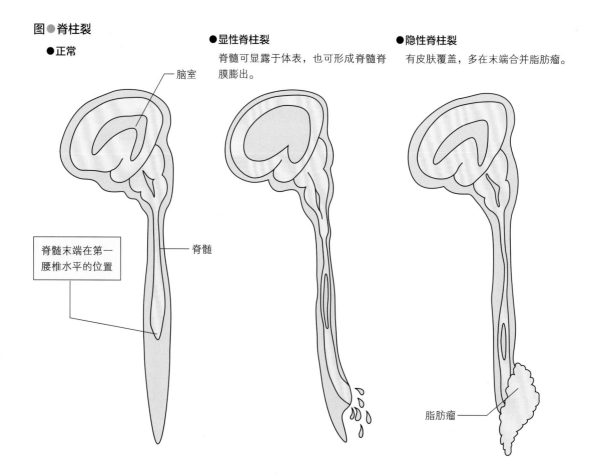

脑室

脊髓末端在第一腰椎水平的位置

脊髓

脂肪瘤

患有显性脊柱裂的情况下，因没有皮肤保护，更容易受细菌感染。若感染至脑部则会引起脑膜炎，脑脊液从背部流出一定量后，部分脑组织下坠，阻碍脑脊液外流，致使脑脊液过多，滞留在脑室引发脑积水。

另外，由于病变节段以下的脊神经受损，多见膀胱与肛门括约肌障碍（大小便失禁或无法顺利排出），运动迟缓（足部变形、无法正常行走），感觉减退（对冷热或疼痛无感觉）等症状。

障碍的基本应对

脊髓脊膜膨出的应对

以防止感染、保护脊髓为目的，需要尽早在神经外科进行修补手术，将外露的皮肤封闭。脊髓脊膜膨出患者有 9 成会罹患脑积水，因此出现症状后应立即进行脑脊液分流手术（参照第 135 页）。

通过以上两次手术，多数患儿都可以成功度过新生儿期，若出现丧失呼吸等脑干症状较重的问题时，需进行颈椎减压手术。

应对膀胱、直肠功能障碍

膀胱、直肠功能障碍使患儿无法定期排尿和排便，因此为了保障其身体健康需要进行恰当的应对。

应对排尿障碍

若患有排尿障碍，膀胱中积累过多的尿液会回流至肾脏。此过程中若细菌入侵造成感染会使肾盂肾炎反复发作，最终导致肾衰竭，危及生命。

因此家长需要学习居家自主导尿，定期（每日数次）将导尿管插入儿童膀胱内进行导尿。

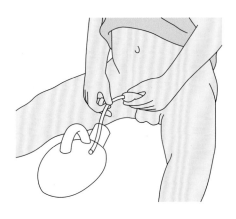

在上小学后需要让儿童学习自主导尿。

导尿需要严格遵循正确的方法进行，保证膀胱一定时间内无残存尿，以预防膀胱炎。膀胱炎长期反复会导致膀胱变硬，最终只能通过手术治疗。所以在家中建立起排尿的习惯十分重要。

排便障碍

排便障碍的应对方法与护理方法详情请参照第 90 页。

应对排便障碍

因为孩子无法感知便意，需要练习憋气、腹部用力，还可通过腹部按摩、手指取便、灌肠、服用泻药、使用栓剂等方法促进排便。

最好能每天排便一次，最少每周两次。

如何应对运动弛缓

运动弛缓的孩子需要观察其足部的变形程度与足部肌肉的力量，逐渐明确判断其将来能否走路、是否需要穿着装具走路、是否需要乘坐轮椅等。

为防止变形与增强肌肉力量，需要家长和物理治疗师帮助其学习身体的动作并进行康复治疗。

同时，为了防止出现脊柱侧弯等变形问题，需要通过穿着矫形器或打石膏等方法让孩子可以用自己的双脚站立。若有需要时也可进行手术。

如何应对感觉减退

一般感觉减退的部位会失去感觉，且血液循环不佳，因此这些地方受伤、被挤压、被烫时都不会被察觉。

因为血液循环不佳，孩子更容易受伤与形成褥疮，且伤口难以愈合。因此出现伤口时需要及时就医以避免伤口扩大。

另外，需要让孩子养成观察自己身体的习惯。

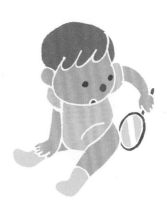

养成用镜子等物观察自己身体的习惯，可以尽早发现伤口。

如何应对并发症

　　脑积水可能会引发癫痫（参照第 148 页），经检查确诊后需每日服用药物（抗癫痫药）。

　　另外，脊柱裂也容易并发斜视，若出现症状需尽早去眼科就诊以改善视力。

　　在成长过程中，孩子会发现自己的动作不灵敏、学习与交流出现障碍。此时可以向作业治疗师、言语治疗师及心理治疗师寻求帮助。

　　另外，伴随生长发育，弛缓症状可能会增强并出现疼痛（脊髓空洞症或脊髓栓系综合征），并出现性方面的烦恼。

　　此病将伴随一生，但只要多加注意，也能有较高的生活质量。

6

脊柱裂

注意事项

- 有些脊柱裂可在孕期检查时发现，但多数都会在产后才被发现，程度各有不同。
- 其症状也多种多样，需要多学科（神经外科、儿童神经科、泌尿科、骨外科、儿童外科、眼科、物理治疗科等）医疗团队进行治疗。
- 希望通过保健师、疗育机构的援助，让孩子能够安心地在社区中正常生活。

参考文献

- 日本二分脊椎症協会（2014）『二分脊椎（症）の手引き：出生から自立まで　2014 年度版』日本二分脊椎症協会
- 日本二分脊椎水頭症研究振興財団（2017）『水頭症二分脊椎必携』日本二分頸椎水頭症研究振興財団

7 呼吸道感染

呼吸道感染需通过症状和检查结果综合诊断，根据症状及病情轻重进行治疗。

有障碍的孩子即便是轻微的病毒感染也会造成排痰困难并产生呼吸障碍，且病情容易恶化，需要尽早治疗。在全身状态不佳、合并脱水或缺氧时，需要进行输液或吸氧等治疗。

疾病表现

呼吸道感染是由某种病原体引起的呼吸道炎症，病原体可以是肺炎球菌、流感嗜血杆菌等细菌，或厌氧菌、支原体、病毒等。

根据发病部位不同，分为气管炎、支气管炎及肺炎等。气管炎多为细菌感染造成。

儿童社区获得性肺炎的病原体中，细菌占 30%、病毒占 20%、肺炎支原体占 10% ~ 20%。有残障的孩子更容易出现吸入性肺炎与病毒感染后的继发性细菌性肺炎。

患呼吸道感染时多见发热与咳嗽，但对于婴幼儿与残障儿童来说，发热、流涕、咳嗽这些呼吸道症状并不明显，多表现为没有精神、面色不佳和呼吸急促等。

诊断需依据发热、咳嗽等症状与胸部检查（视诊、触诊、听诊等）及影像学检查的结果。为查明病原体也需尽快进行细菌培养（痰、血液等），血清抗体检查等。

障碍的基本应对

根据孩子的症状与程度来判断并治疗（表）。

表●程度的判断方法与治疗方法

判断项目	●全身状态　　　　　●有无紫绀 ●有无呼吸过快与努力呼吸（呻吟、鼻翼呼吸、呼吸抑制） ●胸部 X 线片检查结果　●SpO$_2$ 值　●有无循环衰竭	
治疗方法	疑似细菌感染时	●使用抗生素
	病毒感染时	●除流感等病以外不使用抗病毒剂 ●感染病毒且继发细菌感染时需使用抗生素
	出现低氧血症时	●需进行吸氧
	难以自主排出气道分泌物时	●可进行咯痰、吸痰
	经口摄取水量少导致脱水时	●进行输液

7
呼吸道感染

注意事项

- 出现 SpO$_2$ 值低下、心动过速、呼吸过快、呼吸困难或并发脱水等时，需要根据患者情况进行静脉注射抗生素、补液、呼吸物理治疗、吸氧等治疗。
- 残障儿童在患呼吸道感染时容易因排痰困难产生呼吸衰竭与肺不张，因此需要采用俯卧位或半俯卧位进行姿势管理与呼吸物理治疗。
- 根据病情需要使用肺内冲击通气机（IPV）或其他排痰辅助装置进行辅助排痰。
- 残障儿童患呼吸道感染时肺炎发作的风险较高，因此在日常健康管理中需要预防肺炎。
- 通过接种疫苗与营养管理提高身体免疫力。
- 低蛋白或缺乏锌等微量元素时容易受到感染，因此需要改善营养状态。
- 疑似吸入性肺炎时，需要改善餐点大小与孩子的姿势，并进行进食、吞咽的康复治疗。需要注意保持口腔清洁，以防止口腔内细菌感染。
- 反复发作吸入性肺炎时，需要考虑采用经管营养（参照第 70 页）或进行防误吸手术（参照第 100 页）。

机械排痰法

使用肺内冲击通气机（Intrapulmonary Percussive Ventilator，IPV）与排痰辅助装置进行机械排痰的详情请参照第 124 页。

8 尿路感染

尿路感染是婴幼儿发热的主要原因。诊断时需要参照症状与尿液检查结果。出现全身状态不佳或脱水等症状时，需要静脉注射抗生素或输液。尿路感染反复发作时需要进行泌尿系统检查。

疾病表现

尿路感染是尿路受病原体感染发生的疾病。病原体多为大肠杆菌和大肠球菌等细菌。多见于不满 1 岁的男童和 1 岁以上的女童。另外，尿路感染是婴幼儿期发热的主要原因之一。

根据部位不同，尿路感染可分为上尿路感染（急性肾盂肾炎）与下尿路感染（膀胱炎等）两种（表 1·图）。

成人上尿路感染会表现为腹痛、腰背痛或肾区叩击痛等症，但儿童并无明显症状，多表现为发热、情绪低落、食欲低下、恶心、呕吐等症状。

根据症状与尿液检查结果（尿中白细胞增加、尿中有细菌）进行诊断。

图 ● 上尿路与下尿路

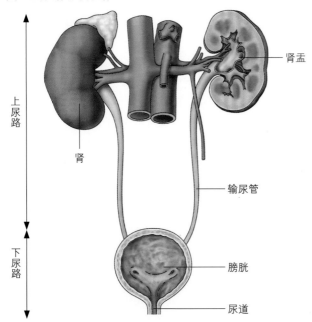

上尿路

下尿路

肾盂

肾

输尿管

膀胱

尿道

表 1 ● 尿路感染的鉴别

病名	感染部位	特征
上尿路感染	输尿管、肾盂、肾脏等	多合并有泌尿系统的结构异常
下尿路感染	尿道、膀胱等	多见尿痛、尿频、腹部不适等症状

障碍的基本应对

在进行药物治疗前需要通过尿培养检查出致病菌。

一般先从口服抗生素开始。若临床症状与检查结果无改善，则需要更换口服抗生素或改为静脉注射抗生素。全身状态不佳并发脱水时，可改为输液治疗。

注意事项

- 尿路感染反复发作时，需要筛查有无泌尿系统异常（膀胱输尿管反流等）。根据情况也可服用抗生素预防。
- 排尿间隔过长可能会引发慢性膀胱炎，需前往泌尿科就诊。
- 平时注意补水，以每天排出定量的尿为目标。必需的水量根据年龄与体重而不同。每日必需的水量如下表所示（表2）。

表2 ●儿童每日必需水量

> 婴儿期：100 ~ 150mL/kg
>
> 幼儿期：80 ~ 100mL/kg
>
> 学龄期：60 ~ 80mL/kg
>
> 例：体重为15kg的幼儿每日需要1200 ~ 1500mL的水分

残障儿童

这里指患有心脏疾病与呼吸道分泌物多等病症的孩子。

- 不同的残障儿童，所需的水量各不相同。详情需咨询医师。
- 尿液颜色较浓时尤其需要补充水分。
- 排尿间隔较短、年龄增长后仍排尿频繁，可能是膀胱内尿液不能充分排出所致，建议前往泌尿科就诊。

8
尿路感染

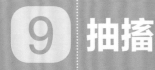

9 抽搐

各种各样的原因都会导致抽搐发作。儿童在婴幼儿期由于脑部尚在发育，较容易出现抽搐。伴随发热的抽搐虽无须过于担心，但脑炎、脑膜炎等疾病也会造成抽搐。因此需要查明原因，并进行恰当的治疗。

疾病表现

抽搐是指肌肉不受自己意识控制进行剧烈收缩的现象。其原因有婴幼儿发热时引起的发热性抽搐，脑炎、脑膜炎等感染症状，低血糖等代谢异常，电解质异常，中毒等（表 1）。

表 1 ●抽搐发作的主要原因

- 发热性抽搐
  * 随发热时体温上升出现的恶寒、颤栗并不是抽搐。
- 感染性疾病（脑炎、脑膜炎等）
- 电解质异常、代谢异常
- 药物、中毒
- 颅内病变（肿瘤、外伤、退行性病变、脑血管畸形、缺血性脑病等）
- 癫痫

癫痫

起于脑部，慢性且反复发作的抽搐称为"癫痫"。

进行细微电活动的大脑神经元的异常兴奋，传导至身体，从而引发癫痫。

脑部兴奋区域不同所引起的症状也不同（表 2），有全身抽搐、身体部分瞬间抽搐、全身无力、部分身体的无意识活动、发呆数秒钟等类型。因此癫痫有引发强直发作和不引发强直发作两种。

表 2 ●癫痫的类型

整体发作 脑部大范围兴奋	●上、下肢伸展僵直 ●上、下肢僵硬 ●全身无力 ●突然停止动作 ●全身或部分肌肉突然收缩等	部分发作 脑的一部分兴奋	●发病时或无意识或有意识与记忆 ●视觉、听觉、嗅觉等异常 ●头痛、恶心等自主神经症状 ●咀嚼、无目的走动等

婴幼儿期发作的癫痫多由婴儿严重肌阵挛癫痫（德拉韦综合征，Dravet Syndrome）和以瞬间头部前屈、四肢屈曲并反复发作为特征的婴儿痉挛症发展而来，并可能伴有伦诺克斯－加斯托综合征（Lennox-Gastaut Syndrome，LGS），引起强直发作、失肌张力发作、失神发作等全身症状。

障碍的基本应对

惊厥发作时需要冷静对待，尽快移开患儿身边可能致伤的危险物品。

然后需要将患儿的头转向侧方，防止误吸分泌物与呕吐物，以确保呼吸道畅通。

不要在发作时呼喊或将手放入患儿口中。

注意事项

●若发作持续 5 分钟以上、在意识恢复之前再次发作、全身状态不良或发作症状与平时不同时，需要紧急就医。

●对于患热性惊厥的孩子，若出现"复杂型热性惊厥"，持续且反复发作、左右非对称或身体部分发作、发作停止但仍有意识障碍与弛缓等症状时，可能为脑组织损伤或转为癫痫所致。因此需要进行血液、脑脊液检查，脑电图，头颅 CT、MRI 等详细检查。

●若患有癫痫，则需要长期服用抗癫痫药物，难以治愈时可进行手术。应调整好生活节奏、避免暴饮暴食，以乐观的心态面对疾病。

●若癫痫难以治愈，应咨询主治医师，并在生活中做好应对发作的准备。

9
抽搐

［参考文献］

●皆川公夫監修（2018）『すべてわかるこどものてんかん　改訂版』（「てんかん」入門シリーズ）日本てんかん協会

10 发展障碍

日本的《发展障碍者支援法》中，将发展障碍定义为：于低龄时发现的，患孤独症、阿斯伯格综合征及其他广义性发展障碍、学习障碍、注意缺陷多动障碍、其他类似的脑功能障碍症状。在未入住 NICU 的儿童中也有发现。

此处将对广义性发展障碍 [孤独症（Autism Spectrum Disorder，ASD）、注意缺陷多动障碍（Attention-Deficit Hyperactivity Disorder，ADHD）、学习障碍（Learning Disability，LD）] 进行说明。

疾病表现

大脑活动赋予人类各种各样的感觉、理解、思考，并使人做出行动。但是喜好、学习方式、思考方式却因人而异。

发展障碍者的大脑功能与普通人不同，表现得非常极端。通常表现为难以交流、过于固执难以变通、注意力不集中、坐立不安等，难以适应社会。

但是发展正常的人也有不同的个性，因此难以确立判定障碍的基准。障碍是指因本人的特性导致日常生活始终受到巨大影响。对障碍者，需要充分理解其特性，尽量发挥其优点，并尽可能补足其有困难的地方，使其最终能够走向社会。

一个人可能同时有多种发展障碍，障碍的表现受程度、年龄、发育阶段、生活环境等因素的影响，表现与起因也各不相同（表1·图）。

表 1 ●发展障碍的分类

孤独症（ASD）	● 不善与人交流和处理人际关系，兴趣、关注点少，且十分固执、难以变通等会对社会生活造成巨大影响的状态。执着于细节，难以观察整体。 ● 不擅长如下事情。 　理解与想象抽象或看不到的事物。 　站在对方立场上进行思考并产生共鸣。 　理解社会常识与缄默。 　同时做多件事。 ● 执着于独特的声音或对声音感觉过敏。但是症状程度因人而异，可能有重度的智力障碍，但也可能是天才。
注意缺陷多动障碍（ADHD）	● 多见活动过多与行为冲动，健忘，注意力涣散难以集中。 ● 失败和被提醒的事情增多，难以获得成就感与满足感，自尊心容易受伤害。 ● 容易出现反抗心理，从而容易导致积极性下降等二次障碍。 ● 仅靠提醒和教育无法改善，甚至会增加二次障碍的发生。
学习障碍（LD）	● 读、写、算数的某一项或多项极度不擅长。 ● 症状在进入小学开始，学习过程中逐渐显现。但有时智力障碍、视觉障碍、听觉障碍、构音障碍、情绪障碍、肢体障碍与心理因素并不是造成学习困难的直接原因。

10
发展障碍

图●发展障碍的关系

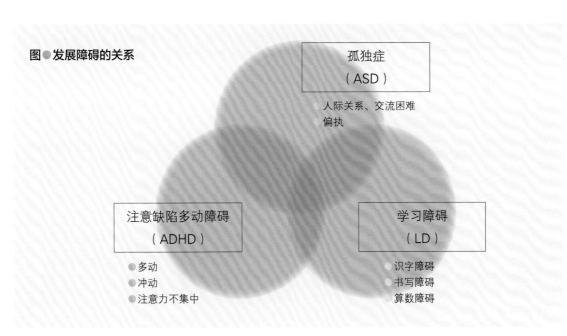

ASD、ADHD、LD 可能单独出现，也可能同时出现。

发展障碍是以脑的发育、功能差距为中心引起的障碍，并非育儿和家庭环境。症状和不便多从婴幼儿期开始有所表现。

但若能在早期给予恰当的支援，便可减轻障碍。因此家庭、幼儿园、教育部门的责任重大。

孩子受到了不当的哺育或教育便会出现各种问题，这对患发展障碍的孩子来说尤为重要。因此在哺育与教育中需要更加谨慎。

支援的共通点

对 ASD、ADHD、LD 孩子支援的共通点如下。

❶ 需要正确理解孩子并加以应对

- 每个人感觉与理解的方式各不相同，认可孩子与他人的不同，并进行恰当的应对。

❷ 发挥特长

- 将执着的一面引导至学习、运动、音乐、绘画等好的方面上。
- 不要坚决否定孩子的特性，而要给予肯定与支持。

这对培养孩子的自我认同感十分重要。

❸ 需要充分理解个人的特征、兴趣、喜好、长处与短处，并抱有理解与同情的心理进行恰当的支援。

- 通过指导可以让孩子学习与掌握在社会中生存的能力。
- 对孩子的成功加以肯定，以增加孩子的动力。
- 指导时不应训斥，而应该尽量给予肯定。发生问题时应进行分析，寻找对策并加以实践。对结果进行讨论，并在下次做得更好。

无法达成目标时，可以先建立一些容易达成的小目标以增加体验成功的机会，逐渐提高孩子的能力。在增加成功体验的过程中失败的经验对于学习来讲也十分重要。

尽量避免责骂，寻找值得肯定的一面进行评定，让孩子表述自己的想法、回顾、思考对策。支援的重点如表 2 所示。

支援 ASD 儿童的重点

需要尽可能地去理解孩子。因为孩子关心的、感兴趣的东西较少，可以利用孩子的兴趣爱好来引导，逐渐增加孩子的兴趣。

孩子不擅长的事物出现时，可以利用奖励的方式让其慢慢前进。一旦失败就会立刻丧失动力，因此在一开始尽量让孩子能够有成功体验。多加鼓励也能让孩子从失败中学习。

多次指导后，可以观察孩子的行动，并给予提示，增加孩子独立思考的机会，让孩子可以更主动地行动起来。为此，不必纠结孩子的失败和做得不好的地方，需要尽量从积极的一面给予肯定。

对大人的信赖在孩子形成自我肯定的过程中是十分重要的一部分。若孩子无法完全接受教导时，大人可以适当退让，并与孩子进行交流，最终让其可以接受。

10
发展障碍

表 2 ●支援的重点与流程

		通过以下方法进行支援，可以让孩子获得理解、反思、接受、成就感、满足感、自信心、自我肯定等。
支援的重点		・能够发挥孩子最大能力（特别是强项）的支援 ・学习新事物的支援 ・可以适应社会的支援 ・可以自立的支援
支援的流程	基础	・正确理解孩子的个性 ・不限于常识，从各角度进行考虑（从不当的行动中寻找可能性） ・发挥孩子的特点，推进孩子的学习（支援者会有所不同） ・不强求孩子减少不当行为，而是改变自己的要求，用恰当的方法让孩子学习（结果上也可以减少不当行为）
	学习的准备	・以安全、安心、健康为最优先事项 ・进行分解，便于孩子理解 ・增加孩子的动力
	进行学习	・决定优先顺序，建立小目标并逐步实施。 ・巧用失败（孩子本人的注意比提醒更加重要） ・引导孩子的主动性，推进学习 ・增强孩子的交流能力
	稳定情绪	・以接受为目标 ・增加成功体验，让孩子感受成就感和满足感 ・培养孩子的自尊、自立

充分听取孩子意见的同时也需要让孩子稍微听取支援者的意见。支援者需要理解的是，在孩子无法得到充足的满足感前，很难听取别人的意见。若此类交涉可以成立的话，与孩子的交流就可以更加轻松，也能更好地提出自己的观点。

支援 ADHD 儿童的重点

需要发现孩子的能力与长处，并加以评定。通过亲身体验，增加孩子的成就感，逐渐增加可以做到的事情，使孩子获得自信心。

首先，需要进行环境调整。由于孩子的注意力很容易被环境中的事物吸引，因此需要减少环境中的物体，或让孩子无法看到（收起、遮盖、把座位放在前面等）。

其次，考虑如何发挥孩子的特点。例如，对于多动的孩子，可以时不时让他们活动一下，或让他们帮忙做一些事等来进行应对。

对于不恰当的行为不应全数否定，而是要列出希望的行为。例如，孩子一时冲动闯祸时，需要以提要求的方式告诉他（通过语言和动作）。若可以照做，在初期尽量满足孩子的要求，以此逐渐扩展孩子的良好行为。

想办法调动孩子的热情，提高专注力，多表扬、多关注、多奖励，激发孩子的动力，把做得好的事情固定下来。

通过社交技巧培训、家长学习应对方法培训和药物治疗增加孩子的成功体验、能力和自尊心，让 ADHD 孩子的能力用在正确的目标上。

支援 LD 儿童的重点

多数学习障碍患者会出现无法读懂文字、会看错相似文字或助词、读串行、对内容短期或长期记忆困难等症状。

书写障碍患者会出现书写时字的细节不正确、写汉字时多出或缺少笔画、字迹潦草、字体大小控制不当、无法抄板书等症状。

算数障碍患者会出现无法理解数字的大小、无法理解升序和降序、无法理解分数和小数点的意义、无法理解图形的意义等症状。

可以通过在阅读时将文字放大、在单词之间加入空白、使用尺子防止串行、加大书写格、减少书写量、使用电脑、数数时使用具体物品来让孩子理解数字的概念等方法进行支援。重点在于调整教材与教育方法，放缓速度并反复学习进行积累。

孩子注意力无法集中时可以稍做休息，设立容易达成的小目标，在孩子取得成果时积极认同，让孩子体会成功的感觉。

重点在于最大限度地利用孩子的能力。患有书写障碍的人可以通

社交技巧培训与家长培训

社交技巧培训是指交流、参加集体行动、情感和行为控制、认知自身与他人等项目的培训。家长培训能让家长更好地理解孩子的特征，学习教育和应对方法。

过使用电脑书写来降低对写文章的抵抗心理，从而大幅度提高学习能力。家长也需要对孩子进行合理的学习支援。

注意事项

● 指导的基础是解决本人的困惑。需要明白孩子并非懒怠，而是仅靠本人的努力无法解决。因此需要理解孩子的特性，并进行适当的支援。

参考文献

● 内山登紀夫，水野薫，吉田友子（2002）『高機能自閉症・アスペルガー症候群入門：正しい理解と対応のために』中央法規

● 尾崎洋一郎，草野和子（2005）『高機能自閉症・アスペルガー症候群及びその周辺の子どもたち：特性に対する対応を考える』同成社

● 尾崎洋一郎，池田英俊，錦戸恵子，草野和子（2001）『ADHD 及びその周辺の子どもたち：特性に対する対応を考える』同成社

● 尾崎洋一郎，草野和子，中村敦，池田英俊（2000）『学習障害（LD）及びその周辺の子どもたち：特性に対する対応を考える』同成社

● 藤村出，服部智子，諏訪利明，内山登紀夫，安倍陽子，鈴木信五（1998）『自閉症のひとたちへの援助システム：TEACCH を日本でいかすには』朝日新聞厚生文化事業団

● 佐々木正美，内山登紀夫，村松陽子監修（2001）『自閉症の人たちを支援するということ：TEACCH プログラム新世紀へ』朝日新聞厚生文化事業団

11 智力障碍

婴儿从呱呱坠地开始，生命有了新的开端。慢慢学会翻身、爬行、走路，同时开始观察周围和自身，玩着玩具、听着声音，然后学会语言。通过这一连串的发育来适应新的环境，这种适应能力称作智力。

智力的原点是感觉，逐渐形成意识后成为认知，多种认知叠加后成为认识。认识带来概念，并由此产生心理活动，进行思考、判断、计划等。以上这一系列的过程是通过记忆进行学习，最终成为智力。

因此，感觉、认知、认识带来的能力与体验、经验带来的成果构成智力。前者称为流动智力，后者称为固定智力。认知的处理过程有两种：分次处理与同时处理。当孩子患有发展障碍时，不应仅看到孩子做不到的地方，应该将眼光放在孩子能做到的事情上。

疾病表现

新生儿视力不到 0.1。在 3 ~ 6 岁时发育至 1.0 以上，此时的发育需要"看"的体验。随着能看到的范围逐渐扩大，在几个月时除了口和眼，还可以识别整体面部，从此时开始"认人"。12 个月开始，通过眼部运动可以流畅地进行追视（slow pursuit eye movement），此时开始学习位置觉、运动觉等综合空间概念。

与此同时手指的灵活性（功能分化）从抓握反射（grasping reflex）开始，至 12 月龄时可以获得尺侧抓握（ulnar grasping）、手掌抓握（palmar grasping）、桡侧抓握（radial grasping）、桡指握（scissors pinch）、指尖捏（tip pinch）等动作。4 个月左右开始出现手眼协调（hand grasping）与双手动作（hand–hand connection），7 个月出现的换手动作是将视觉、触觉、运动觉、位置觉等信息整合、概念化后获得的能力。

声音进入耳朵后，从内耳传至听觉区，在缘上回下部进行音韵识别后认知为语言。同时与大脑皮质下储备的经验信息（长期记忆）进行对照、组合音韵形成理解性言语，构音成为含有信息的交流性言语。容易构音的口唇音，加上需求度较高，使"妈妈"成为孩子习得的第一个有意义的词语。

此类的精神活动需要以额叶为中心，将工作记忆等信息在下意识状态下通过海马传递至额顶叶、枕叶等需要长期记忆区进行整理。也就是说，整合后的感觉信息依托脑部神经网络，从记忆发展为学习。因此，可以认为影响学习的因素有以下几点（表 1）。

表 1 ●影响因素与异常病态

影响因素	异常表现
①脑神经发育异常等	小头畸形、巨脑畸形、平脑症、脑裂畸形、脑回异常、皮质异位等。
②神经通路异常	脱髓鞘性疾病、部分癫痫或孤独症谱系障碍等
③神经细胞功能异常	氨基酸或脂质异常、甲状腺功能低下等内分泌代谢异常
④脑炎、脑膜炎、脑室内出血等病变	表现为局部性，伴有颅压升高等。
⑤其他	–

障碍的基本应对（评定）

人类的智力活动由 70 ~ 100 种能力组成，可细分为语言、知识、推理等，长期记忆、短期记忆和处理速度等 8 ~ 10 个层级的广泛能力。这些能力综合起来称为"一般智能"。

智能分为 3 个层次。官方的检查约进行 10 ~ 15、16 项（下列项目），其实际上是多种复合因素的评定结果；4 ~ 6 项广泛性能力，并给予评定。

因此，即便依据官方的检查进行评定也是局限的，且在检查时孩子的能力常常无法正常发挥。因此进行智力发育评定时，不仅需要看检查结果，还需要以孩子回答的方法及其行动为准。

检查多设定在 3 岁左右可以进行的程度，若需要仔细分析原因或进行指导，则需要具有学龄期以上的能力。

对于 6 岁以下的幼儿，细致分析与评定其能力十分困难。因此需要对其言语、社会性、精细运动等功能与标准发育进行比较。因此以发育指标（发育年龄）进行智力评定的较多。

另外，重度发育迟缓不应以年龄判定评定结果，而应以其发育年龄为基础进行判定，可以更简单地获知其发育情况。主要的发育检查概括如下（表 2、表 3）。

11

智力障碍

157

表 2 ●主要的发育检查

检查名称	适用年龄	评定项目
远城寺式婴幼儿分析发育评定	5 岁以下	移动运动、手的运动、基本习惯、人际关系、说话、语言理解
KIDS 婴幼儿发育标准	7 岁以下	大运动、手指操作、语言理解、语言表达、概念、对儿童的社会性、对成人的社会性、教育、用餐
新版 K 式发育检查	出生 3 个月以后	姿势、运动、认知、适应、言语、社会
J–MAP（婴幼儿发育筛查 日文版）	2 岁～6 岁	感觉 – 运动、协调性、语言、非语言、复合能力
PTV（绘画言语检查）	3 岁～12 岁	语义理解能力
LC 标准	6 岁以下	言语表达、言语理解、交流能力
PEP– Ⅲ（孤独症、发展障碍儿童诊断检查）	2 岁～12 岁	认知、言语表达、言语理解、细微运动、大运动、视觉 – 运动模仿、感情表达、与人交流、运动特征、言语特征
WPPS Ⅰ – Ⅲ智力检查	2 岁 6 个月～7 岁	IQ 全项检查（FSIQ）：言语理解、感觉推理、语义综合、处理速度
S–S 法语言发育迟缓检查	1 岁～6 岁	语言的表达、理解：词汇、两词句、三词句、语序、助词

表 3 ●主要的智力检查

检查名称	适用年龄	评定项目
韦氏儿童智力量表（WISC）– Ⅳ	5 岁～16 岁 11 个月	IQ 全项检查（FSIQ）、语言理解、知觉推理、工作记忆、处理速度
考夫曼儿童成套评估测验（K–ABC）– Ⅱ	2 岁 6 个月～19 岁	（语言的）学习、继时、同时、计划、学习（语义、读、写、计算）、长期记忆、短期记忆、视觉处理、流动智力推理、固定智力、量的知识、读写
戴斯·纳格利尔里认知评估系统（DN–CAS）	5 岁～18 岁	计划、注意、同时处理、继时处理
田中·比奈Ⅴ	2 岁～成人	智商（IQ）与精神年龄（MA）(14 岁以后可进行固定智力、流动智力、记忆、理论性推理分析)
LCSA	小学 1 年级～4 年级	文本和文章的听觉理解、语义和定型句的知识、说话的表现、灵活性、素养（读音、理解文章、音韵意识）

注意事项

疗育时应遵循以下指导原则（表4）

表4 ●疗育的原则

简单易懂	根据每个孩子的交流能力与特点进行指导
建立每个孩子生活阶段的展望，设定现阶段可以完成的任务	需要根据孩子的成长状况设定任务
多表扬	在孩子成功后应给予表扬，并增加其成功体验。责骂只会产生不好的效果
禁止的事项应严格遵守	需要让孩子坚决遵守规则，绝不妥协
暴力教育只会产生反效果	孩子在进入学龄期后才能正确判断因果关系。若孩子不能明白原因，则打骂也没有意义。应以平稳的语调引导孩子。孩子调皮时也不要过多责骂（low arousal）
尊重孩子的个性	不要过度介入孩子，也不要将大人的想法强加于孩子
相信自己的孩子	孩子基本都是纯真的，也有生来常常不安、易怒、文静等性格。这和胎儿期的环境与婴儿期形成依恋等环境因素相关。但家长都需要理解并接受孩子（共感与理解）
不要只依赖家人	通过医疗、福利、教育、行政支援构建疗育环境。孩子茁壮成长需要安全、安心的环境
以解决孩子的烦恼为基本	绝不能懈怠，也要让孩子明白仅靠一个人的努力是无法成功的。理解孩子的个性，并进行恰当的支援

11

智力障碍

1 健康管理与普通护理

对于难以表达疼痛与痛苦的孩子来说，健康管理能够在日常生活中尽早发现异常。

本节将对如何把握孩子的"日常状态"、通过对身高体重进行健康管理、口腔（鼻腔）吸引的手法和预防与处理家中感染进行介绍。

健康管理① 掌握孩子的状态

进行孩子的健康管理时，最重要的一点是尽早发现孩子的状态变化。对于难以表达自身意愿的重度残障儿童，家长用自己的五感注意观察孩子的生命体征与面部表情的变化十分重要（表1）。

重点
- 掌握孩子的日常状态
- 通过测量数值了解孩子的健康状态，并进行应对

表1 ●察觉孩子变化的六个护理重点

1 仔细看	👁	脸色、呼吸时鼻子的动作、肩部的活动、眼球的活动、身体的动作、表情等
2 仔细摸	✋	体温、肌肉的软硬、皮肤的弹性等
3 仔细听	👂	呼吸音、肠鸣音等
4 仔细闻	👃	鼻、口、耳、尿、便的气味等
5 仔细说	👄	对日常打招呼的反应有无变化等
6 仔细想	🧠	不局限于症状的变化，还要考虑变化的过程与环境变化的关系等，并解决问题

出处：鈴木康之，舟橋満寿子（2017）『写真でわかる　重症心身障害児（者）のケア　アドバイス』インターメディカ，p71

掌握孩子的日常状态

在评定孩子的状态变化时，不应局限于标准数值，应以孩子的"日常状态"为基准进行判断（表2）。

孩子的"日常"健康状态因人而异，有的孩子日常就体温较高或心率偏慢等。

表 2 ●日常状态中需观察的项目

观察	目的	观察要点
精神活动	●观察平时活力、活动性 ●掌握睡眠规律 ●尽早察觉异常	●心情如何 ●表情如何 ●反应如何 ●有无其他变化
呼吸	●观察呼吸相关症状 ●掌握全身状态	●呼吸频率 ●呼吸症状
脉搏	●观察循环相关症状 ●掌握全身状态	●次数、节奏、脉压
体温	●观察是否发热 ●掌握全身状态	●体温上升、降低
血压	●防止体位性低血压（长期卧床抬起头部时） ●掌握全身状态	●测量最高、最低血压 ●脉搏的强弱

知识拓展

观察孩子的食欲

食欲是衡量健康状态的标准之一，与自主神经功能、血糖、睡眠规律等息息相关，另外也受环境（是否安定或放松等）、视觉、嗅觉、味觉等影响。发育迟缓的孩子中有些无法通过哭啼表达空腹，也有定时经管营养难以感受空腹感的孩子。注意观察在他人用餐时孩子是否有想吃的表情。采用经管营养的孩子可以通过胃内容物的量观察食欲。注入食物时不高兴或胃内容物较多都可能是身体状况变化或不良的征兆。在没有食欲时可以尝试给予少量经口补水液后稍等一会儿，胃肠蠕动可能好转，从而提高食欲。

在表现出想吃的意欲时，会分泌并吞咽唾液，食管蠕动带动胃肠活动。对于有误吸风险的孩子，可以和康复医师或治疗师协商，在注入前让孩子舔食少许糖水并进行口腔按摩。

经管营养的孩子也可以享受和家人一起用餐的幸福时光。

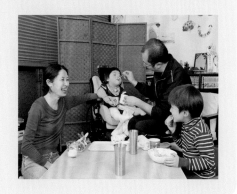

观察呼吸

对呼吸中枢障碍或胸廓变形等呼吸器官有问题的孩子来说，呼吸衰竭将带来生命危险。日常生活的观察对确认呼吸状态十分重要。

首先观察是否有呼吸困难（喘鸣、吸气性呼吸困难、鼻翼呼吸、努力呼吸）、皮肤和嘴唇颜色（有无紫绀），也要检查手脚是否发凉及颜色。然后使用听诊器听取呼吸频率、空气进入肺部时的强弱、两侧差以及呼吸音。若有血氧仪也可记录血氧状态。

呼吸困难

①吸气性呼吸困难

吸气时伴有胸骨上窝、锁骨上窝和肋间隙凹陷。

②鼻翼呼吸

呼气时鼻翼张开。

③努力呼吸

呼吸时胸廓与肩大幅度活动。

详细请参照第 110 页。

测量时的重点

①测量时要安静观察。突然触摸孩子身体会使其紧张，呼吸加快。
②孩子紧张时需要让孩子平静下来再进行测量。
③于安静状态下测量。

观察脉搏

观察脉搏数有无异常。

通常可沿桡动脉轻轻放放上 2 ~ 4 指进行测量。测量困难或孩子患有心脏病等疾病时，可以将听诊器放于心尖部测量心音。

以一分钟为单位进行测量。测量困难时也可测量 15 秒后乘 4。

测量时的重点

①测量时避免让孩子紧张。
②测量前先暖手和听诊器。
③接触前需要先告知孩子。
④脉搏比平常快或慢时需要就医。

观察体温

造成体温变动的原因有很多（表3）。无法表述自己不舒服的孩子每天最少为其测量一次体温，并与"平时"的体温进行比较。体温异常时会显出以下症状（表4），需要注意观察。

将体温计的前端插入腋窝中央，确保接触良好并固定。

对无法应对气温急剧变化的孩子，需要调整室温和选择适当服装进行环境调整（参照第 31 ~ 32，36 页），并舒缓紧张和补充水分（参照第 47 页）。

表 3 ●造成体温异常的原因

症状	原因
发热	●气温、室温的影响 ●肌张力 ●痉挛 ●感染 ●感染之外的炎症
低体温	●气温、室温的影响 ●营养不良 ●深度睡眠 ●运动功能障碍造成的血液循环障碍

表 4 ●疑似体温异常的状态

- ●皮肤比平时更热或冷。
- ●面部发红，脸色差。
- ●表情少，不显笑容。
- ●天气热但不出汗。
- ●紧张异常，无精打采。

测量时的要点

①测量前检查孩子的状态，紧张、兴奋或痉挛时不适于测量。

②在腋窝测量。测量前先将孩子上肢贴合躯干，让孩子安静一会。

③腋窝有汗时应先擦干。

④测量部位不同，体温不同，需要在同一部位测量。

测量血压

一般使用电子血压计测量儿童的血压。

测量部位不同，测得的血压也会有所不同。比心脏低的位置血压较高，比心脏高的位置血压较低。因此尽量要在同一部位进行测量。

测量时的重点

①血压需要在安静时测量。改变体位时应待孩子安定后再进行测量。

②儿童用臂带宽为 8 ~ 9cm，幼儿为 5 ~ 6cm，婴儿为 2.5cm。

③预先决定好测量部位。

健康管理②　　　**身体测量**

需要对孩子的生长状态持续进行评定。根据月龄生长曲线对孩子身高、体重、头围进行评定（参考第 42 页）。

即使孩子各项数值处于平均值以下，只要能持续增长就无须担心。月龄生长曲线突然下降或长期无增长时需要就医。

重点

- ● 根据时间推移选择图表有利于评定孩子的变化。

　　去除口腔、鼻腔内的唾液、鼻涕以确保空气流通，让呼吸更轻松。另外也可以将唾液、食物、饮水、反流的胃液和呕吐物及时吸出，防止误吸。

需要准备的东西

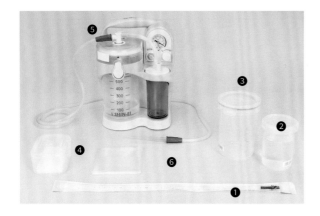

小贴士

吸引导管的尺寸与压力的参考数值

■尺寸
- 对儿童使用时应选用 6.5 ~ 10Fr* 左右
- 实际使用的尺寸应遵循医嘱

■吸引压力的参考值

20 ~ 25cmHg（26 ~ 33kPa）

* Fr：导管尺寸的量度单位 French，简称为 Fr。代表导管的周径。——编者注。

❶吸引导管（适当尺寸）
❷加水的带盖容器

❸保存吸引导管的干燥、清洁的密封容器

重点

- 吸引导管中的水可以使用自来水。
- 容器中的水至少每天更换一次。受污染或浑浊时应及时更换。

❹酒精棉

❺吸引器
❻塑料袋

重点

- 酒精棉也可用酒精纱布、浸酒精脱脂棉等代替。
- 在外无法洗手时可以使用湿巾擦手后，用酒精棉消毒指尖。
- 也可使用一次性手套。

进行吸引的方法

❶观察孩子呼吸状态。

▼

❷洗手。告知孩子将进行吸痰，并将孩子调整为方便吸痰的姿势。

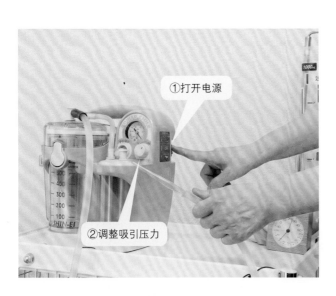

①打开电源

②调整吸引压力

❸准备吸引器。

重点

● 用手指堵住吸引器前端，将吸引压调整为 20 ~ 25cmHg（26 ~ 33kPa）。

❹连接吸引导管与吸引器。

▼

❺用手指弯折吸引导管的连接部位，并慢慢插入孩子口腔（鼻腔）内。松开手指，慢慢旋转吸引导管的同时增加吸引压力，并慢慢拔出。

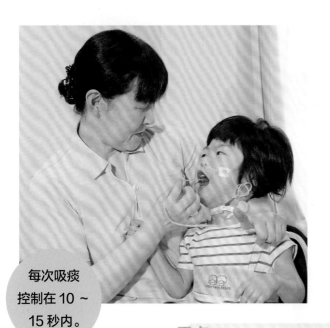

每次吸痰控制在 10 ~ 15 秒内。

【鼻腔内吸痰】

●垂直于孩子面部插入。

●插入长度不要超过孩子鼻至耳的长度。

【口腔内吸痰】

●检查孩子唾液或呕吐物的位置后再进行吸痰。

重点

● 需要连续吸引时，可在两次吸痰之间稍加休息。
● 仔细观察吸引导管内吸出物的量与颜色。

❻吸痰结束后，关闭吸引器电源。

▼

❼吸痰结束后观察呼吸状态，告知孩子吸痰结束，并洗手。

重点

● 吸痰对孩子来说是十分难受的行为，在结束后应给予表扬或奖励。

165

气管吸引有损伤气管黏膜的风险。

另外，气管内需保持无菌，操作时需要注意清洁。

操作前准备（导管干燥保存时）

必需物品与口腔（鼻腔）吸痰基本相同（参照第 164 页）。

下面将列出气管吸痰中需要特别准备的物品。

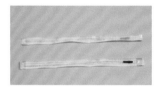

●吸引导管（指定尺寸）

重点

● 插入长度因人而异。使用没有刻度的导管时可以画上记号防止插入过深。

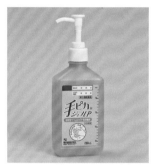

●擦拭型手指消毒剂

重点

● 气管内需保持无菌，在操作前必须消毒手指。
● 在外无法洗手时可以使用湿巾擦手后，用酒精棉消毒指尖。
● 也可使用一次性手套。

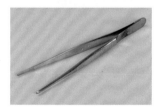

●镊子（必要时）

重点

● 无法保证手部卫生时可以使用清洁的镊子进行操作。

进行吸引的方法

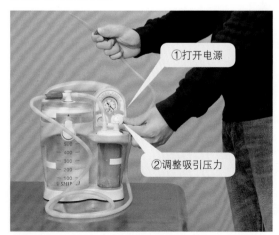

①打开电源

②调整吸引压力

❶观察孩子呼吸状态。

❷洗手。告知孩子要进行吸痰，并将孩子调整为方便吸痰的姿势。

❸准备吸引器。

重点

● 用手指堵住吸引器前端，旋转旋钮将吸引压力调整为 10 ~ 15cmHg（13 ~ 20kPa）。

④消毒手指。

▼

⑤将吸引导管自容器中取出，捏住吸引导管的连接部分，与
　机器相连。

1

健
康
管
理
与
普
通
护
理

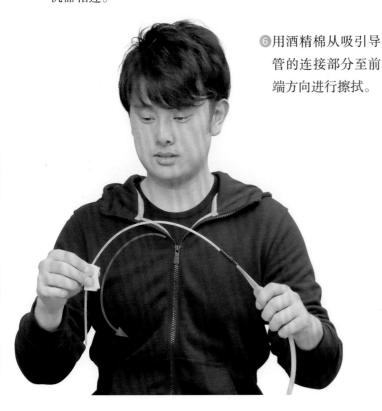

⑥用酒精棉从吸引导
　管的连接部分至前
　端方向进行擦拭。

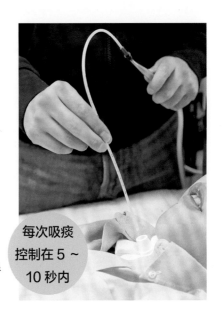

每次吸痰
控制在 5 ~
10 秒内

⑦取下孩子的人工鼻或人工呼吸机管道，进行吸痰。
　捏住比医嘱长度长 2 ~ 3cm 处，慢慢向孩子气管内插入导
　管至指定长度。
　旋转并慢慢提起吸引导管，进行吸痰。

▼

⑧吸痰后，给孩子戴上人工鼻或关闭人工呼吸机的阀门。
⑨沿连接部向前端方向用酒精棉擦拭导管，吸引自来水后放
　回容器内。

* 若需连续吸痰，需要待孩子心跳与面色稳定后重复第⑥ ~ ⑨步。

▼

⑩吸痰结束后，关闭吸引器的电源。
　吸痰结束后观察孩子的呼吸状态，向孩子传达吸痰已结束，
　并洗手。

重点
● 手指也可用酒精棉消毒。

重点
● 在吸引导管插入气管前
　不要碰触其他物体，保
　持清洁。

重点
● 吸痰对孩子来说是十分难
　受的行为，在结束后应给
　予表扬或奖励。

口腔（鼻腔）内、气管吸痰应遵守以下事项。

吸引时	□为了保护鼻或口腔中的黏膜，需要避免在吸痰时插入导管。另外也需要注意吸引压力。 □出血时应暂停吸痰。若必须进行吸痰，则需要降低吸引压力。出血不止时需要就医。 □在用餐中、注入时或结束后马上吸痰可能会引起呕吐，需要尽量避免。 □若吸痰时孩子咬住吸引导管，无须强行让孩子松口，先让孩子放松，寻找松口的时机拔出吸引导管。
外出时	□只携带吸引导管和吸引器外出时，使用后用湿巾、酒精棉擦拭便可继续使用（气管内导管需使用酒精棉擦拭）。 □也可携带多根一次性吸引导管外出。
吸引器的管理	□排液瓶每日清洗。 □排液瓶中放入约 100mL 自来水。如此可避免吸引出的痰粘在瓶内，更容易清洗。
导管存放容器与装水容器的管理	□每日需用洗洁剂清洗一次，用流水彻底清净。 □存放吸引导管的容器在清洗后需彻底晾干后使用。 □装水容器中的水浑浊或减少后需进行更换。 □装水容器内至少每天换一次水。
吸引导管的管理	□吸痰后需要吸引自来水清洗管道内部。 □吸引空气使导管内部保持干燥。 □用酒精棉擦拭吸引导管外侧与连接部位。 □用洗洁剂洗净、晾干后将导管放入带盖容器内存放。 □每天使用新的导管。

知识拓展

气管切开部的日常管理

❶ 保证气管内湿度，以防止痰变硬。

用鼻呼吸时，鼻腔与咽喉会加湿空气。但进行气管切开后便无法对空气加湿，因此气管内的痰会变硬。痰难以排出便会积压在肺中引起肺炎。需要使用人工鼻或吸入器进行加湿。

另外也可使用机器进行排痰（参照第 118 页）。

重点

- 使用人工鼻时，痰容易潴留在内侧，需要仔细检查并清理。纸质过滤器受污染或湿透后应及时更换（人工鼻有过滤空气中污物的作用，若过滤器受污染，则会妨碍空气流通，使呼吸困难）。
- 在家中可以使用吸入器加湿。
- 冬天气温低的时候需要防止室内干燥。

❷ 套管需定期更换。

套管至少每 2 周更换一次。根据孩子情况可能需一周更换 1 ~ 2 次，具体遵从医嘱。

重点

- 需要根据套管状况更换，遵从医嘱进行。
- 若套管被痰填满，则需要立即更换。

❸ 定期擦拭气管切开部与更换纱布，以保持清洁。

气管切开部容易囤积痰等分泌物，与纱布相接的地方容易感染。因此需要擦拭与更换纱布保持清洁。

重点

- 每日需擦拭或更换纱布一次。
- 更换时需观察有无肉芽肿或皮疹。

居家预防感染的基本对策

居家预防感染以护理者的"手卫生"及"使用手套等个人防护道具"为主。下面对预防感染进行说明。

重点

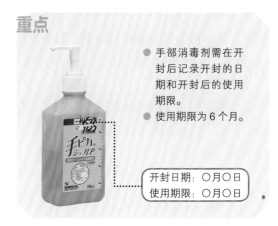

- 手部消毒剂需在开封后记录开封的日期和开封后的使用期限。
- 使用期限为6个月。

开封日期：〇月〇日
使用期限：〇月〇日

- 需彻底贯彻手卫生以防止接触感染。可随身携带一瓶消毒液备用，不添加补充液以防止污染。
- 无须使用消毒液对地板与墙壁等进行消毒，但起居室至少每日进行一次清扫。
- 贯彻手卫生与佩戴口罩以预防飞沫传播。家人不要使用孩子的餐具。
- 服装与垫子可以常规洗涤。洗后需彻底晒干（可晾晒、烘干等）。

重点

- 日常生活中使用的餐具、衣物和垫子等物品不易成为传染源，所以无需过度消毒。

知识拓展

居家医疗的废弃物处理

居家医疗产生的医疗废弃物可归为"一般垃圾"，由各地区处理。日本环境省有"针头等尖锐物品需要送至医疗机构以感染性废弃物进行处理"的规定。实际情况需咨询当地医疗机构。

第 **3** 章

发育援助、
康复指导

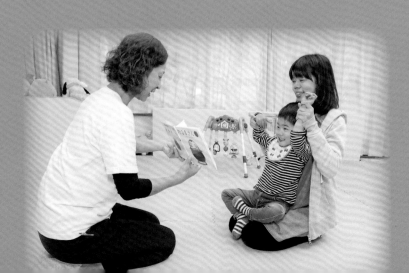

1 发育援助、康复指导中的注意事项

　　尽管疾病造成了功能障碍，但成人与儿童的康复过程各不相同。儿童有着很强的可塑性，因此儿童、成人功能障碍的康复标准不同。成人的症状在 3～6 个月左右稳定，但儿童在这之后仍有可能改善，并在日后出现新的进展。

　　这里对为患有重度障碍儿童进行发育援助、康复指导时的基本注意事项进行说明。

疗育的定义

　　儿童比成人有更强的恢复、代偿能力，同时也有着巨大的潜能。"疗育"则是激发孩子全部潜能的育儿援助。

　　所谓疗育涉及医学、护理学、康复医学、药学，以及环境改造、开发制作辅助器具，心理学与教育学也是其中重要内容。因此疗育需要科学的团队协作。

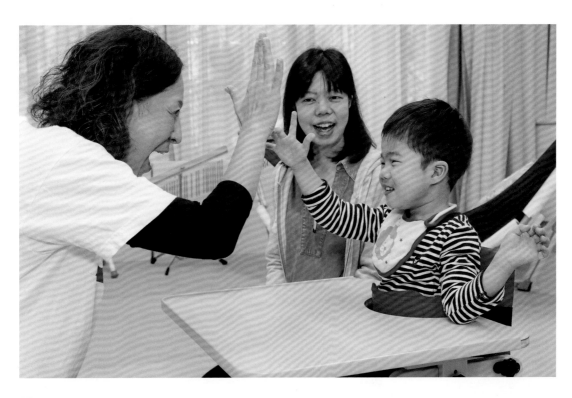

具体来讲，疗育需要根据儿童的发育阶段建立恰当的任务，并以下个阶段为目标进行训练。这样可以更自然、更容易地促进（促通）发育。这类治疗方法统称为"神经发育学训练法"。运动疗法有 Vojta、Bobath 等训练体系，语言指导与教育课程也一样是为了让孩子能够更好地生长发育。若想要提高（扩展）代偿功能，则需要对残留的自主功能进行评定并灵活运用。

生长发育的基础

儿童会不断发育发展，逐渐成长。

发育是儿童身体生长的表现，与个人特征、生活习惯与营养等因素有关。

发展是个人发育情况与活动、环境之间相互作用的结果。经历与体验将对发展造成极大的影响。例如日本人在美国长大的话，那他也是以说英语为主。

姿势运动发育的生理学基础是神经系统的成熟，积累运动经验十分重要。若不体验站立行走，髋关节便不会发育。若儿童患有先天性障碍，每天必要的活动会受到限制，由此产生新的变形与挛缩。瘫痪儿童若无法自主增加运动体验，则需要帮助其补充必要的体验以引导出活动。

儿童在多样的环境中活动成长。为儿童营造恰当的环境与体验是疗育的中心思想。

另外，儿童都有擅长或不擅长的事。引导儿童把擅长的事情做得更好至关重要。

关于临界（感受）期（critical period）

发育有时间限制，错过适当年龄后相关功能将难以发育，此期限称为临界期（或感受期）。有实验罩住新生小猫的一只眼睛，在一段时间后移除眼罩，罩住的眼睛仍然失明，由此证明了临界期的存在。未允许对人类进行临界期的实验。

人类的诸多功能缺乏科学研究数据。但是根据经验，人类有多种功能存在发育（成熟）的期限。大致的临界期如下图所示（表）。

表●发育的临界期	
视力发育	~ 3（6）岁
语音发育（母语）	~ 6 岁
语言发育	~ 12 岁
脑瘫孩子的大运动发育	~ 8 岁左右
脊柱骨骼的成长、变形	~ 20（25）岁左右

因此，自早期开始进行疗育指导十分重要。

超过这个时期后进行以促进发育为目的的功能训练效果就会降低。所以这之后的任务应该以维持功能或建立代偿为目标。

为更好地理解发育进行的援助

关于发育阶段的评定

儿童的发育有一定顺序，并非沿直线进行。运动发育分原始反射期、翻正期、平衡期、协调期。语言发育分前语言期、单句期、连词期、语法期、造句期。对数字的概念也是从 0 ~ 1、2 ~ 5、5 ~ 10，呈阶梯状提升，并非直线发展。包含感觉认知在内的所有发育都呈阶梯状，横向与纵向交替发展。

最重要的是认清各个发育阶段，并了解下个阶段。这是疗育援助的出发点。

疾病的特征

儿童发育延迟的原因多种多样，以染色体异常等先天异常，脑积水、脑瘫、脑血管疾病、脑炎等围产期或出生后出现的疾病为主。病因不同，发育的过程也各不相同。

患先天异常的儿童多伴有发育迟缓，但大多会持续发育。因疾病与外伤等侵害性损伤造成的障碍，可根据保全的部位与障碍部位的损伤程度进行判断。尽管儿童有着较强的恢复能力，但也无法无限度的恢复。失去的功能有着恢复极限。特别是受到疾病影响的受损部位多会停止生长发育，容易使功能障碍常态化。

伴随生长发育，障碍可能会产生变化或出现继发性障碍。难治性癫痫造成的脑损伤与脑瘫会出现变形、挛缩，是其代表性的难题之一。这样的继发性功能障碍是我们需要面对的新挑战。

需要注意预测可能出现的问题，并及时防止恶化。有时也可以利用异常模式中对功能有利的部分。

疗育的基本方针

　　重要的是进行有预见性的评定，设立符合发育阶段的促通任务，根据孩子的不同发育阶段制定援助程序。以消除孩子的痛苦为第一目标，尊重孩子的同时，增强儿童的自主能力，增多能做到的事。

　　疗育的目的是通过提高孩子的能力，保障丰富的生活，增强儿童的自我认同。因此援助孩子的家人与家庭生活也是疗育的一部分。

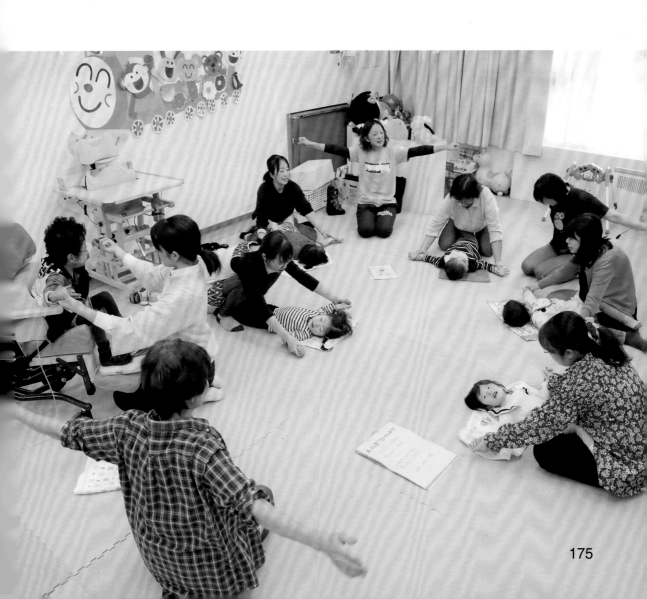

2 运动、姿势发育的援助

运动发育是发展脑中的身体图示的过程。身体向脑输入感觉信息才能让身体图示日渐完成，而他人单方面的活动与辅助不能形成信息。

不应勉强儿童去做无法完成的事情，要和儿童一起找出能做到的事情。

由此可以让儿童注意到自己的身体，培养"自主学习、成长"的能力。这无关障碍的轻重。

儿童身体的发育

早产儿运动感觉的特征

母亲的子宫内充满羊水。胎儿在羊水包裹下活动全身，形成肌肉之间的联系，做好在重力环境下活动的准备后降生。躯干的肌肉在胎龄 30 周后会快速发育，此时胎儿的体重增加，子宫内变得狭窄，胎儿活动受限从而屈曲姿势程度更高。此时会出现为稳定躯干的手足活动。

未经过此类运动体验，在肌肉尚未发育完善的状态下降生的婴儿称为早产儿。

在胎龄 31 周后，胎儿的身体开始被脂肪包裹，从而避免触摸物体造成直接的侵害性刺激。因此胎龄不足 31 周的早产儿多伴有触觉过敏。

侵害性刺激

对皮肤或黏膜造成损伤、带来疼痛的刺激。

触觉是自我安慰的必要因素。但对触觉过敏儿童来讲，触觉反而成了刺激，无法进行自我安慰。因此这类儿童难以进行自我控制与调整。

建立身体图示（脑内的身体地图）

孩子离开母亲后便会不停哭泣，不能适应陌生环境，这并不是"过度爱护"等养育方法的问题。对肌肉尚未发育或触觉过敏的孩子来说，哭泣是他们无法掌握自己身体在空间中的位置，从而产生不安的表现。

我们的大脑会以"用手触摸""用眼睛看""活动身体"的方式，

通过"身体"来获取外界信息（图1）。通过获取的感觉（平衡觉、视觉、本体觉、触觉等）信息，掌握"自己的身体在空间中的状态"，绘制"身体的地图（身体图示，Body Schema）"。此时必需的重要情报即为本体觉。

本体觉信息是来自肌肉、关节的信息。通过肌肉收缩带动关节活动，向大脑输送本体觉信息。

身体图示形成后，也可以促进视觉认知的发育，即通过观察就可以得知物体的手感、重量、该如何使用等。

本体觉信息是发育的关键

难以活动身体的儿童，本体觉信息难以传达至大脑，也就难以在大脑绘制身体图示。

另外，由看护人单方面活动儿童的身体，儿童自己不进行肌肉收缩，导致没有肌肉的感觉信息传至大脑，就意味着大脑不知道肌肉的存在，从而无法下达指令。

重点在于无论收缩的多少，也要让孩子自主进行肌肉收缩。孩子通过向脑中传达本体觉信息更新（重写）身体图示，从而促进生长发育。

图1 ●培养身体图示必要的信息

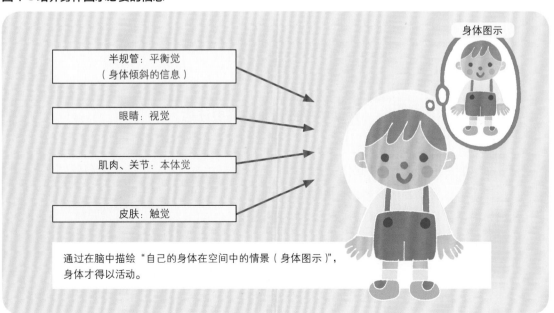

身体图示

半规管：平衡觉
（身体倾斜的信息）

眼睛：视觉

肌肉、关节：本体觉

皮肤：触觉

通过在脑中描绘"自己的身体在空间中的情景（身体图示）"，身体才得以活动。

如何通过疗育促进儿童发育

不应仅看重儿童无法完成的事情，而应该考虑如何帮助儿童将既有能力发展成为更强的能力。儿童已经在做着能做到的事情。因此不应拘泥于他们无法完成的动作，应该发展新的能力。

因此，对运动发育与姿势诱导、姿势辅助的援助中需要留意以下几点。

- 接触儿童时应尽量放松自己。用力过度会导致无法感受到儿童轻微的反应。
- 先从支撑儿童身体、辅助儿童活动开始，有些儿童会因惧怕局部刺激而缩回身体。从儿童自身角度而言，自主活动比被动活动更有安全感。通过跟随儿童一起活动便可以了解下一步是继续发展这个活动，还是向新的方向引导孩子的活动。
- 在活动儿童的身体时，应给儿童反应顺应的时间，慢慢活动。
- 通过呼唤、吸引注意力、给予玩具等行为激发儿童的好奇心。好奇心可以让儿童专注探索周围环境和事物。但是同时给予多个刺激会让儿童产生混乱，需要多加注意。

肌肉的短缩

指肌肉失去伸展能力、硬化的状态。

- 低肌张力的儿童长期不活动会导致从深层的短肌肉开始逐渐短缩。尽管表面肌肉柔软，但深层的肌肉容易变硬，因此需要认真仔细地进行运动。

知识拓展

运动中播放音乐时需要注意

运动时需要让儿童多注意自己的身体。因此需要在尽量安静的环境下进行。

在运动时播放音乐很常见。但播放音乐也可能会转移儿童的注意力，减少对自己身体的注意，不利于儿童感受自己的身体。

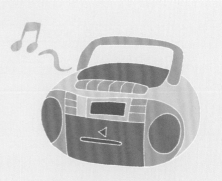

向抗重力方向发育的重要性

抗重力姿势对于所有儿童都是十分重要的。（图2）

并非一定要让所有儿童都必须能够站立，但人类的遗传基因决定了人需要向两足直立方向发展。即便是需要全面辅助的儿童，无法独立完成翻身、坐位或站立的儿童也一样，身体的遗传基因是相同的。

因此对儿童来说，能够体验坐起来和站起来的运动经验十分重要。但这并不是指练习保持静态的坐、站姿势。

我们的坐位或立位虽然看似静止，但实际上一直在进行细微运动，正因这些细微运动才能保持平衡。从卧位至坐位、从坐位至立位的过程中学习运动的方法。两个姿势之间转换时的运动十分重要。

图2 ●抗重力姿势的特点

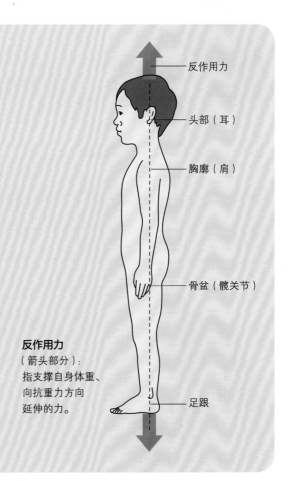

- **头**：头部垂直于地面。用餐时，进食、口的开闭、舌头的活动、吞咽等动作将更加轻松。
- **胸部**：保持在抗重力位时脏器与膈肌下降，可增加肺容量。另外，胸椎伸展则可以让胸廓展开。胸椎屈曲无法进行深呼吸（深呼吸时会挺胸，伸展胸椎）。
- **骨盆**：骨盆过度后倾会导致躯干屈曲、蜷缩，过度前倾会导致腰背过伸，对腰部造成额外负担。因此骨盆在中立位下负担最小。
- **足**：立位下足跟负重，使下肢肌肉在运动链上更加利于活动，骨盆直立。足跟–骨盆–胸廓–头部成一条直线，利于形成左右、前后平衡的姿势。

反作用力
（箭头部分）：
指支撑自身体重、向抗重力方向延伸的力。

反作用力
头部（耳）
胸廓（肩）
骨盆（髋关节）
足跟

婴儿体操是为活动困难的婴儿进行运动练习做准备而进行的，目的是让孩子能够注意到自己的身体。

婴儿体操

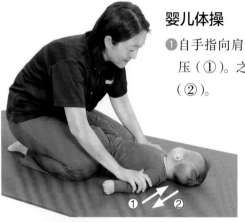

❶自手指向肩关节方向，慢慢地、轻轻地包裹婴儿的手臂进行按压（①）。之后从肩到手方向抚摸，让婴儿感觉自己手臂的长度（②）。

重点

● 触觉过敏的婴儿更容易接受稳定、轻柔的力度。

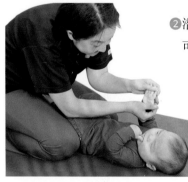

❷沿着手掌慢慢张开婴儿的手。手握得比较紧的也无须强行张开。可以从婴儿的手背向前包裹，弯屈其掌指关节、舒缓手部肌肉。

重点

● 通过手触摸物体判断其构成材质，通过抓握物体理解其形状和重量。了解物体需要充足的感觉信息。因此手部的皮肤与肌肉需要适度的紧张。
● 肘部和肩部的活动依赖手部感觉。想要向上方行进而触摸更多物体的欲望，有助于向立位伸展。
● 护理者单方面抚摸婴儿也无法让婴儿获得感觉信息，只有婴儿自己活动才能让手部获得感觉，从而开始运动学习。

将婴儿手对手，脚对脚。婴儿感觉自身存在，有助于产生运动，建立手足的身体图示。在中立位进行有助于手眼协调性的发育。

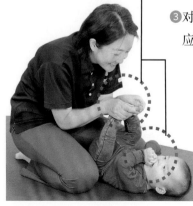

❸对婴儿足部进行同样的步骤。观察婴儿足部被碰触后是否有反应，是否进行活动。

重点

● 为了能用足底支撑身体，婴儿需要掌握支撑区域的感觉信息。皮肤与肌肉适度的紧张时最容易感觉这些信息。
● 足部更容易获取支撑的感觉，便能够支撑体重，为立位做准备。即便无法保持立位的婴儿，足底的感觉也可以促进其臀部与躯干的肌肉活动。

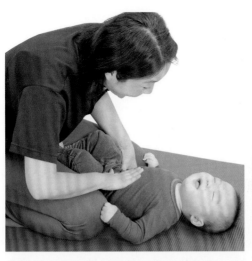

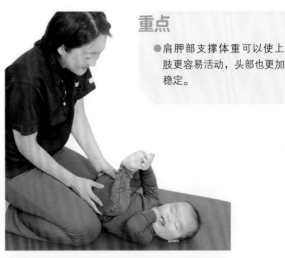

重点

● 肩胛部支撑体重可以使上肢更容易活动，头部也更加稳定。

❹轻轻地收拢婴儿腹部以激活其腹肌。再用手掌顺时针方向按摩其腹部，增强肠道蠕动。

❺轻轻地将婴儿的骨盆推动至身前并向上抬起。如此，孩子的腹部肌肉与下肢可以更容易活动。

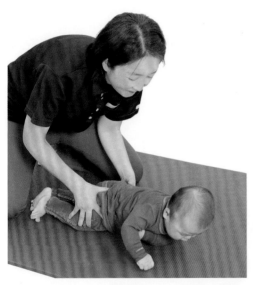

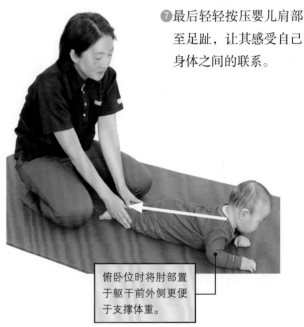

❼最后轻轻按压婴儿肩部至足趾，让其感受自己身体之间的联系。

❻通过下肢活动诱导婴儿翻身。等待婴儿自己旋转躯干并用手部支撑，这一点很重要。

俯卧位时将肘部置于躯干前外侧更便于支撑体重。

发育的基础知识❶　正中轴的发育

在仰卧位进行在身体中线上的"双手相合""双脚相合"的运动可以帮助建立身体正中轴。

身体正中轴是观察和触碰物体时的基础轴。自身的右与左、正中线交叉视线望向身体对侧以及上肢操作都需要左、右脑的整合。正中轴不清晰会导致孩子的空间认知难以发育成熟，因此需要特别加以练习。

181

促进卧位向坐位的发育

长期卧床儿童也有必要促进向抗重力方向的发育。

痉挛型儿童

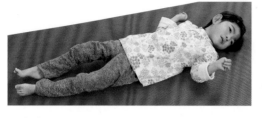

【特点】肌张力高。头部偏向一侧，上、下肢不能平放在床面上。关节屈曲、伸展时抵抗感强，难以活动。

【看护时的重点】自正中轴向外扩展（向重力方向）引导出活动，让孩子感受运动的感觉。

■翻身

建立支撑面后慢慢引导出孩子的活动。

❶在膝下垫上垫子，建立支撑面。如此足底更方便支撑身体，腹肌也更容易收缩，上肢的紧张可以得到缓解。

❷以下侧骨盆为支撑点，自骨盆开始旋转躯干。

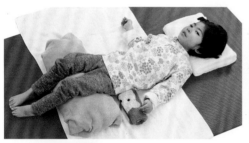

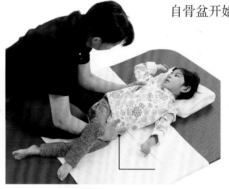

❸等待儿童自主转动肩胛骨与上肢，护理者仅进行少量辅助。

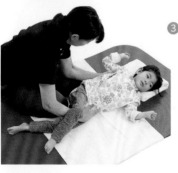

❹牵伸骨盆与肩胛骨之间的部位，保持躯干稳定。

❺通过姿势管理中的良肢位摆放让儿童处于姿势稳定的状态。

躯干稳定后，上肢与眼睛的活动更加轻松。抓握和玩玩具的经验可以为眼手协调和理解物体的发育打下基础。

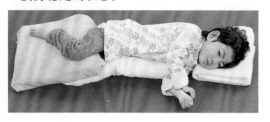

2

■手足体操

分别活动儿童左手与右手、左脚与右脚，可以让其更容易接收感觉信息，有助于形成身体图示。

手部体操

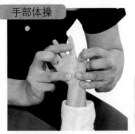 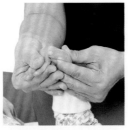

足部体操

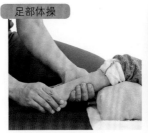 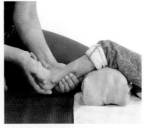

轻轻展开孩子手掌，再屈曲掌指关节，让使用手掌更容易。

上抬、下压踝关节，这两个方向的活动很重要。在卧位足底支撑能让身体更容易舒展，坐位下也可以让身体更容易向抗重力方向伸展。

■穿、脱衣服

将伸手的运动组合进日常生活的动作中。

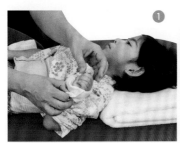 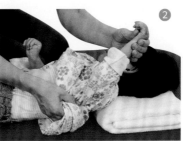

重点

● 穿、脱衣服时进行手部体操。袖子可以引导孩子活动的方向，是构建身体图示的好机会。

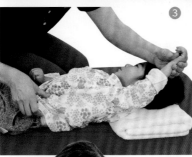 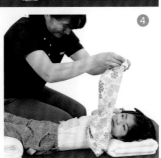

＊肩部下降、肩胛骨内收、髋关节屈曲和外展动作请参照第 248 页。

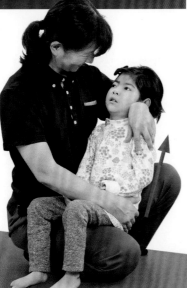

■坐位

是使用眼手进行的学习活动与进食、吞咽的基本姿势。

儿童取辅助坐位。在辅助坐位下骨盆直立、后背得到支撑，身体更容易向图中箭头方向伸展，胸廓容易展开，头部也更容易控制。

■比较

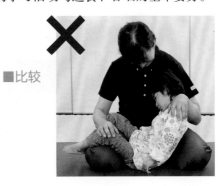

重度手足徐动型儿童

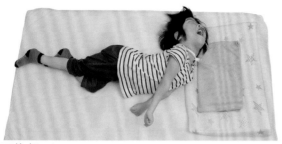

【特点】多见头部一侧压向床面。因此躯干姿势多为非对称的角弓反张。

【看护时的重点】左右对称位下向正中轴集中，慢慢活动形成运动控制。

■抱起

让儿童处于左右对称位，建立正中轴。

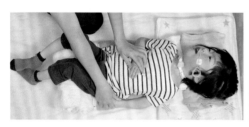

❶作为抱起的准备工作，需要将儿童的身体摆放到容易感觉自己身体的体位。

❷充分屈曲儿童的下肢，促进躯干前部活动。躯干活动可以让后仰的头部处于自由状态。将儿童的上、下肢放于胸腹部且左右对称。

肩部前伸

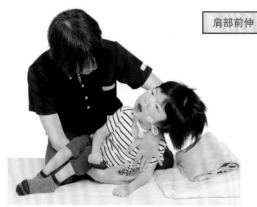

❸让儿童以臀部下方为支撑点，使用躯干前部肌肉起身。

❹儿童肩部前伸，使肩胛骨外展，左右对称的状态下保持姿势稳定，消除角弓反张。另外护理者在其骨盆后方支撑使其躯干更容易向图中箭头方向伸展，更容易控制头部。

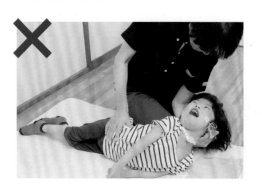

■比较　从头部抱起

从头部抱起儿童会加重角弓反张。

■改善角弓反张状态

　　保持坐位的重点是让儿童的坐骨支撑体重。

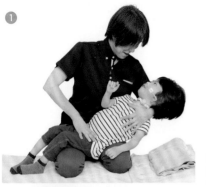

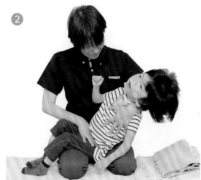

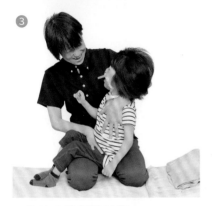

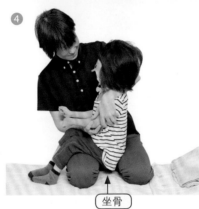

坐骨

❶出现角弓反张时，护理者要先和儿童一起向后退，不能用力对抗。否则会增强其角弓反张。

▼

❷角弓反张缓解后，护理者稳定支撑儿童的骨盆，从后向前扶正躯干，以恢复位置。

▼

❸将儿童的胸部与头部移回骨盆上方。

▼

❹儿童双上肢向前伸出，使头部更容易保持在中立位。

■使用坐位保持装置

　　直至儿童能够坐起，在不断反复的过程中学习以支撑面为基础的身体控制。

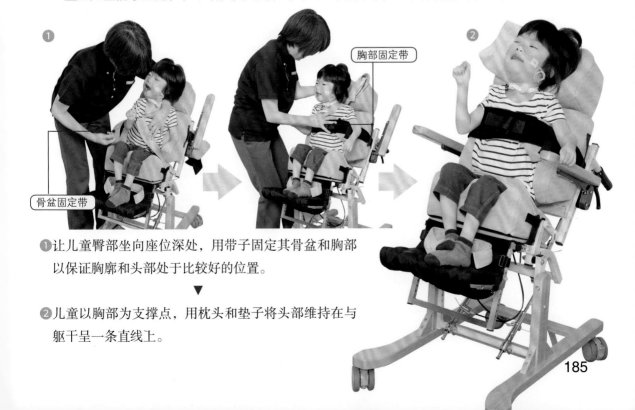

胸部固定带

骨盆固定带

❶让儿童臀部坐向座位深处，用带子固定其骨盆和胸部以保证胸廓和头部处于比较好的位置。

▼

❷儿童以胸部为支撑点，用枕头和垫子将头部维持在与躯干呈一条直线上。

促进坐位向立位的发育

下面对难以独自保持坐位，需要使用轮椅或坐位保持装置而少有坐下动作的儿童如何促进向立位发育的方法进行讲解。

痉挛型儿童

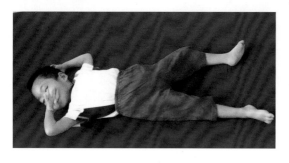

【特点】低肌张力为主，上肢呈"W"状，下肢呈蛙状肢位，可观察到手足等末梢部位变僵硬。

【看护时的重点】通过活动手足促进躯干向抗重力方向的伸展。

■翻身至坐位

通过上肢支撑促进躯干与头部的控制。

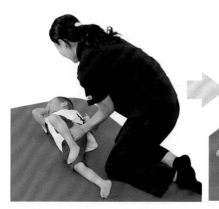

❶从下肢开始向前方旋转儿童骨盆。然后等待儿童自己旋转躯干，并将上肢牵向前方。

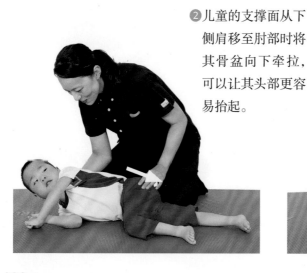

❷儿童的支撑面从下侧肩移至肘部时将其骨盆向下牵拉，可以让其头部更容易抬起。

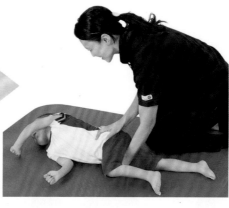

❸将儿童的支撑面自肘部移至手掌的同时，抬起他的上半身。

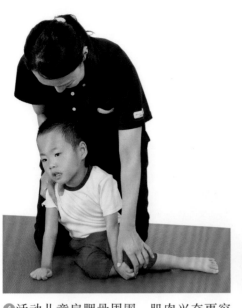

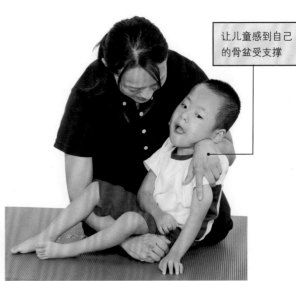

让儿童感到自己
的骨盆受支撑

④活动儿童肩胛骨周围，肌肉兴奋更容
　易让其头部在空间中保持稳定。

⑤手伸至儿童双膝下方。从肩部感觉其坐
　骨支撑身体的同时，将他的臀部放在护
　理者的膝上。

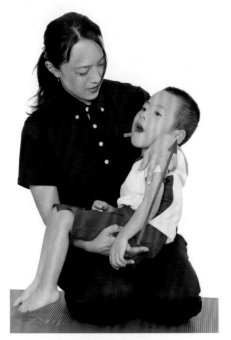

⑥让儿童感到自己身体的支撑面，则
　身体更容易伸展。

■比较：

　　从头部后方与膝盖下方抱起孩子
（下方①～④）会使孩子的骨盆后倾，
驼背，躯干屈曲。

✕

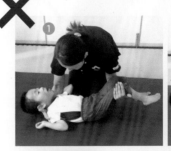

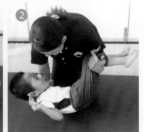

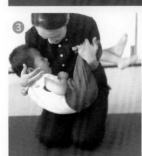

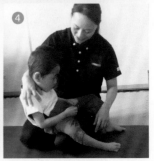

■从婴儿车中抱起儿童

　　为了能让儿童更好地保持坐位，需要将足底支撑躯干伸展的要素加入活动中。婴儿车的构造及儿童体重的影响可能会导致护理者抱起他时前后失衡，需要格外注意安全。

❶护理者抱着儿童的躯干，让儿童的支撑面移至坐骨，且头部能在空间中保持稳定。

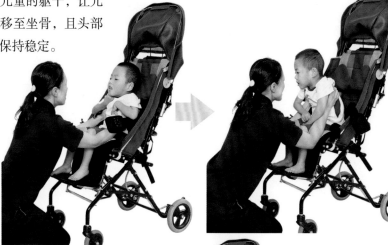

❷然后将儿童的支撑面移至足底，利用反作用力（伸髋关节的力）为其提供站起的机会。

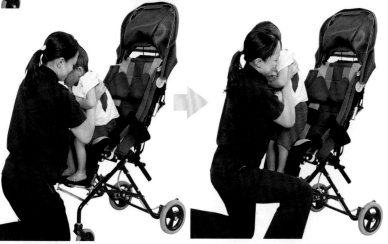

❸张开儿童的双腿并以护理者的骨盆承接其臀部。支撑儿童的后背与头部，其身体更容易向抗重力方向伸展。

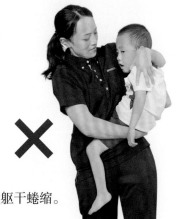

■比较：
　　支撑方法不良，儿童躯干蜷缩。

■坐位至立位

站立的重点是让儿童的足底支撑体重。

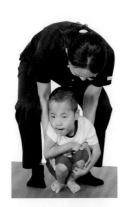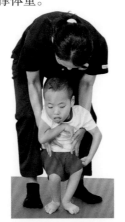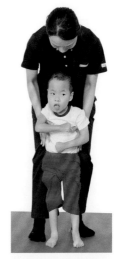

❶儿童身体在后方，下肢在前。

❷儿童感知反作用力（足底蹬地，髋关节伸展的力）的同时站起。

❸护理者在儿童两侧腋下轻轻支撑躯干，身体左右稳定状态下更容易感知抗重力方向。

■手部体操

在坐位下使用手的机会得以增加。使用手可以让坐位更稳定，同时与母亲面对面交流、游戏的机会增加。

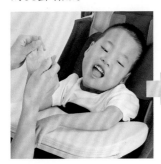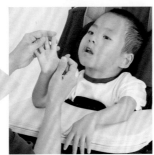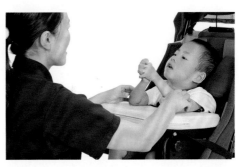

❶激活儿童的手内肌。儿童自行张开手掌可以让身体更加稳定，抬头与眼部活动更加容易。

❷以左、右手为基准可以更好找到身体的正中线。通过用眼与手去拿、触摸、碰掉物体，可以在游戏的同时逐步掌握物体的性质。

■足部体操

站立位需要获取足底的感觉信息。但足部不活动则无法充分接收感觉信息。通过足部体操可以使儿童的足部做好接收反作用力信息的准备。

自足弓附近逐个延展儿童跖骨的肌肉。若不分开进行活动的话，儿童就会将足部当作一个整体而无法细致区分，也就无法为调整和维持平衡而进行选择性收缩。

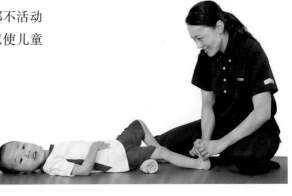

低肌张力儿童

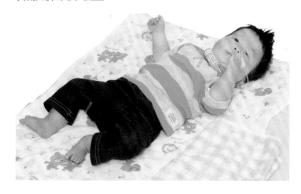

【特点】身体柔软。可以活动但是不善于坐和站等抗重力运动。

【看护时的重点】逐步培养儿童支撑的力量。

■起身

促进儿童自主向左动作以进行运动学习。

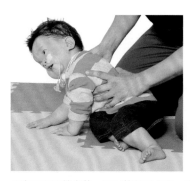 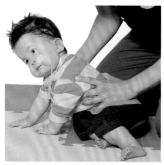 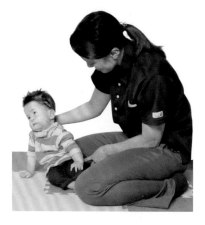

儿童用手支撑身体，同时旋转至坐位。锻炼躯干，使坐位得以保持。

■立位

为形成良好的坐位进行立位练习，为了站立也要进行立位练习。反复进行坐下与站立的动作便可提高下肢的支撑能力，同时也可以改善躯干抗重力的伸展能力。

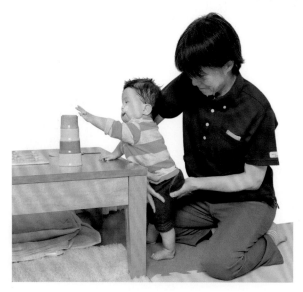

以手的活动方向为目标，诱导儿童用力向此方向站起。

站立时不仅需要足部肌肉充分收缩，还需要手的支撑。儿童需要先学习用手支撑站起，左右稳定后屈伸下肢以提高支撑的能力，再学习掌握平衡的方法。

■生活中的其他姿势与动作

纵向抱

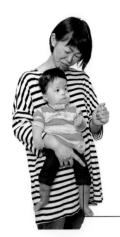

纵向抱可以让儿童躯干最大限度的活动。将儿童的臀部靠在母亲的一侧骨盆上可以让躯干更容易伸展（立位的准备）。

不要给予过度支撑

侧卧位进行

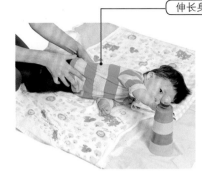

伸长身体

让儿童在侧卧位下躯干充分旋转，以激活核心肌群。

俯卧位的练习

玩玩具。伸手抓玩具可以带动左、右支撑面转移及躯干旋转，儿童玩的同时向各方向摆动他的身体可以提高支撑的能力。

坐位下的练习

如果儿童可以支撑，母亲仅须稍支撑其身体便可保持坐位。可以让儿童的注意力集中在桌上。

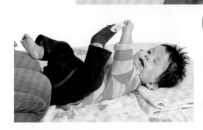

穿、脱袜子

可以略微抬起孩子的骨盆让孩子自己脱袜子。脱袜子时下肢上抬，躯干肌肉兴奋，手足眼协调可以促进身体图示的形成。

发育的基础知识❷　视觉认知的发育

视觉认知是只通过看就可以知道物体是什么的能力。同一物体从不同方向看会有所不同，而且物体的使用方法不止一个。儿童通过玩可以多角度感知物体，例如发觉物体类似的特性，从而学会搭积木。

另外在这个时期中，形体的不变性（即便有一些区别也能认识到是同一物体）、图形与背景（排除周围无关部分，仅认识想看的部分）这两个能力得以发育，孩子对周围的世界有了更深刻的理解。

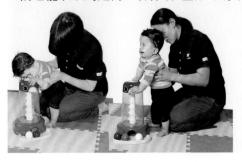

小贴士

趴在肚子上

●婴幼儿时期头部比例较大难以支撑，因此难以保持俯卧位。可以让大人抱着孩子，扶住其后背让孩子趴在肚子上。

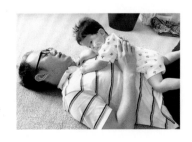

促进立位到步行的发育

下面对如何促进尚无法独自站立或需要抓扶才能站立的儿童的发育进行讲解。

痉挛型双瘫儿童及骨盆至下肢僵硬儿童

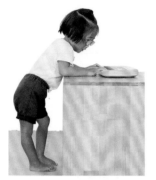

【立位的特点】膝反张（膝关节向后过伸）且骨盆偏向一侧。难以完成下肢的灵活运动（支撑或活动）。

【看护时的重点】学习足底支撑下进行运动。

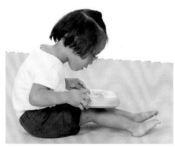
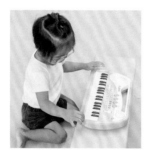

【坐位下的特征】长坐位下躯干蜷缩，为了伸直后背多处"W"型坐姿。

【看护时的重点】儿童容易髋关节内旋并有脱位的危险，因此需要让其掌握多种坐位姿势。

■立位

学习如何正确传导反作用力，为立位打下基础。为了能让孩子的腹部和臀部的肌肉更容易收缩，可以通过桌子（▲部分）建立参照点，腹肌和臀肌的收缩可以使骨盆、胸廓、头部的连线落在足部，也可以完成身体沿正中轴旋转。由此可以形成以自我为中心的视觉，并可以通过上肢操作物体，为视觉认知打下基础。

■比较：

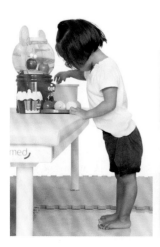
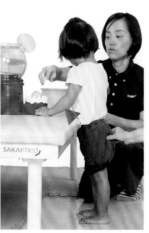
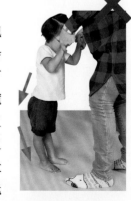

从前方拉拽孩子，孩子也会向后下方用力下压，加重孩子髋关节的屈曲，反而会强化膝反张。在这样的状态下行走下肢无法抗重力伸展，因此孩子独自行走时速度会变慢。

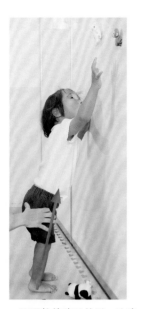

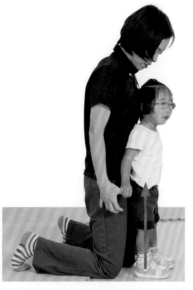

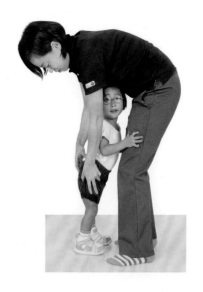

不要拉拽孩子的手，让孩子面向墙壁玩耍。

将支撑点放在足跟，伸展脊柱。孩子意识到后面是安全的便可以自行伸展。

给孩子穿裤子时可以利用此姿势。支撑点放在足跟可以利用机会伸展髋关节。

发育的基础知识❸　来自足底的感觉信息

立位时来自足底的感觉信息尤为重要。通过来自足底的信息，可以了解足底接触面的软硬程度与倾斜角度等信息，根据这些信息便可掌握站立的最佳方向。如果无法获取足底感觉（如跪坐久后脚麻时），肌肉即便有力但也无法知晓应该如何站立最好。

为了使足底更好地获取感觉信息，需要足底的肌肉有适度的柔软性并处于可以活动的状态，踝关节的活动对掌握立位平衡十分重要。

使用矫形器时难以从足底获取信息。此时需要与治疗师协商是使用足弓垫、辅助带或带支柱的矫形器装具，还是鞋垫。

■推车步行

学习躯干旋转与单侧下肢的支撑。

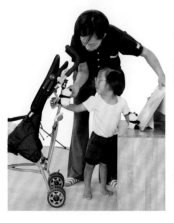

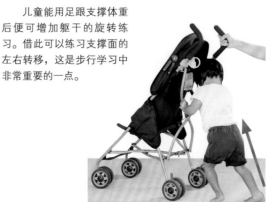

儿童能用足跟支撑体重后便可增加躯干的旋转练习。借此可以练习支撑面的左右转移，这是步行学习中非常重要的一点。

推车步行的练习可以促进躯干，尤其是腹部的运动，使反作用力更容易向抗重力方向发挥作用。

■使用助行器

需要评定孩子是否能通过反作用力进行站立、行走。

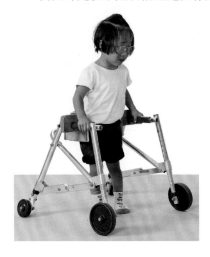

小贴士

关于助行器

● 引发出孩子最大的能力有时需要使用助行器，但使用时需充分探讨孩子将来的可能性并谨慎使用，避免借助助行器行走成为代偿性运动。

● 孩子在足部未做好支撑准备时使用助行器，会出现仅用手支撑身体、用脚蹬地面进行移动的情况。这会让独立步行变得更加困难。

● 需要充分讨论要使用哪种助行器最好。

■比较：

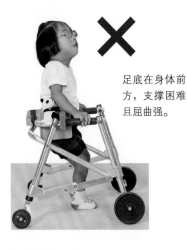

足底在身体前方，支撑困难且屈曲强。

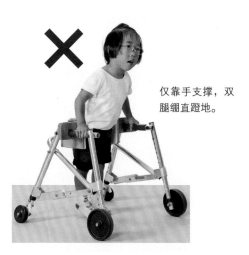

仅靠手支撑，双腿绷直蹬地。

■生活中的其他姿势与动作

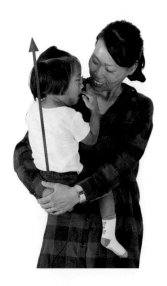

纵抱

孩子双髋关节展开，以护理者的骨盆支撑其体重，可以让孩子的身体更容易向抗重力方向伸展。

穿、脱袜子

稳定身体后活动下肢。左、右侧进行不同的运动是步行的必需要素。在同一方向穿袜子可以更好地学习足部在穿袜子时的运动方式（足部运动学习），同时也可以学习怎样拿袜子更容易穿，帮助孩子自理。

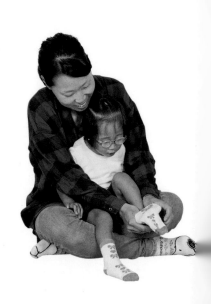

生活所需的各种姿势与人

孩子每天在积累各种的经验中成长。一年四季有很多快乐的事。生活中需要学会放松坐位、出门时的坐位、学习时的坐位、排痰时的俯卧位、辅助下的坐位等姿势。另外孩子也会在与人的交往中发现自我并得以成长。

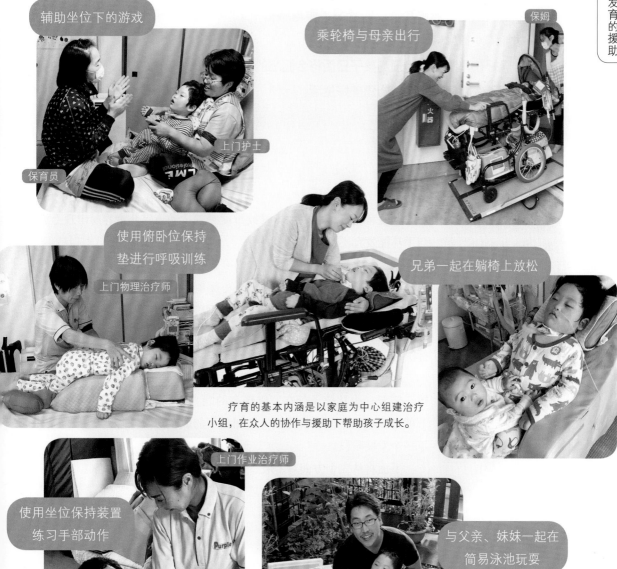

辅助坐位下的游戏

保育员

上门护士

乘轮椅与母亲出行

保姆

使用俯卧位保持垫进行呼吸训练

上门物理治疗师

兄弟一起在躺椅上放松

疗育的基本内涵是以家庭为中心组建治疗小组，在众人的协作与援助下帮助孩子成长。

使用坐位保持装置练习手部动作

上门作业治疗师

与父亲、妹妹一起在简易泳池玩耍

3 上肢、手功能的发育

孩子们通过手与环境（人与物）的交互理解自身与周围环境。上肢与手功能的发育不仅反映了"运动功能"的状况，更与感觉－知觉－认知功能的发育，心理、社会功能的发育息息相关。

最好在早期就开始预测孩子日后将会面临的不利情况，根据孩子的情况适当的促进发育，保障学习机会，构建美好生活。

促进上肢与手功能发育的基本援助

感觉运动障碍

表现为自发活动少，习惯于有限的运动模式，特殊的感觉等。

在发育初期，肌张力异常或重度感觉运动障碍儿童容易出现上肢与手功能发育不良的情况。

为了起到促进发育的作用，需要孩子掌握手的使用方法，并应充分理解进入下一个发育阶段需要做好哪些准备，因此我们需要了解孩子"正常发育过程中上肢与手功能是如何获得的"。充分了解孩子上肢与手功能的发育状态并预测下一个发育阶段，制定恰当的援助目标、选择合适的教材及设定环境等。

另外，在为孩子选择目标练习的动作时需要避免让孩子感到挫败，需要一个让孩子处在"以现在的能力刚好可以完成""稍微努力下就可以成功"的成长环境，增加孩子的成功体验，有助于孩子迈向下一个发展阶段。

下面将从三个方面对上肢、手的基本动作发育进行讲解。

❶够取（reach）

❷抓握（握：grasp，捏：pinch）

❸放手（release）

对够取动作（reach）发育的援助

伸手动作的定型发育

● 2 ~ 3 个月

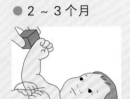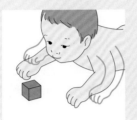

- 正常伸手够取动作的发育，大幅度挥动上肢和用手拍打物体，扒、搂动目标物体。

● 4 ~ 5 个月

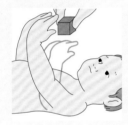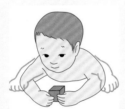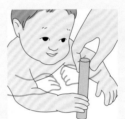

- 双手够取的阶段。
- 开始向前方够取。
- 够取与抓握同时出现。

● 6 ~ 7 个月

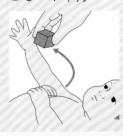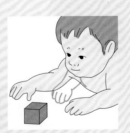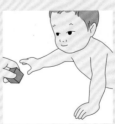

- 开始伸出一侧上肢。
- 在视觉引导下可直接够取。
- 在游戏中可以自由使用双手。

● 8 ~ 12 个月

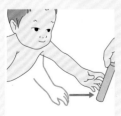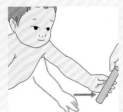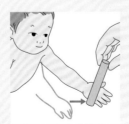

- 适度的手指伸展，腕关节背伸，能轻松抓握并伴有旋后的够取运动。
- 坐位下姿势控制能力提高，因此可向各方向伸手。

197

促进发育援助时的关键点

- 肌张力异常（弛缓或过度紧张等）造成自发性运动缺失，导致孩子容易形成定型的姿势或有限的姿势运动模式。这类孩子没有体验新生儿从屈曲优势状态下伸手（伸展）的机会，最终可能会导致肩、肘、腕、前臂、手指的挛缩或变形（照片）。因此需要尽可能地帮助孩子维持或保障肩、肘、手腕、前臂、指关节的活动，以促进活动中所需肌肉发育至所需长度。
- 活动方法需要根据孩子的实际情况判断。
- 对年龄尚小的孩子，护理者可以边唱歌边帮其活动手，在轻松愉快的氛围下每天进行各种上肢活动。
- 在活动中为孩子创造向各方向伸出手的机会。

照片●挛缩

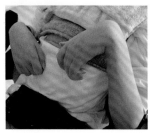

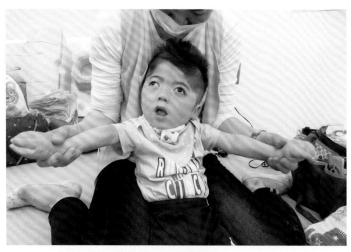

重点

- 在放松姿势下缓解紧张。
- 对短缩的肌肉与肌腱施加压迫并慢慢延展。
- 在可活动的范围内慢慢活动。

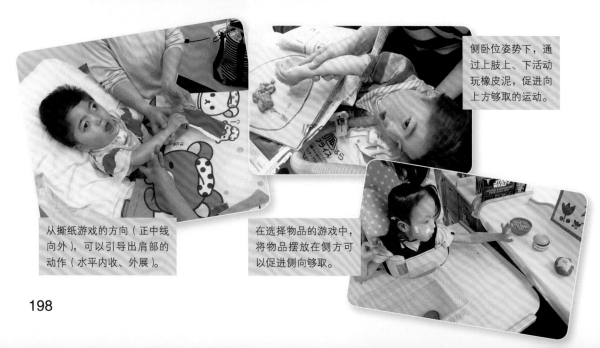

从撕纸游戏的方向（正中线向外），可以引导出肩部的动作（水平内收、外展）。

在选择物品的游戏中，将物品摆放在侧方可以促进侧向够取。

侧卧位姿势下，通过上肢上、下活动玩橡皮泥，促进向上方够取的运动。

对握（grasp）和捏（pinch）发育的援助

抓握的正常发育

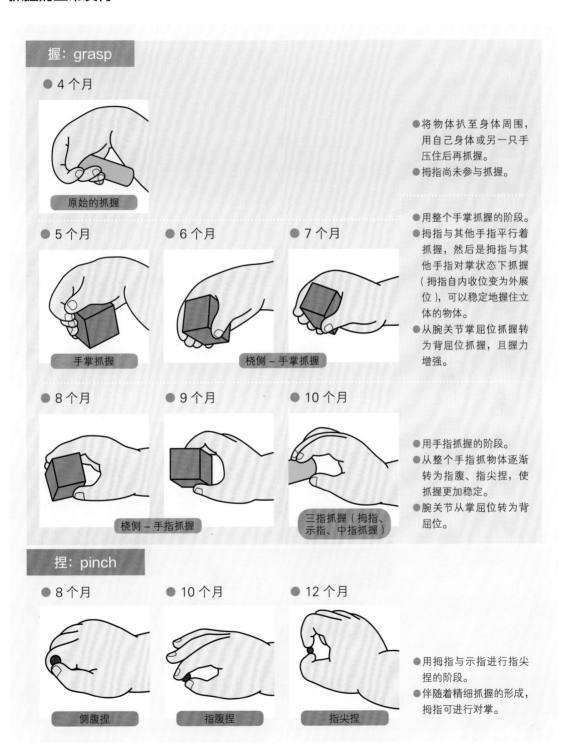

握：grasp

● 4 个月

原始的抓握

● 将物体扒至身体周围，用自己身体或另一只手压住后再抓握。
● 拇指尚未参与抓握。

● 5 个月

手掌抓握

● 6 个月

● 7 个月

桡侧－手掌抓握

● 用整个手掌抓握的阶段。
● 拇指与其他手指平行着抓握，然后是拇指与其他手指对掌状态下抓握（拇指自内收位变为外展位），可以稳定地握住立体的物体。
● 从腕关节掌屈位抓握转为背屈位抓握，且握力增强。

● 8 个月

桡侧－手指抓握

● 9 个月

● 10 个月

三指抓握（拇指、示指、中指抓握）

● 用手指抓握的阶段。
● 从整个手指抓握物体逐渐转为指腹、指尖捏，使抓握更加稳定。
● 腕关节从掌屈位转为背屈位。

捏：pinch

● 8 个月

侧腹捏

● 10 个月

指腹捏

● 12 个月

指尖捏

● 用拇指与示指进行指尖捏的阶段。
● 伴随着精细抓握的形成，拇指可进行对掌。

199

促进发育援助时的关键点

● 为了不让孩子的抓握固定在原始状态，需要孩子伸展手指，孩子通过体验张开手指的动作，保障抓握必需的手的张开、拇指展开及腕关节运动等关键动作。

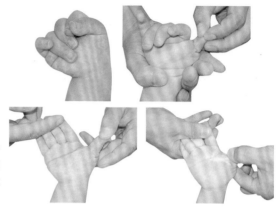

在手掌与手指张开状态下接受触摸的体验，对促进触觉发育非常重要。

● 孩子能随意进行抓握动作后，可以获得对各种材质、形状、重量的物体的抓握体验，手开始适应对象物体的形态，手的触觉得以发育。

● 无论何种抓握方法，即便抓握不充分，只要使用便于抓握、触感好的素材进行抓握游戏，便可增加孩子对手的感觉，促进手部功能发育。

● 可用如下素材进行抓握游戏。

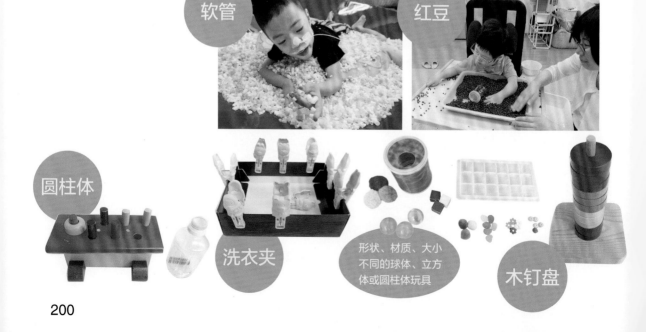

软管

红豆

圆柱体

洗衣夹

形状、材质、大小不同的球体、立方体或圆柱体玩具

木钉盘

放手（release）发育的援助

放手的正常发育

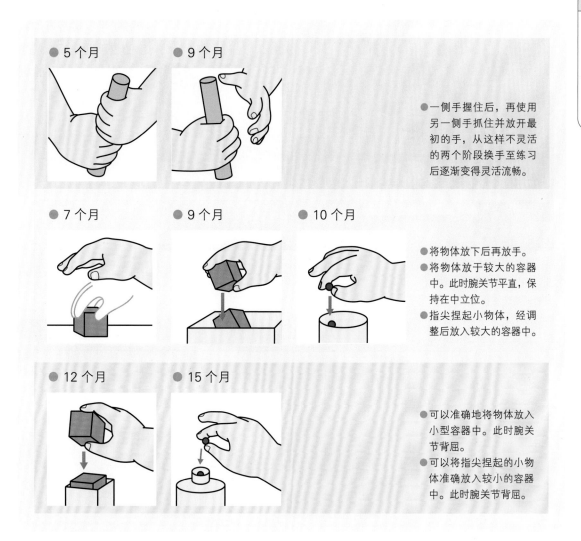

● 5 个月   ● 9 个月

● 一侧手握住后，再使用另一侧手抓住并放开最初的手，从这样不灵活的两个阶段换手至练习后逐渐变得灵活流畅。

● 7 个月   ● 9 个月   ● 10 个月

● 将物体放下后再放手。
● 将物体放于较大的容器中。此时腕关节平直，保持在中立位。
● 指尖捏起小物体，经调整后放入较大的容器中。

● 12 个月   ● 15 个月

● 可以准确地将物体放入小型容器中。此时腕关节背屈。
● 可以将指尖捏起的小物体准确放入较小的容器中。此时腕关节背屈。

促进发育援助时的关键点

● 屈曲（握拳）的肌肉紧张度较强时，可通过舒缓紧张让孩子体验手张开的感觉。在手张开的状态下，通过抚摸、感觉压力等培养孩子对触觉与本体觉的感受。

● 放手动作中，放开时的难易度与腕关节的位置有关。对强握无法顺利进行放手动作的孩子，可以在孩子要放手时将腕关节处于掌屈（手向下压），手便更容易放开。让孩子经历更多可以轻松放手的体验，学习自行控制。

- 根据孩子放手操作的完成状态，制定可以让孩子感到乐趣的游戏课程环境。
- 注意抓握物体的材质、大小、触感，这样能够让孩子体验到好的成果，激发孩子对"放手"这一动作的积极性，建立操作的目的性，从中了解因果关系。
- 孩子可以进行有控制的放手动作后，适当变更抓握物体的大小、形状、容器开口的大小与形状等，从能完成的简单动作开始逐渐增加难度。

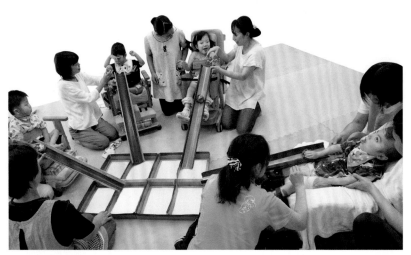

孩子能做到"握住、放开"但难以放到目标区域时，需要调整环境和游戏，什么时机放手，放到哪里都会导致一定变化，产生不同的后果（声音或转动等）。

放进开口较大的容器中

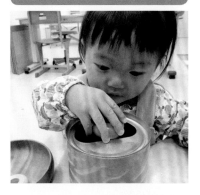

放进开口较小的容器中

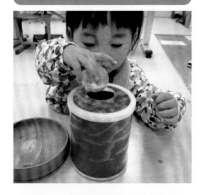

捏住较小的物体放入容器

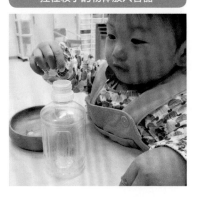

防止物体倒塌，调整的同时放下

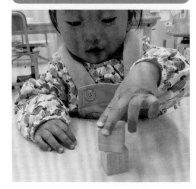

促进手眼协调性发育的援助

**为了操作更有效率
必需的视觉要素**

● 眼与手的协调

● 持续看着物体（注视）

● 眼可以跟随物体移动（追视）

● 分辨物体形状与大小的不同
（视觉分辨、识别）

自发育初期开始，手与眼就有着密切的联系。例如"观察物体，并向物体伸出手"的动作中就需要手眼协调动作，在发育初期是"将视线朝向手摸到的物体"的关联性动作。特别是在出生 6 个月以后，手的动作、手的触觉、视觉情报信息三者统合后，眼睛可以诱导手的动作，让手的功能精细化、多样化。

眼睛在头部，上肢与肩相连。头部跟随眼睛、肩跟随手臂进行活动，若颈部活动不稳定，就无法很好地控制眼部活动，身体（肩胛部）不稳定的话，上肢也无法自由活动。因此，姿势、移动动作的发育是手眼活动发育的基础（图）。

图●促进上肢功能发育的要素

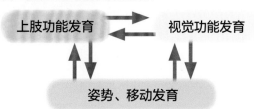

促进发育援助的关键点

● 需要注意：孩子应采用让手处于视野内（看得到、看得清的地方）的各种姿势（姿势调整），更容易使用手的对称姿势（正中位指向）。

● "在视野内"提供给孩子各类道具与玩具，创造"看见后触碰"与"看的同时触碰"的机会，增加孩子对手与对象物体关联性的认识。

辅助坐位

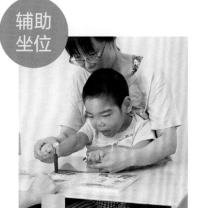

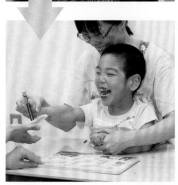

帮助孩子的颈部与躯干处于正中位，同时促进注视、追视和手眼协同的发育。

立位

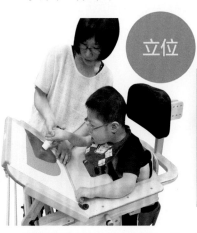

调整桌子的角度或利用阅读架，创造"看的同时操作"的机会。

俯卧位

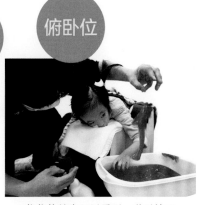

将物体放在可以看到、碰到并可观察到手的活动的位置。

手识别功能发育的援助

通过手进行感知：手作为感觉器官的功能

手的功能不仅限于运动方面，还有着识别物体、区分材质等感觉器官的功能。手指尖精细运动的发育中，感觉的发育（特别是触觉与本体觉）、获取信息的过程十分关键（表1）。

表1 ●精细运动的发育与触觉、本体觉的关系

触觉	以"以什么状态抚摸了什么""感触如何"等触觉信息为基础，结合道具学习使用手与操作物体的方法。
本体觉	自活动手指的肌肉与手指关节产生手指运动的感觉信息（本体觉）。本体觉在不依赖视觉情况下手指进行精细运动、操作物体或调整力度等活动时发挥重要作用。

例如患有肌张力异常、关节活动范围受限、运动单一、总是保持同一种肢位等运动障碍的孩子也容易出现感觉发育的问题（表2）。

表2 ●感觉存在问题的例子

- ●肌肉收缩、舒张与关节活动的本体觉感知不充分。
- ●通过探索与操作运动功能发育成熟的手的触觉发育不成熟。
- ●接收触觉时出现过敏或麻木等。

增强触觉、本体觉的游戏与活动

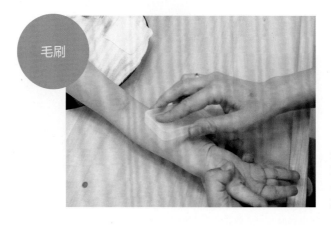

毛刷

通过毛刷等物体为孩子增加触压的感觉刺激，压迫其手掌的同时进行按摩以激活感觉。

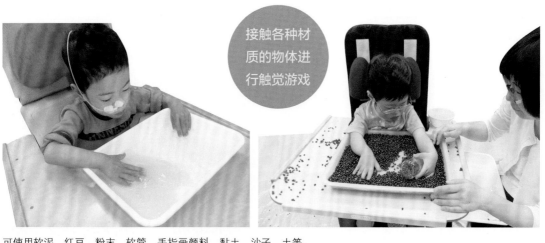

接触各种材质的物体进行触觉游戏

可使用软泥、红豆、粉末、软管、手指画颜料、黏土、沙子、土等。

触觉过敏的孩子

● "触觉输入 << 本体觉输入"的活动更容易让孩子接受。

● 不以"触摸"为目的，孩子为满足好奇心的目的进行触摸，无须勉强。

● 让孩子体会、了解"手感觉到的力"非常重要（易于接收的感觉的类型、刺激的强度、材质如何、难以掌握的感觉等）。

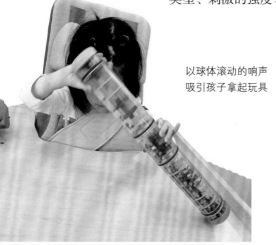

以球体滚动的响声吸引孩子拿起玩具

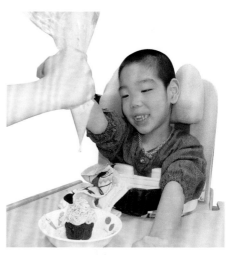

通过挤奶油的体验吸引孩子进行抓握

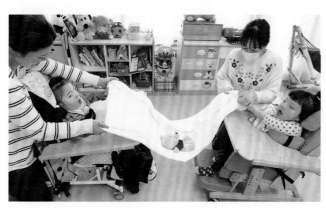

玩具在毛巾上滚动的游戏吸引孩子攥着毛巾

205

双手协调性的发育

在游戏、生活与学习动作中，操作物体时需要很好的使用双手（利手与非利手）与双手协调性的发育。

> 利手→操作工具、优势的手

> 非利手→固定物体或辅助利手操作的手

利手与非利手都有着复杂的作用，左、右手以不同的作用进行发育，最终可以灵活使用双手。

双手协调性发育与利手发育过程的援助、任务

	3～6个月	7～9个月	1～3岁	4～6岁
发育过程	【仰卧位】 ●在身体正中成双手抓握。 ●将手与脚放入口中。 【坐位】 ●用双手扔东西。 ●左、右换手拿东西	●出现同时使用双手的活动（斗斗飞、躲猫猫）。 ●用双手抱球、滚动玩耍的运动增加。	●开始出现使用某一侧手的次数增加的趋势。 ●逐渐确定了操作物体的手（持蜡笔乱画、玩手、玩玩具等）。 ＊利手明确后，该手便可越过身体的正中线（区分左右的正中心的线）使用。	●利手与非利手分工合作，可进行复杂的操作。 ＊利手能顺利进行操作，非利手的作用不能忽略。
援助与任务	●在这个时期内积累两只手各自自由使用的运动经验，是促进"手部功能"发育的基础。		●决定利手后，可进行左、右任务不同的游戏与活动。 （用餐时用勺的手与扶碗的手／握、放游戏中投放的手与稳定容器的手／穿线与系纽扣的操作等）	●用剪刀 ●用筷子 ●画画、写字 ●折纸、翻绳 ●穿、脱衣服 等

将绳穿入孔中，双手动作

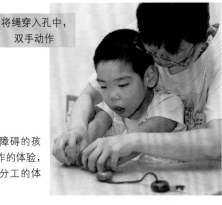

单手按住方块，另一手拉绳子的双手协调动作

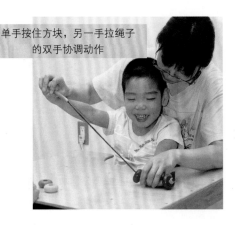

对患有重度运动障碍的孩子来说，双手动作的体验，支撑手、稳定手分工的体验十分重要。

操作工具等精细动作的发育

发育的经过

	汤勺	蜡笔、铅笔	
手掌向下抓握 手掌向外上抓握 （1～1.5岁）	手掌向下抓握	手掌向外上抓握	●用整个手掌牢牢地握住。 ●上肢作为一个整体进行运动。 * 难以调整勺中舀起的量，乱涂乱画的阶段。
手指向下抓握 （2～3岁）			●手指抓握。拇指与示指伸出，其他手指握住物体稳定地保持抓握的状态。 ●保持肩部与上臂稳定，前臂作为一个整体活动。
静态三指抓握 （3.5～4岁）			●用拇指、示指与中指生硬地抓握。 ●手指各部分无细微动作，手作为一个整体活动。
动态三指抓握 （4.5～6岁）			●拇指、示指与中指的精细活动，在正确的对掌位下握住。 ●环指与小指屈曲，保持稳定。 ●仅指尖（近指间关节）进行细微屈伸。 * 可对舀起量进行调整，完成写字等细微动作。

　　在获得伸展、抓握、放开等上肢基础动作的基础上，可以与身体的大运动组合起来，频繁地进行精细的操作活动（游戏）。

　　1岁后可以在生活中使用汤勺或蜡笔等工具。

　　使用筷子也会经历同样的发育过程。重点在用勺与用蜡笔绘画的过程中学习静态三指抓握，以及动作必需的腕关节、前臂、肘与肩关节的稳定性和灵活性，并在动作中不断积累经验。

发育援助的关键点

●操作道具的发育援助要点在于，根据孩子的手功能，注重"便于操作（便于拿起）"，对物体的大小、粗细、形状、材质、舒适度等方面下功夫。

●当孩子只能用有限的方式抓握时，可以对工具进行改造。

如何诱发出主动的动作与操作

在运动学习与"身体图示（自己的身体是怎样的、如何活动的）"的构建中，自己活动时从肌肉收缩与关节活动中获得的信息（本体觉），"现在触碰的东西是什么，如何触碰的"这些从皮肤获得的信息（触觉），动作的信息（前庭觉）和眼睛看到的信息（视觉）综合处理后传入大脑的过程十分重要。比起"被活动"与"被触摸"的感觉，自己主动"活动"与"触摸"的感觉传输至脑中，更能够成为"脑的营养"，是有助于学习的记忆。对疗育患重度运动障碍与智力障碍的重度身心障碍儿童来说，通过细微的动作引导出孩子积极（自我控制）的运动是援助中的重要目标。

对孩子状态的把握

了解孩子能做到的动作

● 上肢的哪个部位可以活动？
〈如上肢整体不灵活的活动（异常模式）；肘关节可以活动，使上臂与手腕可以活动、可以抓握〉
● 可以做到何种运动？
（伸展、屈曲，向内、向外）
● 运动程度如何？
（活动范围、力度）
● 有无运动的灵活性、多样性？
● 如何进行援助？可以引导出怎样的活动？

掌握在何种姿势下更容易引导出孩子上肢与手的动作。

掌握孩子容易接受的感觉刺激
● 声音、视觉变化、震动、动作、物体材质等

掌握孩子更感兴趣的游戏
● 感觉水平的游戏
● 以因果关系为基础的操作水平的游戏
● 以互动为主的游戏

根据孩子现有的操作能力、孩子可以接受的感觉刺激，选择玩具和游戏

（在参加小组活动时不一定会有适合孩子的玩具，此时需要考虑如何参与才能对孩子有更意义）

调整方法与力度，操作中感受到变化

● 感觉变化的同时学习改变操作

● 促进运动学习

通过操作开关

● 简单的上肢操作可以带来视觉与听觉的巨大变化。即便是孩子动作上的变化少，也能给他们带来各种游戏的体验。自身操作带来的明确结果，有助于理解因果关系。
＜缺点＞无论怎样操作（调整力度或操作方法等）只会获取同一种反应。

可用简单动作进行快乐游戏的教材与玩具

根据孩子状况，提供可以带来多种多样体验的游戏。

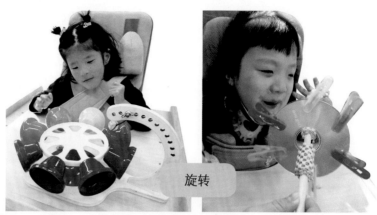

旋转

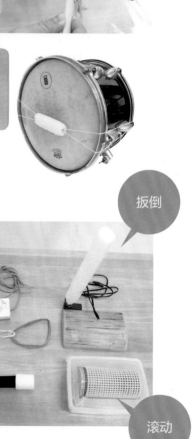

触摸 抓握 拉拽 放开

拉拽

扳倒

按下

抓握

滚动

参考文献

● Erhardt R.P. 著，紀伊克昌訳（1988）『手の発達機能障害』医歯薬出版

●岩崎清隆（2001）『発達障害と作業療法「基礎編」』三輪書店

●日本作業療法士協会監修，生田宗博編集（2009）『作業療法評価学』(作業療法全書　第 3 巻）協同医書出版社

●奈良勲，鎌倉矩子監修，岩崎清隆著（2017）『人間発達学　第 2 版』(標準理学医療法・作業療法学　専門基礎分野）
　医学書院

●作業療法ジャーナル　2018 年 7 月増刊号『上肢・手の機能と作業療法』三輪書店

4 交流、言语的援助

孩子容易被忽略细微的活动，对孩子进行细致、系统地治疗可以促进孩子交流、言语的发育。在此参考"国康法 <S-S 法 >"（日本，后简称为 S-S 法）中的言语评定、训练方法，讲述交流中的必备要素，同时介绍援助的方法与思考方式。

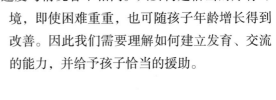

理解交流的基础

交流是人与人之间互相交换各种信息，交流想法的过程。

从孩子的降生后，母子之间的直接交流便已经开始。例如哭啼、喝奶、微笑、伸懒腰等，最开始可能是生理上的表现，但母亲能从中感受到爱意，便会对孩子说话、拥抱、提供帮助，自发地与孩子互动。在此，可以认为母亲"虽然孩子不能说话，但可以从孩子的行为推断他的意图并转化为行动"。这个时期母亲和孩子可以使用这种婴幼儿期初始形态进行交流。

重症儿童从出生开始就经历了各种困难，有些孩子初期交流困难，并且随着年龄增长仍会存在交流限制。但是孩子的交流、语言能力根据发育的内容、速度与情况各不相同。只要构建恰当的疗育环境，即使困难重重，也可随孩子年龄增长得到改善。因此我们需要理解如何建立发育、交流的能力，并给予孩子恰当的援助。

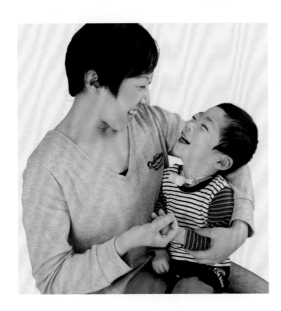

使用"语言"进行交流、沟通的三大要素

使用"语言"进行交流、沟通时有以下三个关键要素（图1）。

①基本流程

基本流程是指关注周边环境中的"某样事物"（视觉认知）并使其与自身"对该事物的概念"进行同步的过程。对物体从视觉上的重新认识、发出（产生）语音等在语言学习中是十分重要的能力，分辨（声音与外表）能力[1]、记忆、象征功能（将概念转为语言的功能）等，也包含在基础流程之内。

②符号形式 – 指示内容关系

通过声音、语言和肢体语言表达自身想法的表现称为符号形式[2]。前述的"基本流程"中的认知活动，是习得符号的基础[3]。

在符号形式 – 指示内容关系中，符号与所指的内容（概念、印象）是一体的。

③交流态度

交流态度是指能够注意与注视对方，并互相理解对话的情况与内容，灵活运用交流功能（报告、要求、拒绝、引起注意、提问等）进行交流的行动。

其他通过语言进行沟通的要素

除上述3个要素之外，也需要"触觉等各种感觉的发育""听觉、视觉、认知功能的发育""发声、发语器官协调运动的发育"等互相关联的各领域，通过说话（表达）与听取（理解）的相互作用，使用语言进行沟通。

可作为符号的动作与事物

符号可理解为"表达意义的信号"，包括声音、语言、手势，以及文字、绘画、符号、物体等。

图1 ●使用"语言"进行沟通的三大要素

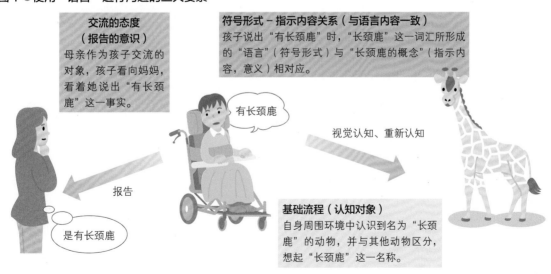

交流的态度
（报告的意识）
母亲作为孩子交流的对象，孩子看向妈妈，看着她说出"有长颈鹿"这一事实。

符号形式 – 指示内容关系（与语言内容一致）
孩子说出"有长颈鹿"时，"长颈鹿"这一词汇所形成的"语言"（符号形式）与"长颈鹿的概念"（指示内容，意义）相对应。

有长颈鹿

视觉认知、重新认知

报告

是有长颈鹿

基础流程（认知对象）
自身周围环境中认识到名为"长颈鹿"的动物，并与其他动物区分，想起"长颈鹿"这一名称。

出处：鈴木康之，舟橋満寿子（2017）『写真でわかる　重症心身障害児（者）のケア　アドバイス』インターメディカ，p248

交流行动的发育过程

自婴幼儿时期开始，随着年龄的增长，中枢神经活动的网络逐渐扩大，其中"基本流程""符号形式 – 指示内容关系""交流态度"的领域也会随之扩大。下面将介绍这个过程中交流活动具体是如何发育的。

3 个发育阶段

说起交流，肯定会想到双方通过"语言"进行谈话。但是从婴幼儿期的交流发育来看，只着眼于"语言"并不能涵盖整个"交流"。

表 1 为认知科学学者伊丽莎白·贝茨总结的，从婴幼儿期尚未能用语言表达时至可以用语言表达时的交流行动发育情况。

例如，婴儿哭泣时，母亲可能会认为"孩子是肚子饿了"而开始喂奶。这是因为母亲认为"孩子的哭声 = 想要喝奶"。此阶段进行的交流为"听取效果阶段"。

发展至"意志传达阶段"后，孩子会要想要的东西、看着物体让父母教他是什么等，利用语言以外的手段让父母注意自己，并传达自己的意志。

这个阶段后，是通过语言传达，即为"命题传达阶段"。

表 1 ●贝茨所制定的交流发育阶段

发育阶段	特点
听取效果阶段 （出生 ~ 10 个月）	孩子表达出高兴或不高兴的情感，大人将其理解为"传达意图"并进行反应，使得交流成立的阶段。
意志传达阶段 （10 个月 ~ 12 个月）	孩子为了实现自身需求或吸引注意力，通过非语言的肢体动作信号（递东西、让大人看、指等）、声音、手势唤起注意力的阶段。
命题传达阶段 （1 岁 ~ 1 岁 4 个月）	以语言代替先前的肢体动作与声音进行传达的阶段。

交流发育中必需的能力

贝茨总结的使用语言进行交流行动发育中，需要在语言交流行动之前具备支持语言交流行动的能力，即"对人与物体稳定的定位与注意反应""期待反应""共同注意"等能力。

对人与物体稳定的定位与注意反应	对曾经历过的外界刺激不再惊恐或哭泣，主动地表现出"这是什么"，对事物感兴趣的能力。
期待反应	对目标事物和对象表现出预测与期待的能力。能够维持注意并出现期待反应与之后的对人指向增强、对人与物积极互动、"是／否应答"、要求行动等有关。
共同注意	孩子与大人注视同一事物的能力。健康儿童大约在 6 个月以后出现此能力，于 1 岁左右发育完全。共同注意是传达的基础。孩子为了吸引大人的注意力，唤起大人行动对共同注意的形成至关重要。 共同注意分以下 2 种类型（表 2 ）。

表 2 ●共同注意的 2 种类型

类型	特征
应答的共同注意	●追随大人视线，在事物与大人之间交替注视的行动。 ●有助于孩子理解言语指示。
始发的共同注意	●婴幼儿从自己的注意对象，吸引大人注意该对象的行动。 ●看玩具再看大人，通过发声吸引大人的注意，让别人注意到自己的要求等提出主动要求的行动。

如何理解、帮助孩子建立言语功能

重症儿童会出现的情况

语言、交流的援助以让孩子学习语言或用其他代替手段进行交流为主要目标。

重症儿童除了在运动功能方面存在重度障碍，通常伴有感觉系统及脑部的功能障碍[4]。因此感觉、知觉、运动、操作、分辨、高级认知等能力下降，容易出现"语言发育迟缓""难以扩展交流行动""基础认知发育迟缓"等情况。另外，严重的发声、发语器官运动障碍或伴有视觉、听觉障碍等也是交流困难的主要原因。

因此重症儿童形成语言之前的多样化交流行动困难，即便是存在交流行动也并不明显、容易被忽略的情况较为多见。进行语言、交流援助时，促进前语言交流行动、建立可以察觉各种交流行动的环境，让孩子感到自身想法可以成功传达，增加其自信的过程十分重要。

对支持前语言交流行动发育的两个基础能力进行援助

对"符号形式－指示内容关系"发育的援助

在语言出现前的交流符号包括声音，手势、绘画、物品等与视觉相关的形式。

提供援助时需要让孩子理解物品的用途与使用方法，从物与物的关联开始，让孩子理解手势与物体、声音与物体、语言与物体及绘画等之间的关联。（照片）

照片●语言之外的符号形式发育援助

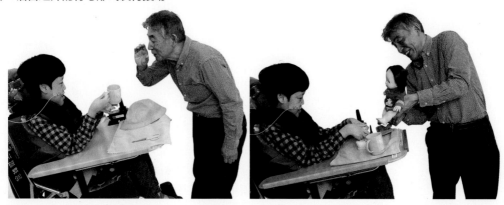

符号形式的应用：通过动作引导孩子选择杯子，让孩子看玩偶的脚引导孩子选择鞋子。

对基础流程发育的援助

为了让孩子能将"汪汪"的叫声与狗的图像联系起来，孩子需要注意到声音与图像的区别，将声音与图像认识为同一事物。另外，将喝水的动作与杯子相关联时，孩子需要注意到"手势比划出来的并不是真的杯子，但也能明白比划的是杯子"。为此，孩子需要具有分辨能力、匹配能力、象征功能等认知能力，即需要"基础流程"的发育。

● **分辨能力**　　区别物体与形状、绘画、符号等的能力。
● **匹配能力**　　从不同的群组中找到并选出同一物体、形状、绘画与符号的能力。
● **象征功能**　　用空水杯模仿喝水、用积木模仿用勺等，可以分辨在模仿什么的能力。

实际进行援助时，需要引导孩子通过游戏注意到形状与声音的不同、寻找同类的物体、进行选择游戏和过家家等。特别是对匹配能力的援助中，找出同类物品的课题非常重要（照片）。

照片●找出同类物品游戏的两种方法（以○、△、□板为例）

●分类
提供两个以上的配型选项（以○、△、□板为例），让孩子选出与护理者手上相同的形状。
孩子将样本放在手中，边寻找答案边思考的节奏与时间是相对比较合适孩子的节奏。

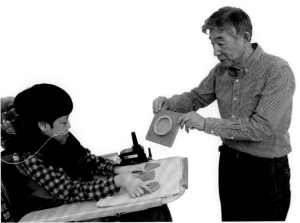

●选择
将选项（○、△、□板）放在孩子手边，让孩子找出与护理者持有样品相同的。孩子需要记住样品后，将目光投至选项中，并集中注意力进行对比。
这个活动中孩子不是按照自己的节奏，而是需要配合他人，能够认出自己所需的物品（表象功能），从多个选项中进行选择的行动，是之后的言语、交流发育中支持语言学习的基础流程之一[5][6]。

"符号形式－指示内容关系"与"基础流程（认知能力）"会在孩子的游戏过程中以及日常生活中逐渐成长。

但重症儿童日常生活与游戏中所需的姿势、运动、手眼协调等受到了限制，因此此类能力难以获得成长，需要在游戏、日常生活、康复训练中认真仔细地加以培育。

语言发育阶段的评定方法

部分重症儿童在交流与语言发育的基础（"符号形式－指示内容关系"与"基础流程"的初期阶段）得到发育后，对说话的兴趣便会增加。

为了能在不勉强的范围内援助孩子，需要根据基础的发育阶段，客观地掌握孩子的言语发育程度。下面将参考S-S法对评定方法进行说明。

语言的理解、表达的评定

儿童对语言的理解

孩子并非从一开始就能理解语言并能说话，而是先从理解简单的词汇、有兴趣的单词开始，从说出自己最有需求、最熟悉的语言开始。

语言中存在"通过听取理解"和"说出（表达）"的方式。

下面将通过使用各式教材（见照片），基于"理解语言也可以帮助说话"的观点，着重关注"通过听取理解"这一点作为评定孩子的发育阶段的大体基准（表3）。

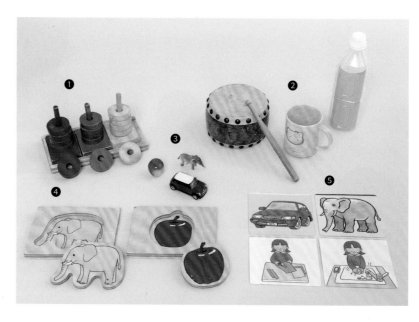

**照片●评定孩子语言理解
与表达的教材**

❶彩色块
❷日常生活中的实物
❸物体的小模型
❹拼图板
❺画板

表 3 ●发育阶段评定基准表

①根据所处情况理解简单词汇的阶段	说"过来"的时候可以起身等。
②可以理解物体或画本上物体名称的阶段	可以从常见的物体及画本上的物体中选出或指出对应名称的物体。
③可以理解动作语言的阶段	可以理解吃、洗等表达常用动作的词汇。
④可以理解形容词的阶段	可以理解表达"大""重""热"等状态的词汇。
⑤可以理解相关语句的阶段	可以理解"洗，苹果""洗，杯子"等两词句，与"男孩，洗，苹果"等三词句。
⑥可以理解语序的阶段	可以理解"狗洗猪"或"猪洗狗"句中首个词为主语，并理解这两个句意的不同。
⑦可以理解助词的阶段	可以理解"兔子洗猪"或"猪被兔子洗"句中虽然首个词不同，但可以理解在助词下两个句意相同。
⑧可以回答问题的阶段	基本可以理解日常生活中听到的指示，语言交流变多，可以回答出如"怎么来的"等与眼前事物无关的问题。 随着对话越来越流畅，确认孩子能否流畅地进行对话，能否理解谁、哪里、如何等疑问词，能否说明理由等。

评定时的注意点

对理解进行评定时的注意点

● 对名称或动作语言等语言理解能力进行评定时，应注意比起"车""睡觉"等成人用语，有时以"滴滴""睡睡"等幼儿用语进行提示并附上动作，能让孩子更好理解。

● 对患重度运动障碍而难以指出绘画卡和物体的孩子进行评定时，可以通过姿势、视线或用"是/否问答"的方式进行评定。

对表达进行评定时的注意点

● 可以观察孩子日常生活中各种各样的表达行为，也可以分析孩子对绘画卡发出的言语。

● 对发声困难的孩子，可以通过符号、绘画卡和文字进行评定（例如提示"红色的车"的画卡，观察孩子指出红色的卡片与车的画，或通过"红色、车"进行文字表达。需要准备多张答案卡供孩子选择）。

援助的基础

> 为孩子准备一个可以安心接受周边影响的环境。

交流分为接收和表达两方面。

> 接收：接收对方的行动、对话、状况变化、场景等要素，理解其含义，并做出反应

> 表达：通过语言等手段将自己的想法传达给他人。

部分重症儿童无法接收周围状况的变化，出现变化时会感到不安。因此需要为他们准备可以安心的环境（表4）。

表4 ●可以让孩子安心的环境范例

- 避免周边环境的过度刺激。
- 将下一步行动事先告知孩子。
- 用语言将相关的物体提示给孩子。
- 通过时间表或绘画卡等视觉信息将计划与流程提前告知孩子（照片）。
- 与孩子对话时需要用简短易懂的言语表达。

照片●利用磁铁制成时间表

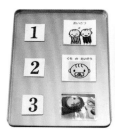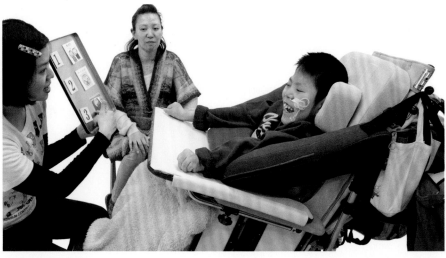

通过磁铁和卡片的形式，事先告知孩子今天计划进行的内容、体量与顺序，让孩子有所准备。

//////// 进行多角度的符合孩子个性的援助 ////////

与孤独症孩子的交流通常十分困难，但交流可以从"形态""功能""语境""内容" 4 个方面（表 5）进行分析，从而更好地对交流进行援助。

培育重症儿童交流能力时，需要从如何表达想法（形态）、交流的目的（功能）、在何种场景下可以变得活泼（语境）、想要表达什么（内容）这几项进行分析，并与孩子进行交流。

表 5 ● 表达的 4 个方面

方面		特征
形态	交流的方法与模式	● 发脾气 ● 不清晰的发声或不明确的动作 ● 行为 ● 具体的物体 ● 画或照片 ● 非语言交流 ● 书面交流 ● 口头交流
功能	交流的目的	● 要求 ● 需要信息 ● 吸引注意 ● 拒绝 ● 说明 ● 提供信息 ● 表达感情、打招呼等
语境	交流中产生的状况	● 和谁在交流 ● 在哪、进行怎样的活动时，交流是如何产生的 ● 有无带来与他人的交流 ● 是否受时间影响
内容	要表达的内容	● 人 ● 物 ● 动作 ● 地点 ● 其他

对非声音言语性交流的援助

重症儿童的运动功能严重受限，语言交流之外的表达行动会有延迟或减弱，容易被忽视。因此援助者需要重视非声音言语性的交流行动，理解其意思，并进行回应，以此逐步提高孩子的交流能力。

具体分为"人与物的定位、注意反应""期待反应"发育援助，与培养"共同注意""是 / 否应答"的援助。

对"人与物的定位、注意反应"的发育援助

重点在于构建一个可以激发孩子对人反应（对人与物的定位、注意反应）的环境，如靠近、跟他搭话时孩子睁开眼、眼球活动增加、寻找发声人、转头朝向发声方向等对人反应。利用玩具，如发出孩子喜欢的声音的玩具、喜欢的人偶、能慢慢移动的玩具等，促进孩子的注视、倾听、追视等，激发孩子对事物的兴趣。

注意孩子眼球、视线、表情的变化与身体的动作。若发现孩子对某一事物感兴趣，护理者需要一同表现出喜悦，让孩子获得认同感，并让他知道自己的行为被他人关注。此时可以进行肢体接触或变化语调以保持孩子的兴趣。但同时也需要注意不要给予孩子过度的刺激和不愉快的环境。

对"期待反应"发育的援助

母亲准备出门购物时，孩子笑脸相望。母亲察觉到孩子想要一起出门，便也会微笑着回应。

孩子期待时所显露出的笑容（期待反应）具有感染对方、改变对方行动的交流功能。孩子对大人表现出积极主动的"期待反应"时，家长需要创造一个能激发初期交流的环境，帮助"期待反应"发育（照片）。护理者接收孩子所表现出的"期待反应"，将之转化为语言进而行动起来，与共感性、要求行动、是/否问答的发育相关。

照片●对"期待反应"发育的援助

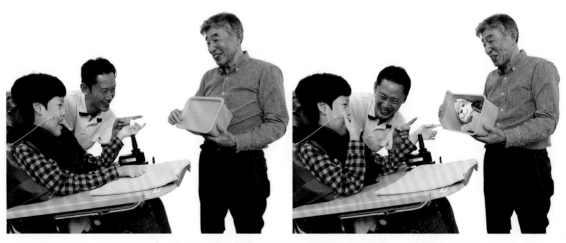

大人靠近孩子身边与他一起看书、看电视、看玩具箱，一边说话一边观看。

对"共同注意"发育的援助

日常生活和游戏过程中，创建使孩子的注意力可以朝向大人所拿着的物体、大人的视线与手指所指方向的场景。借此大人可以吸引孩子的视线和注意力并反映到行动上，从而培养共同注意，让孩子认知到自己的行为可以对大人产生影响。

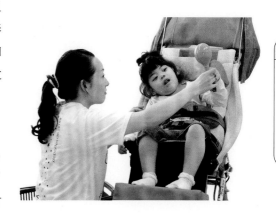

照片●培养共同注意

孩子可以将视线朝向或手伸向体侧的物体、大人拿着的物体，则说明孩子对该物体有兴趣。此时大人与孩子一同看、听、玩，交换表情。

之后将物体放回原位时，孩子的视线也看物体或大人时，便可以认为孩子已经出现了积极的要求表现。

对"是 / 否应答"发育的援助

通过笑容进行"是 / 否应答"时的注意事项

可以通过笑容、表情和身体紧张等方法判定，但这也容易受环境和感情影响。

对难以用语言表达自身想法的重症儿童来说，"是 / 否应答"是传递想法的重要交流手段。伸舌头、开合嘴唇、上下肢的活动、发声、视线等都可以作为"是 / 否应答"的手段。

设置孩子期待或要求的物体或环境，根据护理者的提示与提问，促进孩子的"期待反应""选择行动"与"应答行动"，从而培养孩子的"是 / 否应答"。

照片●对"是 / 否应答"的援助

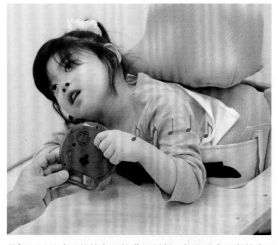 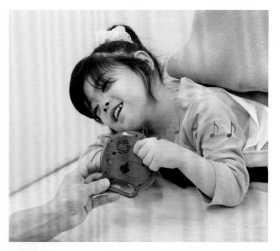

最初可以从孩子的笑容开始进行判断，但之后应逐渐转为更容易判断的方式。

若孩子无反应则可视为否，但同时也需要营造能让孩子感到快乐的环境，从中寻找表情的变化。

表情随乐曲变化时也可视为否的表现。切换至下一首音乐观察孩子的表情，打下培养"是 / 否应答"的基础。增加对语言的理解可以让"是 / 否应答"手段更加清晰。

交流与语言的发育需要生理基础、社会性相互交流、认知等层面的综合发展。以相关领域的评定、行为观察、家庭成员及相关工作人员的信息为基础，以重症儿童的健康、发育阶段与需求为目标，自前语言阶段开始进行无微不至的援助（表6）。

在前语言阶段中，孩子开始展现对人与物的兴趣；但有时也会有兴趣不高，难以确立交流方法的情况，变得难以交流。进行援助时应把营造一个让孩子能够接受外界刺激，亲子可以一起快乐玩耍的环境作为基础。若孩子的肌张力高、运动受限时，可以通过放松的姿势、适当的游戏姿势的设置和容易操作的开关控制的玩具等给孩子提供帮助。

通过看、听、抚摸、使用手等方法，提高孩子的感觉、运动和操作感，同时培养其辨识、理解、判断、执行、物与物的关联和因果关系等语言学习中必备的认知能力。

表6 ●对建立交流及语言基础的援助

①	通过皮肤接触、轻摇、搭话找出孩子觉得舒适的状态与刺激。
②	通过看、听、抚摸等培养孩子对人、物和声音的兴趣与关心。
③	和其他人一起玩玩具和游戏。逐渐增加交流的时间，并进行简单的互动。
④	随意地使用身体的一部分，通过容易操作的玩具理解简单的因果关系。
⑤	掌握日常用品和玩具的用法。
⑥	找出相同或相关物品进行配对等，培养对比和找关系的能力。
⑦	让孩子从多个选项中选择出喜欢的事物。 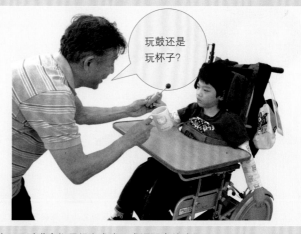 玩鼓还是玩杯子？
⑧	促进放松状态下的呼吸、发声和口腔运动，通过进食指导提高发声、发语器官的功能。

援助的实践③

对日常词汇、语言的理解 与表达的援助

　　与人交流变得积极，出现自我主张，使用物品的用途，在玩耍的过程中开始注意到人与物都有名字。这个阶段叫作"单词获得期"。

　　在单词获得期中，孩子可以理解人与物体的关系，活动中开始用感兴趣的词汇、容易模仿的声音和语言进行互动，在逐渐增进语言理解的同时（表7），表达行为增加（下页表8）。若仅靠语言难以理解时，护理者可以尝试使用肢体语言、物体、照片和图画便于孩子理解。

表 7 ●对增强语言理解的援助

若孩子运动与语言表达受限，可以通过视线、"是 / 否应答"进行判断。

①	例如叫孩子"过来"等，根据具体情况反复进行对话和游戏，可以让孩子将场景状况、动作与语言联系起来，提高对语言的兴趣及反应度。
②	通过家人与家庭中的日常用品、有兴趣的物体、玩具等具体物品促进孩子对名称的理解。 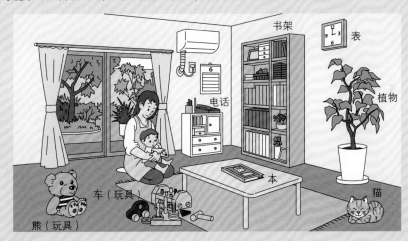
③	通过画本与图画卡、拼图等加深孩子对画的名称的理解。
④	通过实际体验与过家家游戏增加孩子对表示动作、状态的语言及动物、食物、车辆等语义的理解。
⑤	看电视、录像、阅读图书等，通过对话让孩子理解故事与话题。
⑥	若仅靠口头指示孩子难以理解时，护理者可以利用肢体语言、绘画和关联性词语增进其理解。如拿出牛奶，让孩子看着并告诉他"去拿杯子"等。 另外，将活动的内容与顺序绘成流程图，告诉孩子，可以让孩子更容易接受并集中注意力。可以增加孩子自己选择的机会，并加深其对语言与目标物的关系理解。

对难以通过语言表达的孩子，也可以将非语言性的肢体语言、视线、表情作为交流的手段，以此促进其对人关系、交流、语言功能的发育。

表8 ●以增强表达行动为目的的援助

①	以孩子自发的身体活动、手指的方向、表情、视线、发声等行为作为表达行动，大人接收到之后，将其语言化，并作出回答。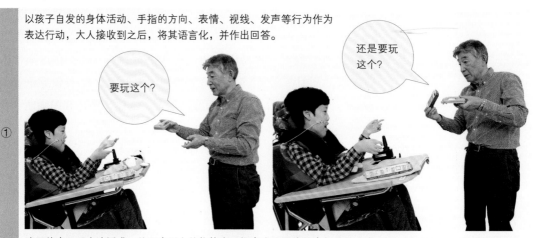孩子伸出双手表达诉求，从两个以上的物体中，指出或用视线选出想要的一个。
②	让孩子模仿容易发音或经常使用的词语。让孩子感到说话是快乐的事情，即便发音不准确也要鼓励他，增强孩子说话的欲望。
③	当孩子可以说出物体或画板的名称时，多加练习，让孩子能够将该语言作为请求和表达的手段。
④	增加用于表达的词汇，为连句准备。
⑤	让孩子回答"你叫什么名字"等简单的问题，增加孩子表达自己意见和愿望的体验、机会。
⑥	若孩子难以流畅发声，可利用舌、手、足等身体部位进行"是/否应答"、使用符号、文字等辅助替代交流（AAC）。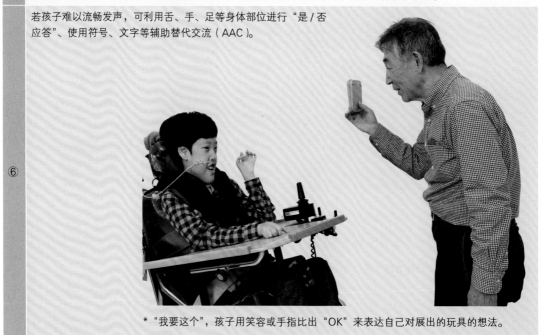＊"我要这个"，孩子用笑容或手指比出"OK"来表达自己对展出的玩具的想法。

＊ 关于 AAC 请参考高泉喜昭（2017）『コミュニケーション支援』（鈴木康之，舟橋満寿子監修『写真でわかる重症心身障害児（者）のケア　アドバイス』インターメディカ）的 p254 ～ 257。

援助的实践④　　对连句的理解与表达的援助

4

交流、言语的援助

* 此处为日语中的语法。——编者注。

例如"妈妈的、鞋""爸爸、在、公司"这类以多个单词拼接构成的，称为"文"或"连句"*。"鞋子"配上"妈妈的"，"爸爸"配上"在、公司"，连上其他的词汇，可以交流更多的信息。另外，即便单词要素相同，通过添加助词或改变语序，即可更准确地传达信息。

记忆、语义和语法的知识也会影响连句。让孩子体验说与听的快乐，以增加其对语言连锁的兴趣，理解与使用身边的人物、物体或图画的名称，基本的动词、形容词的意义。可以在家庭、康复训练情景下，通过图书、玩偶游戏、具体的日常活动、绘画卡、教材构筑有助于提高孩子对语言连锁关心度的环境。

注意单词的排列与助词

例如，在电视上经常看到"胖虎打了大雄"。但若换成"胖虎被大雄打了"或"大雄把胖虎打了"，对孩子就成了特别的话题。

对二连句的理解与表达的援助

①对二连句的理解

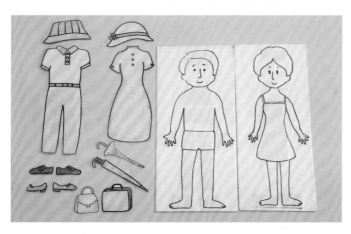

● 拿起物品穿衣之前，通过例如"某某的鞋子是哪个""拿妈妈的帽子"之类人物＋事物的短句激发孩子对事物的关心。

● 例如"拿一下帽子和鞋子"，指出多种物品。

● 例如"吃香蕉""切香蕉"的对象＋动作语，"妈妈在吃""女孩在切"之类的动作人＋行为的二连句激起孩子的兴趣，从绘画卡中进行选择。

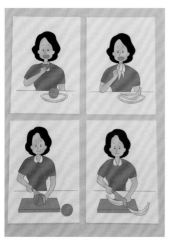
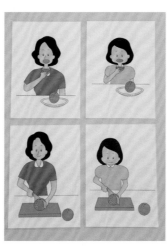

上：练习人＋事物的教材示例

左下：练习对象（橘子／香蕉）＋动作词（吃／切）的教材示例

右下：练习动作人（妈妈／女孩）＋行为（吃／切）的教材示例

下方教材：語連鎖関連教材（エスコアール）

● "大伞""小帽子""红鞋""黄车"之类的形容词＋名词的二连句激发孩子的兴趣。

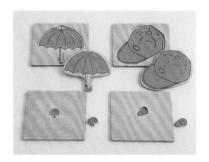 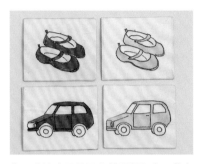

摆出大、小伞与帽子的拼图，指示说"给我大伞"。若可以做出正确选择则让孩子拼刚才的拼图，提示孩子选择正确。若仅靠声音提示无法完成，则可以展示拼图板并指示，慢慢地转为声音提示。

为了确认孩子是否能够理解红色、黄色等颜色名，鞋子、车等物体名称，提出例如"红鞋是哪个"之类的问题，让孩子进行选择。可以验证孩子对声音的理解能力。

●如果是能够使用手的孩子，可以使用立体图，通过"给……吃……"的提示，让孩子进行体验式学习。

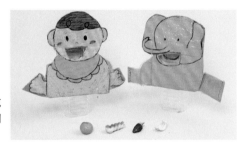

下达"给娃娃吃橘子""给大象吃香蕉"的提示，将橘子和香蕉递到图片上对应形象的口中。

②二连句的表达

　　●让孩子模仿声音并促进其自主表达。
　　●孩子声音表达困难时可使用符号、画板和文字帮助其表达。
　　提示"红色的鞋"时，指出"红色的卡"和"鞋子"，促进二连句的表达。

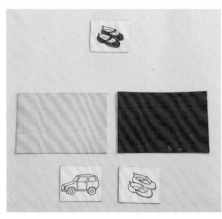

若孩子声音表达困难，可在护理者数次示范后用手或脚触摸，或使用"是／否应答"。例如表达"红鞋"时，可先指向"红色的板"，后指向"鞋"。颠倒顺序亦可。

226

对三连句理解与表达的援助

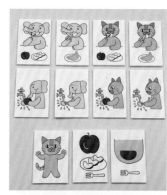

- 激发孩子对主语＋对象＋动作的三连句的兴趣，例如"猫在吃苹果"。
- 当孩子无法很好理解语意时，可准备相应的卡片，在口头指示时同时展示给孩子看，让孩子能更好地注意到句中的重点。

①对三连句的理解

- 掌握"对象＋动作语""动作者＋行为"的理解与表达后，激发孩子对"动作者＋对象＋动作"这样的三连句的兴趣。

4

交流、言语的援助

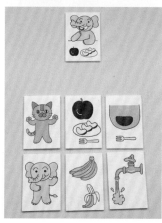

②三连句的表达

- 促使孩子模仿声音，并逐渐转为自主发声。发声困难时可使用符号、画板或文字进行表达。

以语序的表达与理解为重点进行的援助

- 例如"猪洗兔"这样的可逆句（两边皆可作为主语的句子）中，可以使用画有主语与对象的卡片。在句子开头展示主语的卡片，让孩子理解在句子最开头的是主语。

图像出处：以小寺富子（2014）『言語発達遅滞の言語治療　改訂第2版』診断と治療社，p99 图 3–31「話順（3）— b –i」为基础制作。

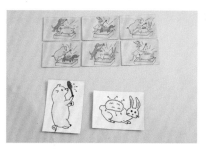

为区分主语与对象，可以使用分别画有主语与对象的卡片。

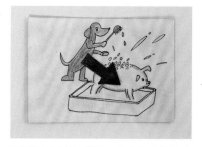

可以通过玩偶、箭头、卡片等方法让孩子更好地区分语序和动作者，并进行复述，增加孩子的表达与理解能力。

提问－应答援助

● 理解哪里、谁、什么等基本的疑问词。

● 充分理解用途，能够回答"这是什么？"之类的问题。

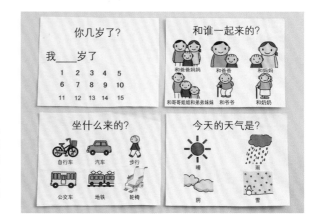

能够理解如"你几岁了？""和谁一起来的？""坐什么来的？"之类的问题。可以使用问题卡来引导回答。

重点　活用画册

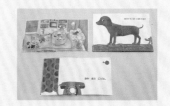

活用画册等，将"某某在哪？""某某前面站的是谁？"之类的疑问句融入日常生活中。

知识拓展

学习连句时的注意点

可以通过指出对应的画、文字进行表达，还可以通过视线或"是/否应答"。

孩子可以用身体的某一部位通过开关操作电脑时，可采用以下程序。

● 在电脑上选择对应的图画。

● 以学习语序和助词等为目的使用复杂词句进行学习时，可以看图选择对应文字，或在文章空格中加入助词进行练习。

● 撰写文章等。

通过可逆句的学习，可以帮助孩子学习三连句，特别是掌握角色互换的动作词和文字语言，分辨角色互换的图片等。

在家庭生活中，可以在生活场景与图画中穿插"好大的车呀""……在追……呢"之类的言语增加孩子对连句的兴趣。

教材图出处：小寺富子（2014）『言語発達遅滞の言語治療　改訂第2版』診断と治療社，p99 中的图 33-1『語順（3）－b-i』。

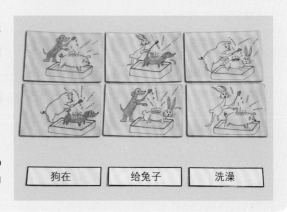

| 狗在 | 给兔子 | 洗澡 |

228

●用卡片将原因和结果联系起来，建立"这样做的话会怎样？"的假设，回答"为什么这样做？"等问题锻炼孩子寻找原因的能力。

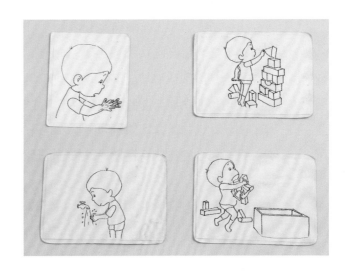

将脏手和洗手的卡建立联系，让孩子能够回答得出"手脏了要怎么办""为什么要洗手"这类的问题。

* * *

　　健康儿童以上文所述的交流、语言及支撑交流与语言的认知发育过程为基础建立交流能力。为了便于理解，本书将每个领域分别按顺序介绍。但实际上每个领域并非独立存在，需要综合发育。

　　虽然在本章节中没有提出，但运动、操作、情绪、感觉、与人的关系和态度等各个领域都需要在相互关联的同时发育。

　　发育存在个人差异，评定时应充分了解每一位孩子的发育特征，为长远的目标进行辅导。另外，与其他科室人员的通力合作也十分重要。更加详细的援助与评定方法请查询下方的文献。

［注释］

［1］例如通过语言提示让孩子选择绘画时，孩子需要理解语言中不同的部分，并从绘画中选择出正确的。在"基础流程"中○△□形的板子和给人偶穿鞋的训练时，都需要孩子具有分辨的能力。

［2］片桐和雄，小池敏英，北島善夫（1999）『重症心身障害児の認知発達とその援助：生理心理学的アプローチの展開』北大路書房，p9 ～ 10.

［3］小寺富子（2014）『言語発達遅滞の言語治療　改訂第 2 版』診断と治療社，p49.

［4］片桐ほか前掲書

［5］小寺前掲書 p73 ～ 74.

［6］宇佐川浩（1989）『感覚と運動の高次化と自己発達』全国心身障害児福祉財団

［参考文献］

●言語発達障害研究会監修，佐竹恒夫，小寺富子，倉井成子等著（2000）『＜ S–S 法＞言語発達遅滞訓練マニュアル第 6 版』（1. 2）エスコアール

●佐竹恒夫，東江浩美，知念洋美（1997）『質問 – 応答関係検査』エスコアール

5 促进感觉（感觉统合）发育的援助

我们的身体（脑）会从周围环境与自身获取必要的感觉信息，并对其做出恰当的反应。因此大量的感觉对身心功能与脑的发育都是不可或缺的。

需要在孩子年幼时就让他体验丰富的运动经验，促进感觉（感觉统合）发育的援助必不可少。另外，理解各个感觉的特性与"以共感性理解为基础进行的援助"密切相关。

感觉与发育

感觉可分为"五感"，除视觉、听觉、味觉、嗅觉、触觉这 5 种意识感觉之外，还有感知重力与加速度、身体倾斜和动作的前庭觉，肌肉和关节活动时的本体觉等下意识的感觉信息。人类通过这些感觉信息掌握自己的身体、物体的特征与周围情况，进行活动。

特别是触觉、本体觉和前庭觉，是对发育十分重要的感觉，也是掌握自己身体（获得身体图示）时重要的信息来源（图 1）。向大脑提供正确的感觉信息，可以掌握自己身体在做什么，培养身体高效的活动能力、与外界环境互动的能力（运动计划）。

身体图示的定义

是指脑下意识地掌握自己身体的功能。可以视为下意识地应用为适应外界环境进行恰当运动需要的感觉信息（参照第 176 页）。

身体图示的两个要素

身体图示是把握在空间中自己身体的形态、姿势、大小、位置、运动等状态的脑内身体表象。身体图示包含以下两个要素[1]。

①**地理性要素：**掌握"自己身体的轮廓""头及手、足等身体各部位的位置关系""手、足的长度""身体的宽度、大小"等静态要素的功能。与触觉和本体觉密切相关。

②**功能性要素：**掌握身体运动能力（支撑能力、平衡功能、肌肉力量、柔软度等）动态要素的功能。与本体觉和前庭觉密切相关。

图1●发育中不可或缺的感觉

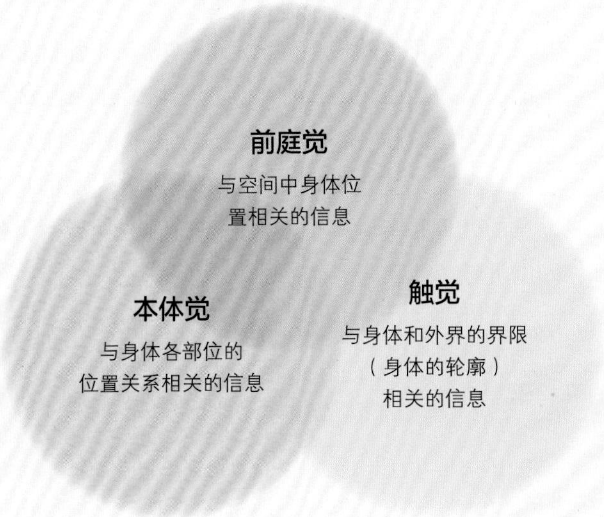

前庭觉
与空间中身体位
置相关的信息

本体觉
与身体各部位的
位置关系相关的信息

触觉
与身体和外界的界限
（身体的轮廓）
相关的信息

感觉的种类	接收器位置	功能
触觉 抚摸和被抚摸时的感觉	通过皮肤感知。	●舒适的触感可以让人感到放松，稳定情绪。是爱及对人交流的基础。 ●在危险时保护自己。 ●分辨触摸到的是什么、被什么触摸。传达环境的物理性质信息（触感、压迫感、硬度、柔软度、锋利度、疼痛感、冷热感等）。 ●掌握身体图示的基础（身体的大小、长度等）。
本体觉 自己身体的位置、活动、用力大小的感觉。	通过肌肉、关节、肌腱中的感受器感知。	●配合目标物体调整运动的速度、时机与力量（运动的调整）。 ●保持抗重力姿势、快速调整肌肉保持姿势，防止摔倒。 ●身体图示的功能基础（传递身体部位的位置与动作状态的信息）。 ●视野之外的操作（不依赖视觉的操作）。 ●稳定情绪、集中注意力。
前庭觉 感知身体（头部）的倾斜与运动，感知重力与加速度的感觉。	通过内耳中的耳石与半规管感知。	●为了保持抗重力姿势对必需的姿势与肌张力进行调整。 ●快速感知自己身体（头部）的倾斜，自动地调整身体的活动（平衡调整）。 ●适应地球重力，在三维空间内活动时感知自己身体的位置、朝向和速度等信息。是掌握以自己为中心的坐标（掌握身体功能）的基础。 ●辅助眼球运动，在活动时也能自动地形成稳定的图像。

在发育过程中，各种感觉功能并非各自独立发育，而是与运动功能、认知功能、心理和社会功能相结合综合发育。

美国的作业治疗师 A.Jean Ayers 博士将人类的发育与行动从感觉信息角度系统化看待。听觉、前庭觉、本体觉、触觉、视觉等感觉信息的处理是感觉统合发育的基础，在生活中为各种适应性能力发育做出贡献（图 2）。

图 2 ●感觉统合发育的积木模型

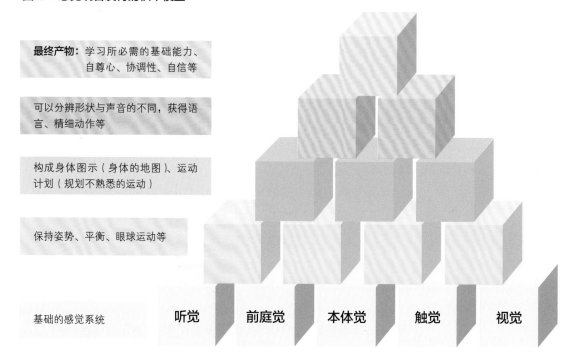

最终产物： 学习所必需的基础能力、自尊心、协调性、自信等

可以分辨形状与声音的不同，获得语言、精细动作等

构成身体图示（身体的地图）、运动计划（规划不熟悉的运动）

保持姿势、平衡、眼球运动等

基础的感觉系统

听觉　前庭觉　本体觉　触觉　视觉

先天性运动功能障碍儿童的肌张力异常与姿势控制功能发育不良带来的不仅是运动功能方面的问题，也会造成其感觉发育的障碍。因为缺乏自主运动（感觉运动体验不足、不充分），大脑发育所需的感觉刺激不足，接收的感觉也会出现偏差，从而难以感知感觉（特别是本体觉）。

因此在感觉或运动方面功能障碍的儿童，不能充分地形成身体图示及高效适应周边环境的能力（运动计划能力）。不仅限于运动功能障碍，运动计划的障碍也让身体运动更加困难。

感觉的接收方式

接收感觉刺激的方式因人而异（图3）。

图3 ●对感觉的反应性

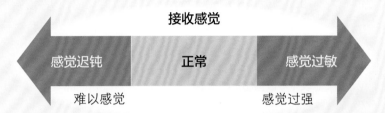

接收感觉

感觉迟钝　正常　感觉过敏

难以感觉　　　感觉过强

感觉迟钝（难以感觉）的例子		敏感（感觉过强）的例子
—	视觉	●表现出对光的过敏性（荧光灯的光感到很刺眼等）。 ●视觉刺激过多时会不安。 ●对金属或其他某个材质的反光产生过敏反应。
●呼唤时无反应。 ●听错音。	听觉	●对大声或特定的声音非常敏感（突然的或大声的声音会使其紧张、容易惊吓等）。 ●有不喜欢的声音。
●操作物品时并不知道用哪个手指或触碰了哪里。 ●无法感知身体被触摸。 ●操作物品时显得粗暴。	触觉	●讨厌被抱或紧抱。 ●讨厌被抚摸或非常敏感。 ●讨厌用手抚摸或将体重放在手或脚上。
●无法（不知道如何）控制力度。 ●无法正确地感知身体的运动。 ●无法感知自己身体各部位的位置（特别是看不到的位置）。	本体觉	●讨厌身体肌肉变长、变短的感觉。 ●讨厌口腔周围肌肉用力咬的感觉，因此讨厌硬的食物。
●难以感觉自己重心的变化，容易摔倒，难以保持平衡。 ●想要刺激的活动，不老实。	前庭觉	●对姿势变化，特别是头部的位置变化，身体被活动等有过度的情绪反应。 ●远离或特别害怕摇晃的游乐器械与脚下不稳的地方。 ●极其害怕脚离地。

5

促进感觉（感觉统合）发育的援助

另外，每个人的感觉、感受方式各有不同（触觉迟钝、前庭觉过敏等）。感受方式也会根据身体状态或觉醒状态（脑的清醒程度）而发生变化。

例如早产低体重儿，他们还没有做好在重力环境下接受各种感觉刺激的准备，就要从环境中接受大量感觉刺激，因此容易出现感觉过敏等感觉信息处理过程中的障碍。对感觉的反应会影响觉醒、注意、情绪、行动的状态，另外也会对感觉统合的发育产生影响。因此掌握孩子的感觉特性（对刺激的反应性），培养正确的感觉十分重要（表1）。需要注意的是护理者的干预方式会对孩子产生很大的影响。

感觉过敏

触觉、本体觉、视觉、听觉等都可能存在感觉过敏。

表1 ●改善感觉的重点

● 掌握孩子视觉、听觉、触觉、本体觉、前庭觉等各个感觉功能的发育状态。

● 掌握孩子喜欢、不喜欢的感觉，找出孩子容易接受的刺激方式。

● 比掌握孩子的感觉特征更重要的是，护理者要了解孩子的感觉特性做出调整。护理者的举止、动作和表情都会对孩子产生刺激。声音大小和音调会对孩子产生听觉的刺激；触摸与活动的方式会对触觉、本体觉与前庭觉造成刺激。

感觉与觉醒的关系

觉醒是指脑的清醒程度。脑处于适当的觉醒状态可以提高适应反应的质量，对稳定情绪、保障学习与活动有着重要的作用（图4）。

图4 ●觉醒的状态与适应反应的本质

"接受感觉的方式"（对感觉刺激的反应）与脑的觉醒状态相关。

● 觉醒度低→"难以感觉"
● 觉醒度高→"容易反应过度"

掌握孩子的状态，建立适当的游戏与学习环境非常重要。

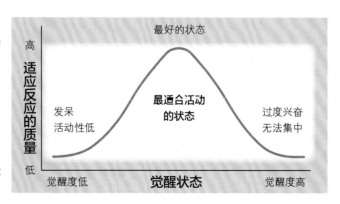

调整觉醒状态的方法与注意点

　　调整脑的觉醒水平时，感觉刺激是不可或缺的（表 2）。此时需要注意以下几点。

觉醒水平过高时

　　会对周围刺激产生兴奋、紧张增强等不恰当的反应。此时为了引导出恰当的反应，需要降低觉醒水平。

觉醒水平过低时

　　会发呆，因此寻求可以提高觉醒水平的补充刺激。应该注意的是在刺激过强的环境中停止刺激可能会导致觉醒水平降低。

表 2 ●使用感觉刺激调整觉醒水平

	提高觉醒水平 （通常采用强的、快的、不统一的、间歇的刺激）	降低觉醒水平 （通常采用慢的、统一的、有节奏的刺激）
前庭觉	●变化的速度或动作。 ●改变头部位置。 ●用力摇晃。 ●前后、左右摇晃。 ●跳高。 ●跳远。 ●旋转活动。 ●直立姿势。	●有节奏地摇晃。 ●慢慢地摇晃。 ●头部与躯干保持稳定。 ●持续地活动。
触觉	●轻触（面部、手掌、腹部）。 ●快速地刷擦皮肤。 ●间断性刺激。	●有节奏地轻抚（按摩后背）。 ●温柔地包裹。 ●用暖和的毯子包裹。 ●牢牢地抱住。 ●用丝绒等触感舒服的物体轻抚。
本体觉	●切实地使肌肉收缩。 ●嚼较硬的食物。 ●用力吹气（吹气会动的玩具等）。	●减少肌肉活动。 ●有节奏地敲。 ●给予压迫刺激。
视觉	●明亮的照明。 ●看有视觉变化的物体（闪光、亮灭灯）。	●较弱的照明。 ●关闭照明。 ●慢慢地、有节奏地动作。
听觉	●听音域广、音色变化多、不规则、节奏快的音乐。 ●抑扬顿挫的说话声。	●单调的节奏、声音。 ●平稳的声音（经典音乐、自然的声音等）。

重点

●对患有感觉过敏的孩子进行感觉刺激时，可能会增强孩子的不安或不开心，需要多加注意。

感受触觉与本体觉的游戏

●接触各种素材，从中孩子可以体验手的多种用法。

●孩子自行活动可以获得感觉（触觉）信息，体验各种素材的不同，也可以增强本体觉的识别能力。

●感受自身体重也是本体觉体验的一环。

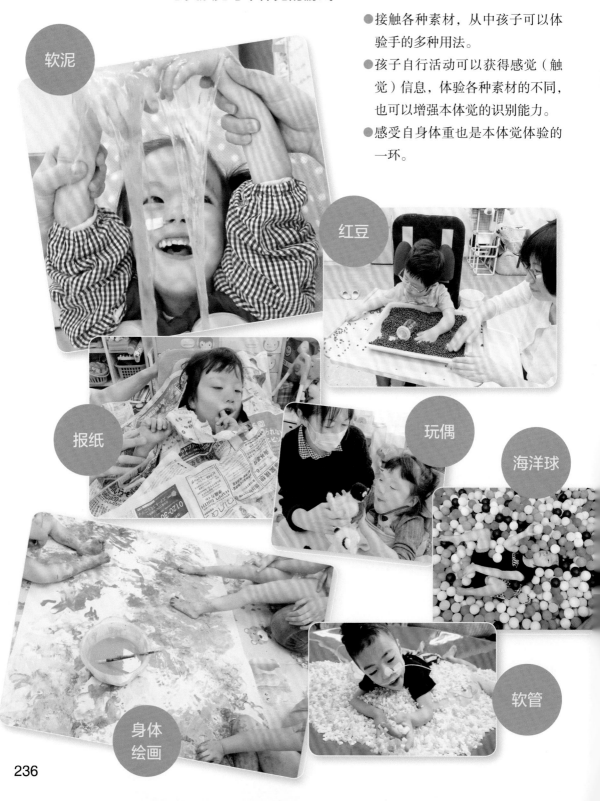

软泥

红豆

报纸

玩偶

海洋球

身体绘画

软管

●即便是同样的感觉刺激，被动接收和主动感知也会有不同的感受。

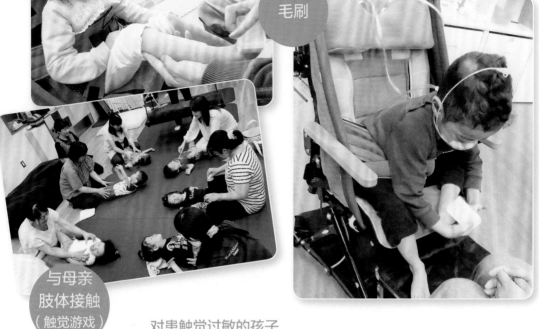

毛刷

与母亲
肢体接触
（触觉游戏）

对患触觉过敏的孩子

●不应勉强孩子。

●通过与喜欢的游戏相结合或选用孩子更容易接受的游戏方法，可以慢慢拓宽孩子的接受范围。

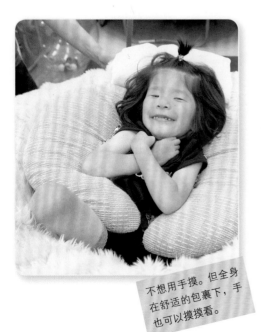

不想用手摸。但全身在舒适的包裹下，手也可以摸摸看。

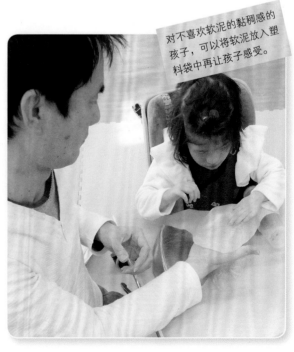

对不喜欢软泥的黏稠感的孩子，可以将软泥放入塑料袋中再让孩子感受。

前庭觉与本体觉游戏

●游戏时为防止肌张力过高而出现异常肢位，需要调整姿势与刺激强度。

在摇晃中锻炼平衡感（需要调整好姿势与力度）

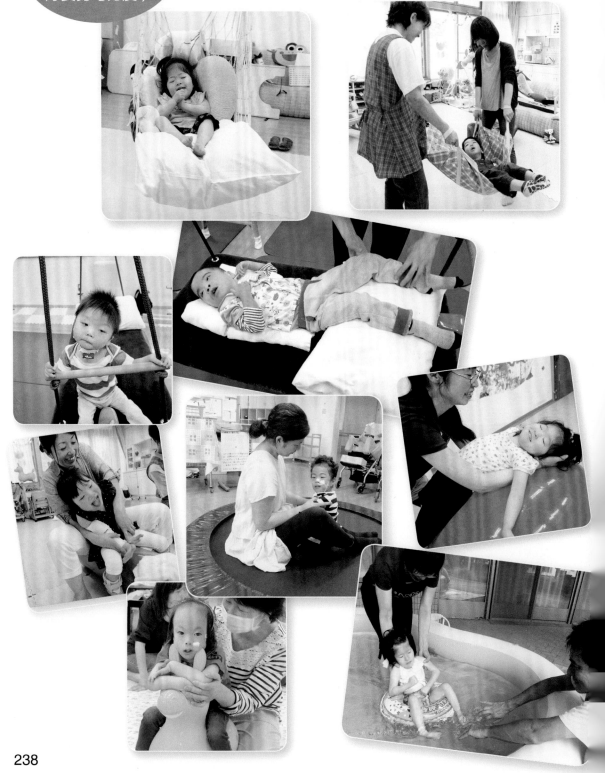

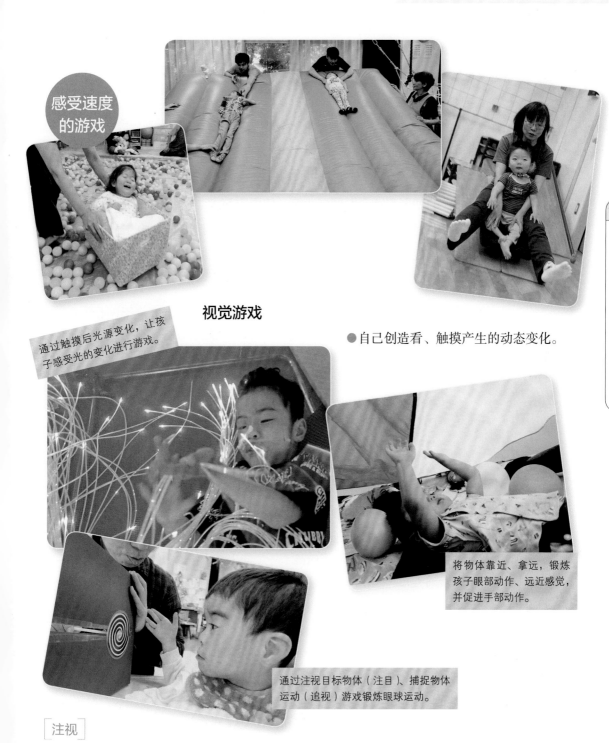

感受速度的游戏

5

促进感觉（感觉统合）发育的援助

视觉游戏

通过触摸后光源变化，让孩子感受光的变化进行游戏。

● 自己创造看、触摸产生的动态变化。

将物体靠近、拿远，锻炼孩子眼部动作、远近感觉，并促进手部动作。

通过注视目标物体（注目）、捕捉物体运动（追视）游戏锻炼眼球运动。

[注视]

［1］加藤寿宏（2004）「コミュニケーションの発達」『感覚総合研究』10：1–8.

[参考文献]

●土田玲子監修（2013）『感覚総合 Q & A　改訂第 2 版』協同医書出版社

●加藤寿宏監修（2016）『乳幼児期の感覚総合遊び』クリエイツかもかわ

●石井孝宏（2015）『子どもに優しくなれる感覚総合』学苑社

●日本感覚総合学会入門講習会事務局編集（2013）『感覚総合療法入門講習会資料集　第 2 版』

6 如何应对随身体发育产生的变形

新生儿期产生的运动障碍，多会随身体发育逐渐恶化转变为变形、挛缩或姿势变形。胸廓、肩关节的变形或挛缩会影响呼吸功能，是加重呼吸道感染的主要原因之一。髋关节与下肢的变形可能会发展至挛缩，使更衣与排泄护理难以进行。骨盆的变形会减小腹腔空间并使盆底肌肉力量低下，进而引发内脏与身体功能的各类问题。因此我们需要了解引发变形的背景，自幼儿期开始应对，以减轻、预防二次障碍。

自幼儿期开始预防变形的重要性

自胎儿或婴儿早期开始因脑损伤造成的运动瘫痪统称为脑性瘫痪。尽管脑部疾病不会加重，但运动与姿势（posture）的异常多会伴随生长发育而发生变化。

不仅限于脑瘫，因脑炎、脑病或先天性肌病等原因导致婴幼儿出现运动障碍，也多会伴随生长发展至髋关节脱位、脊柱变形、全身变形或挛缩。孩子尽管出生时躯干与四肢并无异常，但在生长发育的过程中也可能会出现复杂的弯曲、屈曲、身体扭曲，最终丧失自由度。姿势转换以及护理的难度随之增加。

身体的变形会影响孩子一生的生活质量。如何在幼儿期至青春期将变形控制在最小，是十分重要的疗育任务。

如何应对髋关节脱位

髋关节脱位

分为股骨头向髋臼前方脱离的前方脱位，与向后方脱离的后方脱位两种。

髋关节脱位自幼儿期便开始影响重度运动障碍儿童。重度瘫痪儿童在 2 岁左右便会出现此问题。多数孩子自 5 ~ 7 岁出现，但超过 15 岁变化就会减少。作者对所属医院的 16 名孩子进行预防脱位训练后，自半脱位到完全脱位的平均年龄为 10 岁 8 个月。

有时孩子能说出脱位时的痛苦，但多数都无法察觉，使得病情继续加重。重度瘫痪儿童还可能出现反复脱位的情况。

240

髋关节脱位在脑卒中成人患者并不会发生，它是儿童特有的情况。其主要原因有：

①髋关节周围肌群的过度紧张（收缩）。

②髋关节发育情况。

这两点也是预防与减轻脱位的重点。

脱位的背景

髋关节周围肌群的过度紧张（收缩）

痉挛型偏瘫的儿童并不是无法运动，而是无法控制肌肉紧张。想要活动时，主动肌与拮抗肌会过度紧张并收缩。髋关节中髂腰肌、内收肌群、腘绳肌群等的肌肉量、肌肉力量处于优势时会将股骨头推向外侧，使其脱离髋臼（图1）。

尽管髋关节脱位处仍可能产生新的关节功能，但神经性瘫痪可导致持续的肌肉紧张，反复脱位最终可能导致股骨头移动至髂骨外侧上方。此时下肢的短缩、关节活动范围受限将加重。

图1 ●髋关节周围肌群

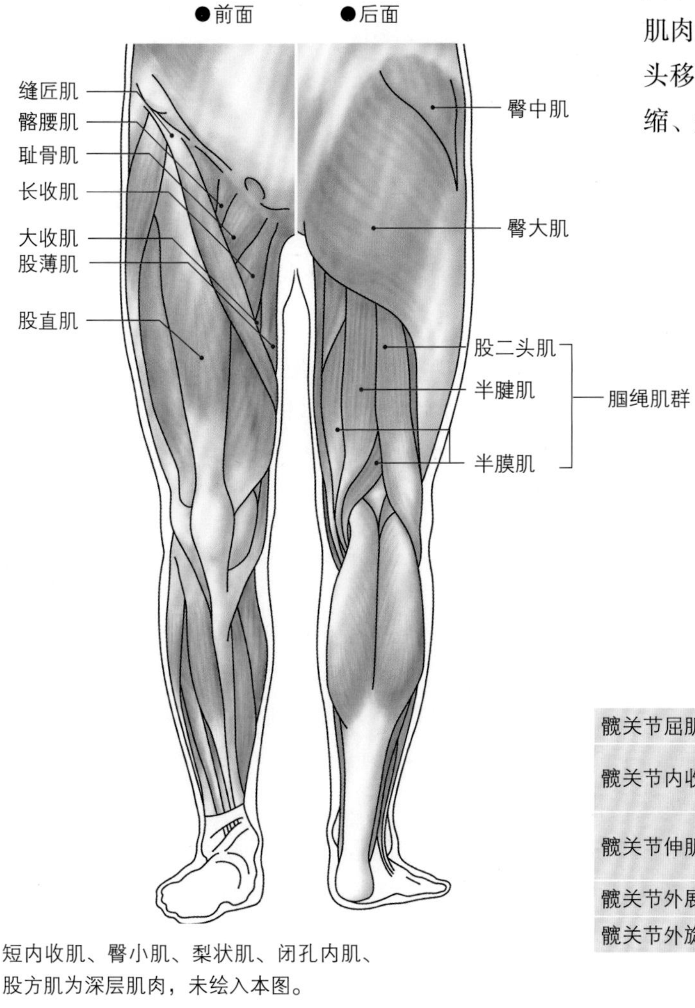

●前面　　●后面

缝匠肌
髂腰肌
耻骨肌
长收肌
大收肌
股薄肌
股直肌

臀中肌
臀大肌
股二头肌
半腱肌　}腘绳肌群
半膜肌

髋关节屈肌	髂腰肌、股直肌、缝匠肌等
髋关节内收肌	长内收肌、短内收肌、大内收肌、股薄肌、耻骨肌等
髋关节伸肌	腘绳肌群（半腱肌、半膜肌等）、臀大肌等
髋关节外展肌	臀中肌、臀小肌等
髋关节外旋肌	梨状肌、闭孔内肌、股方肌等

* 短内收肌、臀小肌、梨状肌、闭孔内肌、股方肌为深层肌肉，未绘入本图。

红色字：与髋关节脱位相关的主要肌肉

髋关节位于骨盆和股骨之间。骨盆侧为髋臼，股骨侧为股骨头。这两块骨骼有各自的骨骺线（骨生长的部分），在生长激素的作用下进行发育。

图 2 ● 髋关节的构造

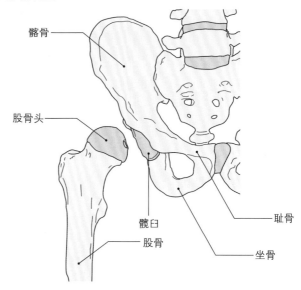

股骨头处也可见骨骺线。

另外髋臼处于髂骨、耻骨、坐骨的交点上（Y 软骨），髋骨（髋臼）的骨骺线位于髋骨上部。髋臼部的生长需要来自股骨头的负重刺激。另外 15 岁过后 Y 软骨便会愈合。

因此，需要自小开始进行运动与负重体验。若脑瘫儿童的立位、步行，乃至伸膝、手膝位（并非爬行）姿势都无法形成，髋臼所受刺激不足，导致股骨头的生长速度赶不上髋臼的形成，使得股骨头更容易脱位。

髋关节脱位造成的影响

脑瘫儿童的髋关节脱位大多是痉挛性脑瘫导致的。

轻度瘫痪时可通过功能训练习得立位与步行。也可通过手术改善。

但症状较重时，伴随下肢的交叉与伸展，坐位与立位更难维持。最严重时，下肢会持续交叉，影响更衣、换尿布等看护行为，根据情况需要进行手术。

另外髂腰肌短缩是造成髋关节脱位的主要原因之一，同时也会出现腹式呼吸更加困难，排痰运动减少，使呼吸道感染加重等问题。孩子的哭声也会变小、减弱。

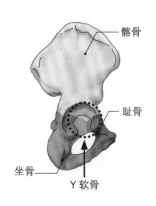

孩子髋关节发育的注意事项

● 婴儿期的孩子身体柔软也可以诊断下肢是否有痉挛。若发现痉挛，则需要尽早舒缓内收肌以保障活动范围。对存在活动受限的孩子，可以进行髋关节负重训练。

● 可通过物理治疗维持关节活动范围，髋关节运动、髋关节部位负重、放松训练（照片）。物理治疗需优先或与其他治疗并行。

● 以前可进行肌肉、肌腱切断术、延长术、移植术，选择性背根神经切除术，酚注射等治疗方法，现在以肉毒毒素疗法为主。但髂腰肌处于深部，治疗方法较为有限。

● 也可口服肌肉松弛剂，但其效果不仅限于髋关节。

肉毒毒素疗法

肌肉注射含肉毒毒素的药剂以缓解肌肉紧张的疗法。肉毒毒素是肉毒杆菌产生的蛋白质，有抑制肌肉紧张的作用。

6

如何应对随身体发育产生的变形

照片● 髋关节的屈曲、外展

将一侧下肢固定于伸展位，屈曲另一侧。

仰卧位下将双侧下肢充分屈曲后外展。每次只活动一侧下肢。

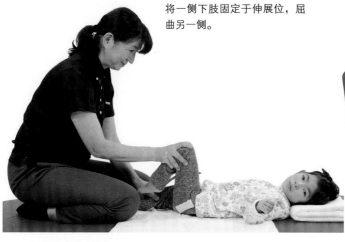

重点

● 需要从婴幼儿期就开始治疗。在更换尿布时进行上述下肢运动。

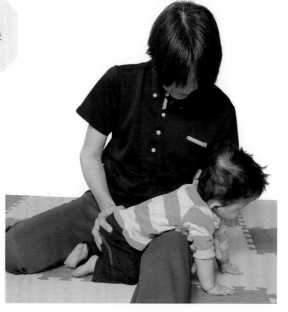

照片● 手膝位

诱导孩子做四肢支撑腹部的手膝位，用膝盖支撑孩子体重，玩耍时也有效。

243

如何应对"被风吹的髋关节"（wind brow hip）

不仅髋关节出现异常，同时多见骨盆前倾、旋前。观察可见孩子双膝并拢、屈曲，并偏向一侧，出现像随风飘动一样的姿势。这样的姿势称为"被风吹的髋关节"。也有双膝分向两边的姿势。

"被风吹的髋关节"的背景与影响

双膝偏向侧多会出现向外侧的髋关节脱位，多为躯干扭转、髋关节脱位、臀中肌等骨盆周围肌群弱化、屈膝保持站立时肌力低下、下肢负重困难等复合因素造成的变形。

在无痉挛的肌病或低肌张力的病例中，也可见姿势不良。

有坐骨部分内收、内旋或髂骨开始至一侧骨盆内收等类型。无论哪种类型都会使姿势固化，不仅会对看护造成不良影响，还会引起孩子腹腔狭小，影响呼吸功能与消化功能。

指导方针

● 参照髋关节脱位的内容。

● 对无法自己活动的孩子，需要在日常生活中活动其身体以防止姿势固化。

如何应对脊柱变形

学龄期儿童伴随着生长，脊柱变形越来越受到重视，对重症儿童来说这是无法避免的难题。大多数孩子会在儿童期至青春期间突然显现此病，且快速恶化，在此期间的应对十分重要。在 20 ~ 25 岁间此病停止恶化。

脊柱变形大多以侧弯与前、后弯为主。

脊柱侧弯可通过 X 线片测量 Cobb 角（图 3），立位片 50 度以上即为重度。对难以保持立位的重症儿童，可以在仰卧位下测量（表）。

图 3 ● Cobb 角

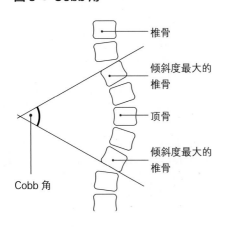

椎骨

倾斜度最大的椎骨

顶骨

倾斜度最大的椎骨

Cobb 角

表●脊柱侧弯症状简介（以绿爱育园门诊部为例）

■侧弯的部位

脊柱分为颈椎、胸椎、腰椎、骶椎、尾椎五三部分。
侧弯的部位在胸椎下部第 9 胸椎（T9）～第 4 骶椎（S4）之间，多集中于
T12～第 1 腰椎（L1）部位。
本院病例中胸椎变形多会影响呼吸系统，但该园统计的胸椎变形病例都是下部
侧弯导致的 S 状变形。

■侧弯的发病期

髋关节脱位多发于幼儿期至学龄期，但脊柱侧弯的发病更迟。有少数患者在 4
岁发病，学龄期至青春期是发病高峰期。病情在 20～25 岁固定下来，之后不
再加重。
Cobb 角超过 50 度的重度患者年龄在 7～21 岁，多发生在 14 岁左右。学龄期
至青春期病情会加速恶化。
在 16 岁后 Cobb 角超过 50 度的病例中没有并发髋关节脱位的现象。

脊柱前弯多见于肌张力低下的肌肉疾病与部分手足徐动型脑瘫的
病例中。后弯不在此说明。

脊柱变形的背景

脊柱侧弯多见于患痉挛型瘫痪的孩子，他们出现髋关节脱位早于
脊柱变形，但也有不出现髋关节脱位的孩子。20～25 岁开始脊柱变
形不再恶化，可能与身体生长发育相关。有的卧床不起的孩子在进行
坐位诱导时会突然出现侧弯加重的情况，应是受非对称性紧张性颈反
射（Asymmetrical Tonic Neck Reflex，ATNR）与重力的影响较大。

另外，手足徐动型脑瘫儿童患脊柱变形多数程度较轻。除紧张型
手足徐动外，手足徐动型脑瘫具有使肌张力变化的特性，在活动的状
态下难以出现变形。

先天性肌病中最典型的脊柱前弯主要与肌张力低下时负荷体重
相关。

**非对称性紧张性颈反射
（ATNR）**

指将头转向一侧（旋转）
时，面部朝向的一侧上、下
肢伸展，另一侧屈曲的反射。

脊柱变形的影响

可能会对呼吸造成影响。凸侧（伸展侧）容易出现肺气肿；凹侧（屈曲侧）容易出现肺不张，严重影响换气。依赖凸侧胸部活动换气时，可能因负荷体重使运动受限导致呼吸困难。进行体位排痰法时，需要让孩子短时间内处于难以呼吸的姿势。

另一方面，为了进行凹侧的体位排痰，需要让凸侧处于下方。但侧卧位呼吸不仅受胸部变形的影响，也会受肺实质病变的影响，因此需要确认孩子的病情。

会导致腹腔空间减小，使膈肌抬高，压迫胸部，也是诱发胃食管反流、食管裂孔疝等的原因。

另一个关键问题是髂腰肌。髂腰肌是影响髋关节脱位的主要肌肉。髂腰肌活动性下降会影响腹式呼吸，使深呼吸与排痰变得困难。

长期处于仰卧位、前弯变形严重的重症儿童会反复出现麻痹性肠梗阻，属于肠系膜上动脉综合征。需要为其设定好体位以防止消化道受压。脊柱裂等常见的后弯变形多会造成尿道压迫等，使肾功能受到损害。

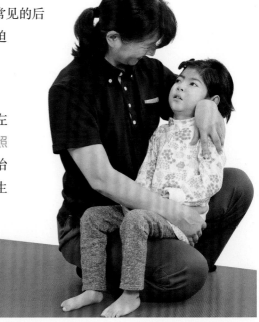

指导方针

●需要促进儿童躯干肌左右对称的同时收缩（照片）。具体需在物理治疗师的指导下在日常生活中进行运动诱导。

照片●辅助坐位

辅助坐位，在促进躯干肌左右对称的平衡状态下紧张收缩。

如何应对踝关节挛缩

低体重儿等自婴儿早期开始表现出双下肢僵直、踝关节无法背屈等痉挛现象。即使是轻度瘫痪、踝关节活动受限时，痉挛也会波及下肢整体，出现立位时足跟难以着地、膝关节屈曲、重心下降、用脚尖走路等现象。快走或跑步时更为显著。症状很轻的孩子可以通过功能训练消除运动功能障碍。

踝关节挛缩的原因与影响

见于肌张力高，出现联合反应、伸展过强时，不仅踝关节（跟腱）紧张，从大腿部（腘绳肌群）至膝关节屈肌再至跟腱，整体都会出现紧张。蹲下时脚跟容易着地是因为下肢整体紧张得以缓解。

对无法站立、步行的孩子来说，踝关节挛缩并不会对其功能造成影响。但四肢挛缩会从末梢开始发展，因此需要从末梢开始缓解紧张。

指导方针

- 踝关节保持背屈的活动性。需要踝关节背屈的同时牵拉腘绳肌群至足跟的肌肉（照片）。
- 物理治疗、矫形器、肉毒毒素注射均不能取得良好效果时，可以采用肌腱延长术治疗。
- 调整腘绳肌群至足部的力线。

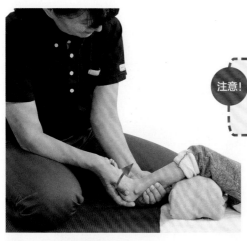

照片●足部的背屈运动

> **注意！** 即便在早期疗育中就可以行走的孩子，快走或跑步时仍需要格外注意。曾有为了运动会进行练习引起跟腱短缩，导致步行困难的例子。在参加运动会等活动时需要与物理治疗师沟通，选择适合孩子的运动项目。

6
如何应对随身体发育产生的变形

247

如何应对肩关节挛缩

重度瘫痪儿童会出现双肩内收、肩部上提的情况。此时，多见因紧张性反射颈部过于后伸或前屈，而看不到颈部的情况。

肩关节挛缩的背景与影响

被抱着或移动时，为了缓解全身紧张会诱发孩子身体屈曲、蜷缩，但这会导致其肩关节过度内收。

肩关节内收状态下挛缩会限制胸廓的灵活性，影响呼吸。

指导方针

● 孩子颈部需保持在可以缓解紧张的位置。在仰卧位将其肩关节外旋，肩胛骨下降，露出颈部。

● 在日常生活中多进行肩关节的屈曲、外展。

照片 ● 肩关节的运动

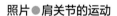

■ 肩部下降、肩关节外旋

调整枕头的高度，仰卧位下外旋孩子的肩关节。

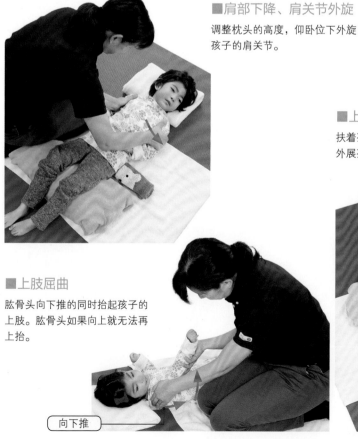

■ 上肢外展

扶着孩子的肘部，不耸肩的同时外展孩子的上肢。

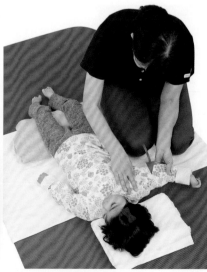

■ 上肢屈曲

肱骨头向下推的同时抬起孩子的上肢。肱骨头如果向上就无法再上抬。

向下推

如何应对扁平胸

胸廓扁平的状态。

扁平胸的背景与影响

扁平胸多出现在长期处于仰卧位的重度智力障碍与肌张力低下的孩子身上。

对呼吸功能影响较小，但患者难以进行姿势变换，如仰卧位至侧卧位，会造成换气量减少。

指导方针

● 在早期就开始向侧卧位诱导，使躯干旋转。
● 通过上肢的屈曲与外展等保障胸廓的活动性。

照片 ● 向侧卧位姿势转换

诱导至侧卧位，旋转躯干。

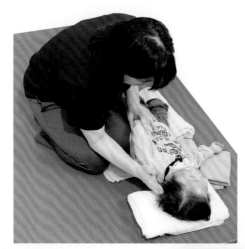

照片 ● 上肢的屈曲、外旋

请参照第 248 页肩关节的运动。

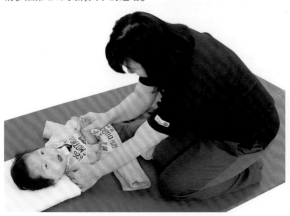

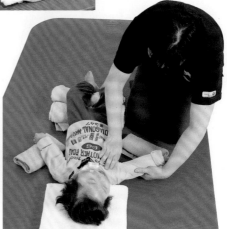

7 重症儿童的保育

孩子们需要一个稳定、安全且放心的环境，并在此基础上接受恰当的发育援助。

成长环境需要家庭保育与集体保育共同提供。特别是在障碍儿童的保育中，家庭保育扮演着重要的角色。

本章将介绍日托型儿童发育中心（以绿爱育园走读部为例）中对重症身心障碍儿童保育的实际情况。其中幼儿部分为"婴幼儿部"（0～2岁）与"年长部"（3～5岁）。

婴幼儿部的集体保育：以增进母子感情为目标

援助的简介

■对象
●社区内重度发育迟缓儿童，因病情较重无法来往任何机构的0～2岁儿童。

■目的
●让家人理解孩子所面对的挑战，并感受育儿的乐趣。
●为母亲们提供交流空间。

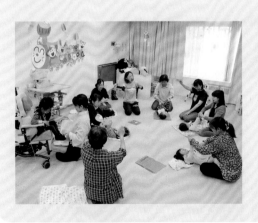

■方法
●最初的一年每周来机构两次。
●为增进母子感情，母子一同前往。
●第一次以母子出游开始，习惯保育环境。
●之后开始参与集体保育，每次结束后参加由医生、护士、物理治疗师、作业治疗师、临床心理医生等专业医师进行的讲座。
●来园时向家长提供联络表，记录保育与参加讲座的感想以及现在的困难等，并在下次来园时上交。职员全员阅览后进行回答，再还给母亲。

一日保育的流程（早会/娱教保育/晚会）

早会

为提升孩子的觉醒等级、让孩子认识到自己来到了保育室，帮助孩子放松身体。在早上来园时进行如下项目。

①早歌　　④干布摩擦（通过刺激身体让孩子认知自己的身体部位，并强化皮肤）

②点名　　⑤毛毯秋千

③儿歌体操

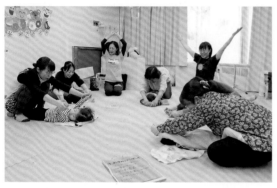

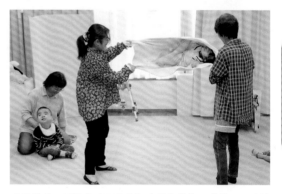

以儿歌悠扬的旋律和母亲的歌声慢慢放松孩子僵硬的身体。第一次活动由物理治疗师讲解活动身体的方法及关节活动范围。

毛毯秋千可以培育孩子在空间中的身体位置感觉，同时增进母子感情，让孩子体会快乐。

娱教保育

娱教保育会提供多种游戏的机会。具体如下。

①看、听故事

看、听故事可以创造母子交流的机会，无法抬头的孩子可以在卧位下进行。

实践

反复观看，充分了解故事，并在发表会上表演。

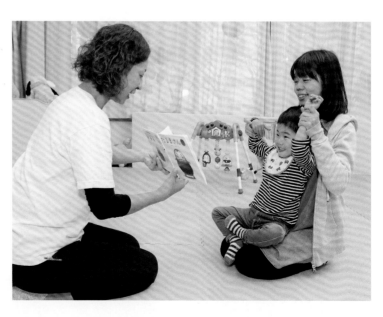

②简单的手部游戏

通过手部游戏增加母亲与孩子肌肤接触的机会。

实践

孩子无需玩具也可以改善心情，停止哭泣。

③玩玩具

通过玩玩具增加孩子与母亲的交流，没有玩具时可用报纸。报纸材质柔软不会割伤手，可以采用揉搓、撕扯、扔等多种玩法。

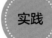

实践

孩子手部的感觉过敏逐渐消退，可以伸手接触更多的物体。从用手指涂画至用身体涂画，并可以将画裁剪成鲤鱼旗的鱼鳞等，制成作品。

④演奏乐器

用触碰出声的乐器玩具制造演奏乐器的机会，没有乐器时可以用拍手、唱歌或哼歌代替。母亲的歌声可以让孩子感到安心，一同度过美好的时光。

实践

害羞的孩子更容易参与多人合唱和轮唱。

⑤感受季节

多在室外换气、多进行日光浴可以增强体质，感受季节变化。若在意外人眼光，可以选择与其他家庭一起出游。

实践

集体出游可以增加与其他母亲交流的机会，在人手充足时也可以玩公园内的玩具。在孩子身躯尚小时，母亲可以抱着孩子一起体验各类游戏。

晚会

一日保育结束后，进行晚会。在晚会上回顾一天的活动，并进行下次保育的规划。由此可以让家庭更连贯地进行保育。

孩子们合唱《再会歌》后，一天的保育活动结束。

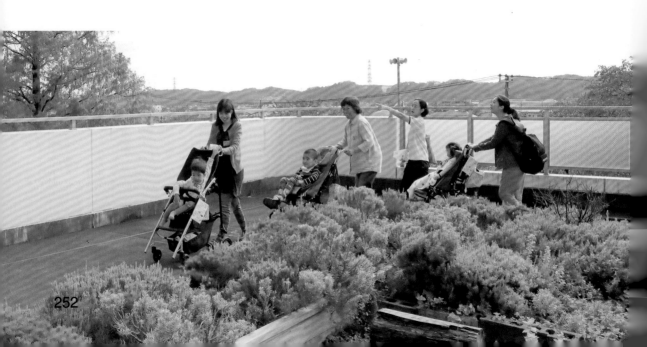

家长对保育的反应

对保育整体的反应

在家长与工作人员的联络表中有家长写下了如下感想（表1）。

表1●联络表中家长写下的感想

- ●原本怀着十分不安的心情抚育孩子，但在看到自己并不孤单时多少有些放心。
- ●其他妈妈和职员夸我家孩子可爱，十分高兴。
- ●在保育园学习了许多做游戏的方法，在家也可以与孩子做游戏了。

联络表中也记载了很多问题。下面列出其中的一部分问题（Q）与职工回答（A）。

Q：孩子的表情变化很少，如何判断他是否享受游戏？

A：首先需要母亲能够享受游戏。可以从孩子表情的细微变化（眼角、嘴角）和与平时不同的眼睛、身体动作（手指等）判断孩子是否喜欢。

Q：家中没有可用的玩具。

A：可以在唱歌、手部游戏时轻轻摇晃孩子身体，或跟着节奏轻轻拍打身体部位进行游戏。

Q：孩子身体僵硬难以抱起，在家中只能让孩子躺着。

A：在有空闲的时候可以配合歌声进行一些体操，或进行物理治疗中的身体活动。每天反复进行很重要。

* 在收到这个问题后开办了关节活动的讲座。

Q：想去和孩子散步或到附近的公园晒太阳，但会在意别人的眼光而不敢去。

A：可以和小组活动中的其他家庭一同出行，让孩子体验一下公园内的玩具。

家长讲座与学习会成果

　　每个月会在娱教保育的时间进行每次一小时左右的讲座。讲师包括医生、护士、物理治疗师、作业治疗师、言语治疗师、社区工作者、心理治疗师等。育儿需要全家一起参与，因此也请孩子的父亲、祖父母等一起参加（表2）。

表2 ●讲座的内容

> ①医生、护士：如何把握孩子的健康状态，孩子患感染等疾病时的应对方法。
>
> ②物理治疗师：一对一地进行良肢位和姿势、关节活动的家庭治疗方法的指导。
>
> ③作业治疗师：对进食动作等日常生活动作与感觉游戏进行指导。
>
> ④言语治疗师：如何发现孩子的表达特征，指导交流方法和语言之外的交流方法。
>
> ⑤社区工作者：介绍社区内的机构与福利。
>
> ⑥心理治疗师：对孩子发育、重构亲子关系与家庭关系进行指导。

　　参加讲座的家长做出了如下反馈（表3）

表3 ●参加讲座的家长给出的反馈

> ●非常感谢讲师们不仅教授育儿相关的知识，还教给我们健康管理的方法。讲座后不会再烦恼"为什么只有我家孩子会这样""这是我的错吗"等事情，能放下心中的包袱了。
>
> ●不再纠结孩子不能说话和不能走路的问题，我们家长的任务是引导出孩子最大的潜力。
>
> ●曾经对孩子上幼儿园的问题感到十分担忧，在听过讲座后决心去寻找社区内能接收孩子的机构。

＊　＊　＊

　　母子共同参加保育后，双方都能够乐在其中。家长能够理解即便孩子有障碍，但与孩子玩游戏也并非特别之事。家长们越来越期待进行保育活动，母子的交流也就越来越丰富。

　　母亲的思想意识也产生变化，对孩子的爱更深，体会到育儿的乐趣，同时也开始对未来抱有希望。这也是因为有其他家长相互支持。

年长部的集体保育：到母子分离

援助的简介

■对象
● 患重度身心障碍的幼儿，需要医疗护理、难以进入临近区域内障碍儿童保育机构的 3 ~ 5 岁儿童。

■目的
● 进行幼儿保育活动，同时对家长进行指导，在孩子的成长与变化中不断学习。
● 每周进行 1 ~ 2 次托管保育，体验母子分离。
● 设立"兄弟保育"的环境，帮助残障儿童与兄弟姐妹一同成长，促进二人交流，减少对他人的排斥，同时解决二人共同的问题。
● 与临近的幼儿园进行交流保育，给孩子创造参与社会活动的机会。

■方法
● 每周来机构 3 天以上，学龄前（年长）儿童每周来 4 ~ 5 天，为学校生活做准备。
● 通过托管创造母亲与孩子分离的体验。
● 通过"兄弟保育"与兄弟姐妹一起参加活动，增进感情。
● 在交流保育中定期与其他儿童进行交流，体验社交活动。
● 根据季节进行各种活动（表 4），体验四季的更替。

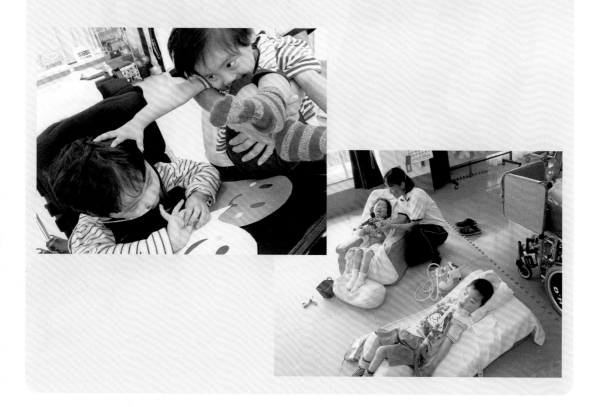

表 4 ●一年中机构进行的主要活动

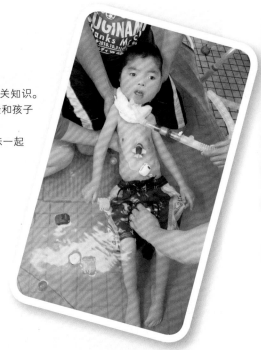

■年度活动

4 月　入园仪式
5 月　开办交流保育
6 ~ 9 月　温水泳池：第一次跟物理治疗师学习水中运动的相关知识。
　　　　　　第二次及以后与母亲一同边玩边参与，也举办过母亲和孩子
　　　　　　参与的水中有氧运动等活动。
7 月　暑期活动（与低龄组一起）：在暑假时与家里的兄弟姐妹一起
　　　　看电影、玩蹦床等。
10 月　运动会（与低龄组一起）
12 月　圣诞节聚会（与低龄组一起）
1 月　捣年糕
3 月　毕业典礼

■其他活动

●每月生日会
分组进行。工作人员在生日卡片上写下祝福，与照片一起作
为礼物送出。

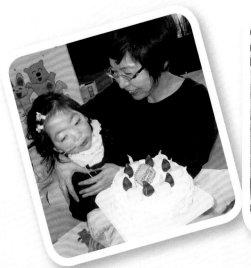

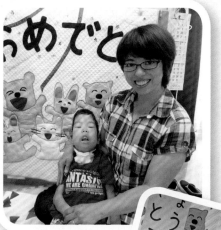

●志愿歌手进行的音乐活动
每月进行一次。全员统一穿橙色 T 恤（积极向上的颜色），这是可以与
家人一同享受的活动。

保育的流程与本人、家属的反应

母子保育

通过参加母子保育，母亲和孩子的情绪得以舒缓，两人显得十分享受园内的活动。母亲也理解了尽管孩子身体不便，但进行游戏也是再正常不过的事情。母子二人在院内度过了安心又充实的时光。

另外家人对何时起床、何时注入营养有了把握，可以有计划地为日后升学做准备。

托管保育

每周进行 1 ~ 2 天，让孩子体验以离开母亲为目的进行的托管保育。

起初孩子会因为看不到母亲的身影不停哭泣。但在适应后孩子便学会了一个人通过手和眼等部位的动作表达自己的想法，最终也能学会"是 / 否应答"和喜怒哀乐的表现。

孩子们与朋友和工作人员、母亲们一起结伴出行，一同度过美好的时光。母亲在看到孩子对其他孩子和工作人员敞开心扉后，对孩子的成长感到高兴，也能对孩子的未来产生信心。

兄弟姐妹保育

在学校的休息日设立了可以与家中兄弟姐妹一同参加的聚会。

兄弟姐妹一起看电影、玩海洋球、玩蹦床等游戏，在加深孩子对兄弟姐妹感情的同时，通过与其他家庭的兄弟姐妹一起玩耍，孩子也能感到"自己并不特别"，提高社交的积极性。

下面对印象最深的两个案例进行介绍。

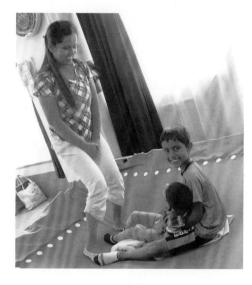

是 / 否应答

从没有自己的主张，只要和父母目光相会就能帮忙解决，无忧无虑的状态中解脱出来，孩子需要学会自己向工作人员表达自己喜欢与不喜欢的事物（自我意志）。这是成长中重要的一步（关于"是否应答"请参照第 221 页）。

7

重症儿童的保育

案例 1 ①

暑假期间，家庭全员参加了园内电影放映会。

很多家庭平时会在意周围的目光与吸痰器的声音而不能去电影院，能和孩子一起看电影家人感到非常高兴。

电影结束后，孩子们聚在一起聊天，讨论"要不要一起去购物，去朋友家玩？"

家人在别人问起"这孩子怎么了，不会说话吗？"的时候会进行说明，还聊起了孩子需要呼吸机维持生命，虽然表情不多，但是孩子眨眼就是在说是，诸如此类的话题。

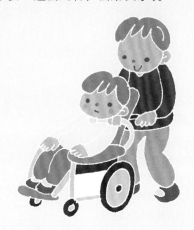

之后这位孩子与母亲来园时十分高兴地说："我和孩子一起去超市了。哥哥之前还说'不喜欢气管上开孔的弟弟'，这次在超市推着弟弟一起购物，还想来参观保育园了。"

案例 2 ②

某位小学四年级的男孩，母亲要求他照顾有障碍的弟弟，他想撒娇的时候也怕被说"你已经是哥哥了"而说不出口。"总是叫我帮忙，感觉我就像保姆一样，所以总是避开弟弟"——母亲没能注意到这个孩子的感受。

在"兄弟保育"中有与母亲一起做体操、在母亲怀抱中玩跷跷板的内容。开始他因害羞而拒绝参加，之后坐在母亲怀中显得十分舒适，不愿离开。

此时母亲察觉到了他的想法，在他的耳边说："我以前没能注意到，真是对不起。"男孩满面笑容地投入母亲的怀抱。

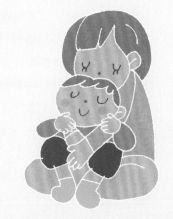

在保育结束后，母亲说道："之前我和哥哥关系一直不好，本以为是这个孩子（弟弟）的关系，也没什么办法。四年级应该是会撒娇的时候，但至今我和哥哥都不知道该如何表达。今天能来参加"兄弟保育"真是太好了，今天开始我们能够成为真正的母子了。"

交流保育

每月年长部会和附近的幼儿园进行 1 ~ 2 次的交流活动。以下是活动时的例子。

母亲不参加，以孩子之间的交流为主。

交流时，附近幼儿园的孩子问了很多单纯的问题，如"他不会说话吗？""他不能走路吗？""这个机器是干吗的？"（看着机器问）等。工作人员会进行简单易懂的说明，保育园的员工也会在不影响交流的前提下看护孩子。

常常见到 3 ~ 4 个孩子想要推轮椅玩，或孩子们将蝴蝶放在掌心后飞走等高兴的场面。时不时也会发生给孩子递出泥球之类让人稍有担心的场景，但孩子们笑笑就结束了。

最后孩子们齐唱儿歌，度过了开心的时光。

交流保育的最后一天请双方的家长前来参观孩子们之间的交流。

幼儿园的孩子们享受热闹氛围的同时，也学会了如何温柔地对待保育园的孩子们。部分家长也萌生了想再要一个孩子的想法。

参加集中保育就像在医院的等待室相遇。处在同样的环境、抱有同样的烦恼，是可以促生共情的机会。孩子的家庭可以借此机会交友，增进交流的同时，展望孩子从母子分离，到幼儿园，直到上学的未来。另外也能借此机会客观地掌握孩子的情况，改善家庭生活的状态。

对障碍儿童，在育儿中不能一根筋，方法不对时母亲也会感到疲倦。但通过参加集中保育，可以让育儿走出家庭，创造亲子共同的美好时光。

8 理解发育障碍儿童并给予援助

　　孩子在出生后与养育者共同生活的过程中建立自己的安心、安全感，在增加自身活动范围的同时学习与他人交流的方法。而当孩子的发育受到阻碍时，就会表现出难以发育或发育弛缓。若此时养育者表现出不安的情绪，则可能导致亲子互动不稳定。特别是对发育障碍儿童来说，这类问题尤为普遍。因此养育者需要学习与孩子的沟通方法，孩子身边的援助者也需要理解孩子的特性，然后进行恰当的援助。

　　本书以发育障碍儿童的养育为例，对幼儿期的发育状况与相关重点进行讲解。

相遇与形成依恋

　　看着面前头部控制不稳的婴儿，被要求"请抱抱他"时，你会怎么抱呢？多数人应该是支撑婴儿的颈部，并面对面出声哄孩子，这样的互动可以说是交流的原点。随着运动功能与视觉功能逐渐发育，孩子会出现被哄时以笑声回应、追随或凝视他人的活动等相互的或主动的表现。

　　婴儿的成长受养育者的经验与反应、婴儿的气质、婴儿与养育者的生活环境等多种因素的影响，尤为重要的是婴儿通过养育者与自己的互动获得生理上的满足感与情绪上的快感等体验。这样的体验会让孩子产生认生等对他人的反应，而在养育者与婴儿之间形成的互动称为依恋（attachment）。

基本的信任感

通过与养育者的互动可以使孩子信赖周边的社会环境，获得对身边社会的信任感。"能够相信自己"的感觉在 Erik Homburger Erikson 所建立的发育阶段学说中被称为"基础的信任感[1]"。

　　在依恋形成后，婴儿受困于紧张与不安时，只要养育者进行恰当的应对，孩子就会积累更多的安心与安全感，感到自己受重视也能促进自我感觉的发育。婴儿期是感觉形成最重要的时期。

气质与发育障碍

一般而言，婴儿的生活节奏会逐渐规律化。虽然有个体差异，但夜间睡眠时间增加后母亲可以减少哺乳次数，减轻身体负担。

有些婴儿会出现对周遭物体发出的声音较为敏感而难以入睡，松开怀抱就开始剧烈哭泣等情况，使养育者身心俱疲。

另外，有的孩子尽管在婴儿期十分老实，但学会走路后夜晚不睡，使家长十分辛苦，可以看一看孩子是不是喜欢被抱着。如果不喜欢、讨厌被抚摸手脚等，则照顾起来相当困难。

这些养育困难的情况与感觉功能的发育相关，有些孩子被诊断为发育障碍。而另一方面，有些当时比较在意的问题可能之后会不用在意。孩子成长的过程十分复杂，而养育者（母亲）自身的睡眠与精神状态也十分关键。

对心情好或不管他时会很安静的孩子，可以通过婴儿体操的运动与皮肤刺激促进发育。

婴儿期是养育者与婴儿建立关系十分重要的时期，可以寻求社区内保健师或保育师的帮助。

婴儿体操

为自身难以活动的孩子而设计的体操，可作为运动练习前的准备运动。详情参照第 180 页。

8

理解发育障碍儿童并给予援助

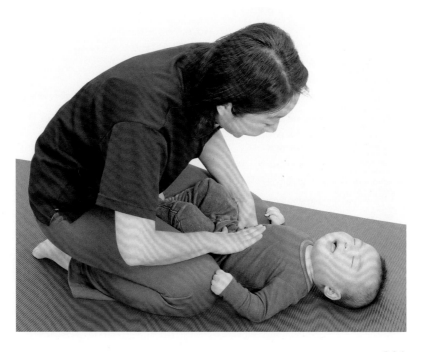

发育障碍逐渐显现

1岁过后，若孩子出现讨厌站立、抓不住玩具等情况，则可能患有感觉过敏。

另外，有些孩子运动方面的发育顺利，但在开始走路的时候突然出现养育困难的问题。下面以小 G 的成长过程为例向大家介绍。小 G 是这类孩子中的一员，在 3 岁左右诊断为孤独症，现在在特别援助高中上学，自己可以准备简单的早餐（表）。在此介绍小 G 成长经历的同时，探索发育障碍儿童幼儿阶段的援助。

表●小 G 的成长 出生后~幼儿期

婴儿期	●40 周 +10 天出生，3142g，顺产。 ●婴儿期并无特别，非常老实。
1 岁半~	●搬家。2 岁半左右时，上午 10 点~晚 8 点不在特定地点推婴儿车就会生气。
3 岁~	●在 3 岁体检时因突然兴奋与刻板行为向医生咨询。 ●没有有意义的语言，不用手指东西。 ●愿意时会听从要求，不愿意时会拒绝。 ●会学别人的动作（例如将电话拿起放在耳边等），但不愿与他人一起玩。 ●独自用餐。 ●拒绝坐在马桶上。 ●对声音过度敏感。
3 岁半~	●开始去机构和上保育园。可以用手指东西与挥手再见。 ●在家中有要求时指出卡片作为应对。 ●家人牵着手可行走，生活逐渐轻松。 ●但刻板行为增加（起床后一定要干某些事、买东西时不进行某些事就会吵闹等）。
4 岁~	●可以遵守保育园内的例行日程，但讨厌散步和与平时不同的安排。 　→视觉提示日程表，让本人进行选择。 　→拒绝减少了。 ●在家中仍拒绝上厕所与洗澡，但可以听懂"……之后就可以……"。 ●可以说出自己喜欢的车辆的名字。
5 岁~	●虽然之前比较顺利，但开始不愿去保育园。 　→使用日历"提前告知"进行应对。实在不想上保育园时并不勉强。 　→开始调整"去哦，没关系"，去保育园时让孩子提前确认日程表，逐渐开始接受保育园了。
年长	●能做的和理解的事情增多了，但在去保育园的路上出现了跳上马路等危险行为。 　→家中以车辆出行为主，马路上行走和乘坐巴士的经验较少。因此开始坐巴士出行，为了下一年上小学让孩子逐渐增加生活经验。 ●表现出对其他孩子的关心，可以与同学牵手了。 ●对同学的感情表现十分敏感，第一次看到同学哭泣时去打了老师。之后拉着保育员的衣服去道歉。

孩子的发育情况与沟通的重点

呼唤孩子也不转头。

和他说话眼睛也不看过来。

沉迷感觉游戏，不玩玩具。

不如意时会像小 G 一样兴奋或暴怒。

孩子日渐长大，在交流中感到挫折时，可能需要改善交流的方法。

与孩子的互动十分重要。在育儿中遇到困难时，可以参考小 G 家的做法，在改变周围环境调整生活的过程中，按一定顺序让孩子慢慢地适应与别人的交流和互动。

小 G 的例子中，无法很好地形成相互关系的原因在于孩子发育中出现的问题。下面将列出根据孩子的发育阶段与行动特点交流的重点。

不喜欢与别人一起游戏，以自我要求为中心进行行动为主的时期

一个人一直玩喜欢的东西

这个时期想要和孩子一起玩，也不会获取孩子的注意，孩子也讨厌被打扰。

但此时不能气馁，应配合孩子的兴趣与视线，让孩子了解到家长对他的游戏感兴趣。借此孩子便会注意到家长，创造出共享游戏的机会。

另外，感觉过敏的孩子一开始会讨厌肢体接触，此时需要慢慢地介入，逐渐培养孩子对互动的兴趣，可以从对人关系中培育孩子对外界的关心。

引起注意行动的应对

开始对周围世界感兴趣，想要和别人建立联系时，孩子会用自己的方法试探外界的反应，此时孩子会变得调皮。这与认知发育中理解因果关系的发育相关。此时可以和孩子一起玩一些可以简单地得出结果的玩具。

另外，孩子会故意做一些错事引起大人的注意，这类引起注意行为增加时，采取无视的方法比训斥更加有效。

与语言理解相比，有时孩子会通过周围环境判断自己必需的事物。此时给孩子看想要传达信息的相关物体比通过声音吸引其注意力更加有效。

另外，有时孩子会对日常生活中大人使用的物品感兴趣，并试图模仿，这是孩子对与他人交流开始感兴趣的信号。此时无须改变周围环境、地点和物品，在孩子表现出兴趣时家长需要表现出同感，借此增强孩子的安心感与对情景的记忆，从而增加双方共同参与的活动。

出现向别人传达语言、通过语言进行指示的时期

听到身边物体时用手指出

例如，用积木搭出其他物体的游戏，需要脑海中想象出该物体的样子，这与想象的发育相关。此时期也正处于记住物体名称的重要时期。

孩子尽管不能顺利地用语言描述，但进行此类游戏意味着语言形成萌芽。援助者需要在参与孩子快乐游戏的同时，将眼前的物体、活动与场景用简单的单词说给孩子听。

语言的发育

孩子对语言的理解与发育可以从简单的单词或有兴趣的词汇开始。详情参照第216页。

在孩子出现"我自己玩""不要""我要～" 等自我主张较强时期

培育出孩子关心他人的感情后，可以通过玩具、运动与感觉游戏，将"开心""更多""等待"的感情与孩子共享，培养其对人的要求与期待。

另外，这个时期正是孩子的独立性、拒绝性等自我主张感情活跃的时期。这是开始将自己与他人进行区别，对人认知的发育所造成的。

孩子出现要求或拒绝的言行时，不应使用"不行""必须"等强硬的措辞，应使用"来做～吧"之类肯定、具体的语言进行回答，也可尝试通过语言之外的方法，例如让孩子看别的物体等减轻或转移孩子要求或拒绝的情绪。

能做到的事情受到夸奖会很开心

无论多大的孩子，受到夸奖总会成为孩子内心成长的助力，尤其对幼儿期的孩子更是必不可少的一部分。

但是实际中可能夸奖的机会较少，训斥与提醒占了大多数，此时需要刻意创造表扬孩子的机会。可以从日常的一些小事中寻找机会。例如孩子能够打招呼、能够帮到小忙的时候，都是可以表扬的机会。

表扬的方法可以自家长培训中学习。

家长培训

以增加喜欢孩子出现的行为、减少不喜欢的行为为目的开设的家长培训班，通常由经过培训的指导员设置小组运营[2]。

用眼睛观察更容易掌握

孩子掌握的语言增加后，就会向他人积极地传达自己的想法。此时大人自然认为孩子能够正确地理解自己所表达的意思。

但发育存在差异。尽管孩子可以说出自己想表达的内容，但不一定能按照他人指示去做，从而被误解为"任性的孩子"。此时可以使用画板或相关的物体，使指示内容更容易被孩子理解。

随着年龄增长，孩子们想要理解场景转换或规则的机会增加。此时可以通过容易理解的照片、绘画或文字，将活动的流程与内容展示给孩子，创造利于孩子理解的环境。

8

理解发育障碍儿童并给予援助

小贴士

刻板行为

刻板行为也是判断孤独症谱系障碍（Autism Spectrum Disorder，ASD）的基本方法。

白石[3]将刻板行动分为"不变通""不停止""不开始"三类。本人在决定"不做"之前，通过眼睛能看到的方法进行"要做"的预告，让孩子拥有预见性从而减少刻板行为的发生，活用此方法可以较好地应对刻板行为。

另外刻板行为可能会导致问题行为，但可以利用孩子"决定好的事情一定会正确进行"这一好的特性对其进行援助。

孤独症谱系障碍（ASD）

不善交流和社交，兴趣与关注面狭窄，行为刻板且难以变通等对社会生活产生巨大不良影响的状态。详情请参照第151—154页。

265

表现出"想要努力"、可进行自我修正的时期

扩大孩子的兴趣，提高对事物的好奇心，看到后想要尝试的心情是日后"自己能够决做什么、干什么"的重要动力源。若在此时大人回应"现在没时间""今天不行"的话，孩子将会无处发泄情绪，导致情绪混乱且难以调整。

因此预告应对十分重要。

另外，需要提前确认约定孩子可以接受或主动选择，在孩子能够调整情绪后多加表扬，积累孩子的自信心，逐渐锻炼孩子调整情绪的能力。

言语之外，使用绘画与文字有助于记忆，增加调整情绪的成功率。

预告应对

"预告应对"的效果

进行预告应对，可以使孩子感受到他人的帮助，使之处于能够放心的环境。交流援助中预告应对的详情请参照第 226 页。

患 ASD 的孩子通常难以应对变化，且预见性较差，经常见到如下倾向：

- 在经历一次好的体验后会不断重复，但不喜欢的事情完全不想做。
- 在第一次进行某种活动时因不知道后面会发生什么，变得紧张不安，不配合，甚至陷入恐慌状态。
- 有急事突然结束时难以调整情绪（多为家人生气的原因）。

将这类行为视为"任性"而训斥孩子或强行施加调整，会增加孩子的压力，并增强抵触心理。

因此需要根据孩子的情况进行预告应对，预告应对的方法和内容需要家长再三斟酌。

- 想 些孩子可以接受的小约定，并提前传达。
- 用时钟提前告知孩子结束的时间。
- 进行孩子不喜欢的事情后，可以安排孩子喜欢的事情，制定时间表，并按顺序写下来，告知孩子。

孩子获得自信之后，便会产生"再加把劲""虽然很难但是可以再努力一下"等想法，进行自我挑战。

自己的努力希望被他人见证的想法，使孩子自发性地努力吸引第三方视线。以此情绪为基础，孩子不仅可以做自己想做的事情，还可以不厌倦地完成他人的指令。

另外，"做做看"的想法是学习时必需的。孩子之后会上学，需要将生活的重心从游玩转为学习。

"知道了""可以"，能控制自己的情绪

在家中我行我素的孩子，在集体生活中可以学会观察周围的孩子，并进行自我调整。

另外，孩子的身体和行动不断成长，与朋友一起游戏的机会增加，在游戏中产生的纠纷也会随之增加。通过这些经历辅以顺序或猜拳定先后等规则，使孩子减少纠纷中产生的负面情绪，学习如何和伙伴建立良好的关系。

在做出他人不开心的言行后，孩子便会反思自己，说出"对不起"，在生别人的气、别人来道歉时也能说出"没关系"等，最终孩子学会语言是和他人心灵交流的手段。

若无法立刻想出能够修复双方关系的言语，则需要教给孩子相应的言语。孩子处在兴奋状态时，应先等孩子冷静下来，一边感受孩子的心情，一边慢慢地教给孩子应对的方法。

8 理解发育障碍儿童并给予援助

知识拓展

如何应对恐慌

患 ASD 的孩子进行未经历过的事情，或出现与预期不符、突发的情况时会陷入混乱、突然暴走或僵直的状态。

此时需要在确保周围环境安全后，冷静地对孩子说"没关系的"，并待在他身边。若孩子持续处于暴走状态，不要倒剪其双臂或拉拽其身体，可以从前方抱住孩子，等待孩子冷静下来。若是因援助者造成的恐慌，则尽量让其他援助者帮忙安抚。

重点在于不让孩子再次陷入恐慌状态，但不应怕孩子恐慌而不让孩子进行不擅长或害怕的事情。为了重新建立孩子自信心并深化相互关系，在孩子陷入恐慌之前帮助他，并多多表扬孩子以避免陷入恐慌状态。

[注釈]

［1］E.H. エルクソン著、仁科弥生訳（1997）『幼児期と社会』みすず書房，p21-24.

［2］岩坂英巳編著（2012）『困っている子とほめて育てる　ペアレント・トレーニングガイドブック』じほう，p4.

［3］白石雅一（2013）『自閉症スペクトラムとこだわり行動への対応法』東京書籍，p21-24.

[参考文献]

●藤村宣之　編著（2009）『発達心理学：周りの世界とかかわりながら人はいかに育つか』（いちばんはじめに読む心理学の本）ミネルヴァ書房，p21-45.

●白石正久（2007）『自閉症児の世界とひろげる発達的理解：乳幼児期から青年・成人期までの生活と教育』かもがわ出版

●平岩幹男監修，shizu 著（2013）『発達障害の子どもを伸ばす魔法の言葉かけ』（健康ライブラリー）講談社

●辻井正次，白石雅一監修（2013）「特集　パニックはこうして対応する」『アスペハート』35

●佐々木正美監修（2009）『自閉症の本：じょうずなつきあい方がわかる』（セレクト　BOOKS　育ちあう子育ちの本）主婦の友社

●上野一彦監修，酒井幸子，中野圭子著（2010）『ケース別発症障害のある子へのサポート実例集：幼稚園・保育園編』ナツメ社

268

第 **4** 章

援助居家生活的实例

1 支持居家生活的各种服务

2 居家医疗网络

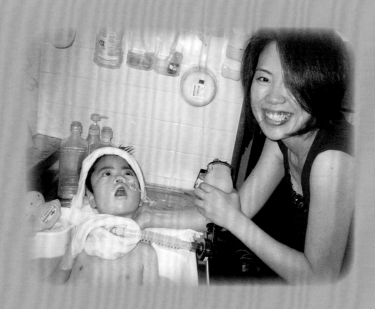

为了能让居家生活顺利展开，需要取得残疾证和疗育手册，在出院前需要尽可能地对家中进行必要的改造，并购置辅助器具、日常用品，保障上门护理、看护。可以申请上门护理进行出院前家庭访问，适应居家生活。本章将介绍出院后至就学前可以使用的福利制度与援助。*

从 NICU 出院时可使用的服务

孩子自 NICU 出院后是奠定居家生活各项基础的重要时期。医护人员需根据新生儿重症监护病房出院调整合计等条例，召开评价会，为家属介绍并商定支援事务所人员、上门护理人员、行政部门相关人员，致力于为家属建立提供不间断的、全方位的咨询与支援体制。

医务人员不仅要服务儿童，也要为家属提供安稳的生活，以医疗援助为中心减轻家属负担，并活用各类援助政策。在出院时可以提供的家庭生活援助服务有以下几项（表1）。

新生儿重症监护病房出院调整合计

是出院调整合计之一。对于住院期间产生新生儿重症监护治疗费或综合围产期特定重症监护病房管理费（新生儿集中治疗管理费）的情况，在经儿童及家属同意后，由护士或社会福利工作人员为儿童制订出院后的援助计划，出院或转院提供的支援可在出院时一并计算费用。

表1 ●出院时可以提供的家庭生活援助服务

- ●残障儿童咨询援助
- ●残疾证与疗育手册
- ●辅助器具、日常生活用品
- ●对儿童及育儿援助的新制度
- ●上门护理
- ●重症上门看护
- ●居家看护（home helper）
- ●短期入住机构、短期住院

残障儿童咨询援助

指根据残障儿童生活的具体情况，联系相关福利事务所等为其调整服务提供的援助，包括制定相关福利的使用计划（福利使用计划、残障儿童援助计划），为残障儿童直至成年的生活提供帮助；定期进行家庭访问，根据实际情况变更福利计划。

* 本章所述为日本国内制度、医疗、教育环境等，仅供参考。——编者注。

残疾证与疗育手册

身体或智力有障碍的人士需要持有证明以便享受各项援助政策，可以更好地使用福利服务与医疗援助金、住宅改造援助等事项。可从以下窗口办理手续。

> ● **残疾证：** 社区残障福祉科
> ● **疗育手册：** 18 岁以下 儿童咨询处
> 　　　　　　　 18 岁以上 就业咨询处

辅助器具、日常生活用品

以租借或发放的形式提供给残障儿童与残障人士，用来代替部分身体功能或增加生活便利性的福祉用具，并补贴部分费用的制度。

可在社区障碍福祉科办理相关手续。

> ● **辅助器具：** 轮椅、婴儿车、坐位保持装置、矫形器、助行器等。
> ● **日常生活用品：** 护理床、纸尿裤、造瘘用品、沐浴辅助器具、住宅改造费等。

对儿童、育儿援助的新制度

家庭帮助中心

以养育婴幼儿和小学生等的育儿监护人作为会员，为有托儿需求或可以提供帮助的人提供联系与调整。

居家访问保育

在因患疾病或残疾需要个体护理的家庭或临近区域没有可用机构的家庭的家中进行一对一的保育工作。

重视"质"与"量"两方面，社会整体援助育儿的制度，以最近的社区为中心从制度与财政方面援助残障儿童家庭。

由社区内的育儿援助网点或行政窗口等的援助专员接待育儿家庭或妊娠过程中有困难的孕妇，提供可以选择和利用的幼儿园、保育所等机构及社区育儿援助事业机构的信息，介绍援助内容等，并对家属"近期育儿时感到很辛苦""不知道有哪些育儿援助可用"之类的问题进行解答。援助专员也需要促进相关机构与社区进行合作。家庭帮助中心可以接送困难家庭中其他孩子去保育园。看护人可以利用居家访问保育服务减轻负担，获得就业机会。

实际可用的机构与援助事项请参照所在地区的具体条例。

上门护理

以需要护理人为对象，由护士或物理治疗师等上门提供必要的服务。在医生的协助下，提供疗育照顾，为咨询者提供建议及功能训练方面的援助，以保证患者（儿）可以在家中得到安全、放心的护理。

残障儿童的居家护理会对家庭造成巨大的负担，家人不安的情绪也会对孩子造成巨大的影响。因此对家属提供精神上、身体上的帮助也是上门护理重要内容之一。

上门护理服务的内容

上门护理工作站主要提供以下（表2）服务。

表2 ● 上门护理服务表

● 观察病情	● 用餐、营养的援助与指导	● 预防与处理褥疮、外伤等
● 对家人进行看护指导	● 康复训练，扩大生活的范围等	● 服药管理与指导
● 清洁身体（擦拭、洗浴护理等）	● 医疗护理（更换导管、点滴等）	● 临终关怀
● 排泄援助（排便护理等）	● 医疗器械的管理与指导	

照片 ● 上门护理的实例

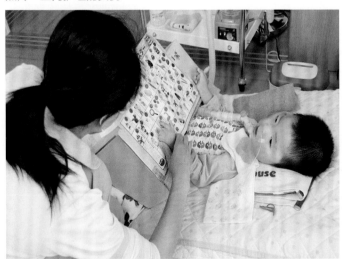

孩子躺在床上与上门护士一起玩文字游戏。

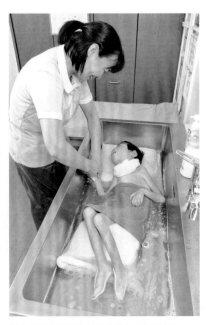

护士通过沐浴辅助器具帮助孩子洗澡。

选择上门护理工作站时的注意点

上门护理工作站有各不相同的特点。在选择时需要参考以下几点（表3），并向专业工作人员咨询后选择使用。

表3 ●选择上门护理工作站时的注意点

■所在区域

　使用者家庭与工作站的距离

■时间情况

　若有时间和日期的要求需要事先咨询

■有无24小时联络制（应急访问制度）

　病情不稳定、管理医疗器械、看护不稳定情况、临终关怀等

■营业时间

　营业时间、周末与节假日营业情况等

■特点与专业性

　擅长的领域（姑息治疗、认知症治疗等）
　是否有专业护士（精神科护士、儿科护士等）等职工在岗
　是否有物理治疗师（PT）、作业治疗师（OT）、言语治疗师（ST）在岗
　（进行访问康复）
　与社区的合作情况

知识拓展

使用福利时经常遇到的问题　上门护理篇

Q 上门护理的工作范围？

A 在签订合同时会对工作范围进行说明，家人可以咨询所需的看护内容（洗浴护理、家人不在时的看护等）。

Q 病情突然有变动时需要优先和哪里取得联系？

A 先与医疗机构的主治医生或家庭医生协商并制定联络体系，在犹豫是否需要就医时可以与上门护士协商。建议将联络流程制成图表方便查阅。

Q 与上门护士有矛盾时该怎么办？

A 请与主治医生或社区工作者、居家医疗计划协调员联系。

儿童出院后需进行居家疗育时，需要一个可以持续、稳定地接受援助（服务）的环境。因此需要在住院时就开始判断上门护理是否必要。

医疗工作者需要以医疗协调员为中心，组织相关人士开会讨论，讨论孩子在家中必需的援助（服务）。需在主治医师认定其必要性后，方可使用上门护理服务。

决定使用上门护理服务后，孩子的监护人需要自行前往上门护理工作站，选择所需的援助并签署合同。监护人需要充分考虑孩子所需护理项目，与医疗机构协调员或主治医师商讨后，选择合适的上门护理工作站，与该站工作人员协商并最终判断是否使用服务。

因需要与其他医疗、福利机构合作，家长也可以去残障儿童咨询援助事务所咨询，制订好服务计划。

图1 ●上门护理的流程

重症儿童可根据主治医师的指示书每天接受上门护理。健康保险法变更后，从0岁开始即可使用上门护理服务，但目前仍以服务高龄人士为主，儿童所占的比例仍然偏低。

上门护理处方

主治医师对需要使用上门护理服务的患者交付上门护理处方。其中记录有患者的病情、治疗状态、正在服用的药物、生活自理程度、佩戴或使用的医疗器械等，并在使用护理保险、医疗保险、接受上门护理服务时出示此处方。

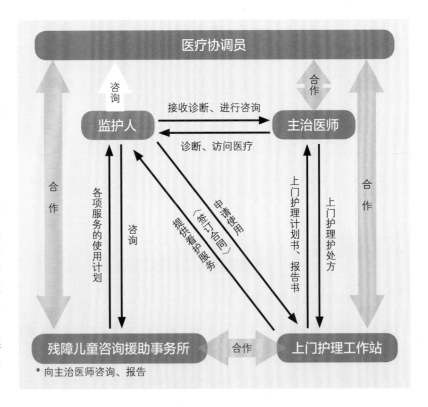

重症上门看护（辅助、护理）

以患有重度肢体残疾、随时需要看护的残障人士为对象，为患者在家中提供洗浴、排泄、餐饮时的护理，以及家务、生活相关建议等全方位的生活援助，也可负责家人外出时的看护工作。

居家看护（home helper）

以需要看护的人为对象，工作人员提供上门服务，帮助患者进行洗浴、进食等"身体看护"，以及打扫房间、洗衣做饭等"生活援助"。也提供陪同就医、散步、购物等外出时的"移动援助"。

家庭看护的服务内容

■身体看护

● **查看健康状态：** 查看看护对象的健康状态

● **环境整理：** 换气、调整室温与光线、整理床铺等简单的整理工作

● **咨询援助，收集并提供信息**

● **排泄护理：** 如厕、更换尿裤

● **餐饮看护：** 根据患者情况进行烹饪

● **擦拭、洗浴、整理仪表等、局部洗浴（手、足、头）、洗脸、更衣看护等**

● **变换体位、移动，移动看护、外出看护**

● **辅助起床、就寝**

● **服药辅助**

● **为患者生活自立进行援助：** 以日常生活（Activity of Daily Living，ADL）自立为目的，在确保安全的前提下进行看护

吸痰与经管营养的支援

制度允许护工等进行吸痰，完成培训课程的帮助者也可以进行吸痰和胃造瘘注入等操作。

知识拓展

经常遇到的问题　家庭看护篇

Q 如何寻找可以提供儿童看护援助的服务中心？

A 请咨询社区工作者或主治医师。

Q 儿童有无年龄限制？

A 根据服务内容随各地区政策有所不同，也有限制使用年龄的地区。

Q 家庭看护的服务范围？

A 请咨询居住区域内的福祉科。主要的服务范围包括移动看护、身体看护、去医院时的看护等服务。更多援助项目请咨询各服务中心。

■生活援助

● **查看健康状态：** 查看看护对象的健康状态
● **环境整理：** 换气、调整室温与光线、整理床铺等简单的整理工作
● **打扫：** 卧室、厕所、桌子的清洁，扔垃圾等
● **洗衣：** 使用洗衣机或手洗衣物、晾晒、收纳及熨烫
● **整理床铺：** 在看护者不在床上时更换床单、被罩等
● **整理、修补衣物：** 整理衣物（替换冬夏衣物等）、修补衣物（纽扣、破洞的修补等）
● **购物、取药：** 购买日常用品（检查购物内容、物品与零钱等）

■移动援助

● **上、下车时的辅助**
● **乘车前与下车后在屋内、外移动时辅助**
● **去医院或外出时办理就诊手续、移动时的辅助**

短期入住机构　短期住院

　　设立在监护人有要事或急事不在时为孩子提供短期入住的机构或医疗机构的制度。能够接收重症儿童的医疗机构多为医疗型残障儿童机构，但也有部分儿科病房、成人机构和日间托管机构也开办了短期住院的业务。

婴幼儿期（未就学阶段）可使用的服务

　　对婴幼儿期（未就学阶段）的孩子，重要的是根据家庭的需求以提高社会性发展为目的保障其能利用机构。另外也需要考虑孩子的身体状况设计白天的活动，并对出院后对家属不断增长的负担进行评估。

　　另外，也需要为步入学龄期的孩子谨慎选择学校并灵活利用社会资源。婴幼儿期（未就学阶段）可用的福利资源请参考第270页的表1，也可参考"残障儿童机构援助"。

残障儿童机构援助

残障儿童机构援助分为"儿童发育援助""课后活动服务""保育所等访问援助""医疗型儿童发育援助",其中以未就学儿童为对象的服务有儿童发育援助与医疗型儿童发育援助。

儿童发育援助是提供日常生活的基本动作指导与适应集体生活的训练等个别援助计划的服务。

接受残障儿童机构援助需要监护人向残障儿童咨询援助事务所咨询后,制作服务使用计划书。监护人携带计划书前往机构进行协商并申请。获得使用许可后便可使用(图2)。

图 2 ●使用残障儿童机构援助流程

实际请参照第 3 章 "7 重度残障儿童的保育"(第 250 页)。

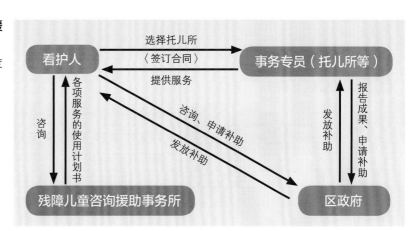

经常遇到的问题　儿童发育援助

Q 想参加幼儿教室或保育时应去哪里咨询?

A 可以咨询社区工作者、上门护士或家庭医生。

Q 使用人工呼吸机、需要较多医疗护理的孩子也可以接受儿童发育援助吗?

A 各个儿童发育援助机构中的医疗条件有所不同,建议事先调查。

Q 可以接受多项儿童发育援助吗?

A 可使用在证书的使用范围内的多项援助项目。

Q 能否提供接送服务?

A 部分机构可以提供接送服务。

使用援助服务的实例（服务计划表以一周为单位）

　　对残障儿童的援助服务是需要遵照残疾人综合援助法与儿童福利法等多项法令的复杂体系，各地区之间也存在着差异。虽然由咨询专员作为管理服务的负责人，但仍有家庭不通过咨询事务所，自行制订使用计划。为了孩子们的未来，医疗、福利、教育一体化的任务任重道远。

　　另外，对需要医疗护理的孩子们而言，无论是居家还是在各事务所和教育机构中，都需要配置看护人员。尽管制度在逐渐完善，但仍不够贴近实际生活。

　　自开始由看护人员进行吸痰后，家庭的选择随之增多了。看护人员的服务质量日渐提高，定会成为居家生活的一大助力。后续的跟进则是上门护士、各机构以及医疗型残障儿童机构的任务。

　　为了能让大家更好地了解援助服务的实际情况，下面介绍 3 个使用残障儿童援助服务的例子。

实例① 小 A（8 岁）

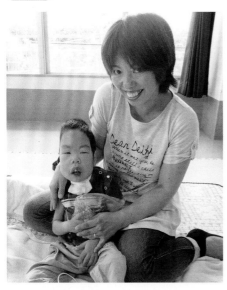

在园内亲子合作自制软泥。

■**病名：** 伦诺克斯 – 加斯托综合征（Lennox–Gastaut syndrome）、婴儿点头痉挛

■**医疗护理内容：** 气管切开、人工呼吸机 *、氧气疗法、吸痰、吸氧、排痰辅助装置、胃造瘘泵注入

* 人工呼吸机由专业人员定期或在必要时上门维护。

■**使用的社会资源：** 短期入住机构（31 日 / 月）、上门护理（2 个站点）、上门看护、上门诊疗（2 次 / 月）、上门康复（1 次 / 周）、上门牙医（1 次 / 月以上）

■**教育：** 上门授课（2 次 / 周）、在校学习（1 次 / 周）

使用援助服务的概览（图 3）

　　小 A 自 1 岁开始使用上门护理，自 4 岁开始使用上门诊疗和上门牙医。

　　受上门护士推荐后，从 6 岁时开始使用上门护理。每周 4 次的白天进行清扫，并在傍晚接送在外学习的姐姐回家时帮忙看家，同时也在去医院看诊、短期入住机构时一同前往、帮忙。

图 3 ● 一周服务概览

日期/时间	6点	8点	10点	12点	14点	16点	18点	20点	22点
日常流程		注入　⟷　灌肠	注入　⟷		注入　⟷	注入　⟷		注入　⟷	
		雾化器给药　排痰	雾化器给药		雾化器给药			雾化器给药　排痰	
周一			上门护理 ⟷	上门牙医（每月1次）					
周二		上门护理 ⟷ 上门看护 ⟷							
周三				上门看护 ⟷					
周四		上门护理 ⟷ 上门看护 ⟷			上门诊疗（隔周1次）　上门看护 ⟷				
周五		上门护理 ⟷ 上门看护 ⟷	上门康复 ⟷						
周六									
周日									

洗浴、换衣、气管切开部位护理、胃造瘘护理、更换胃造瘘固定水

短期住院
A 医院 5 ~ 7 日 / 月
B 医院 5 日 / 月

母 亲 的 心 声 ••••••••••••••••••••

决定使用上门看护时协调员选择了与我（母亲）合得来的护理员，减轻了我的不安，因此十分感谢协调员。傍晚时我可以放心地将小 A 托付给护理员，能够腾出时间来照顾姐姐。护理员还会考虑到我没有注意到的地方。

我们使用上门护理的时间已经很长了，他们还会帮助进行健康管理并提出建议，我感到十分放心。

在开始进行居家医疗时，我原以为只要从管理科取得卫生材料就行，但实际上工作人员对小 A 的照顾无微不至，总能让小 A 过得十分开心，也能为我排忧解难。

••

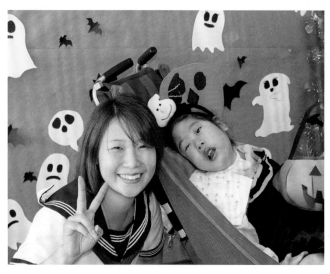

■**病名：** 先天性脑畸形、难治性癫痫、慢性呼吸衰竭

■**医疗护理内容：** 气管切开、氧气疗法、吸痰、吸氧、排痰辅助装置、胃造瘘和肠瘘泵注入

■**使用的社会资源：** 短期入住机构（31 日 / 月）、上门护理（2 个站点）、上门看护、上门诊疗（2 次 / 月）

■**教育：** 上门授课（2 次 / 周）

在幼儿园的万圣节活动中，母女一起化装。

使用援助服务的概览（图 4）

出院时开始了上门护理。现通过两个站点使用清洁护理与守护性看护等服务，每周 5 次，上门康复训练每周 1 次。

自 2 岁开始，每月 2 次上门诊疗与每月 1 次上门牙医。

接受上门护士推荐，开始使用上门看护，家人得以早上腾出时间送 4 岁的弟弟上幼儿园。现在接受每周 3 次清洁护理，傍晚时看家、去看病时的援助以及短期入住机构时的入院、出院服务。

有一次因弟弟生病需要长期住院治疗，在此期间较长期的使用了短期入住机构的服务。

小 B 出院后到身体情况稳定为止一直使用上门护理服务。

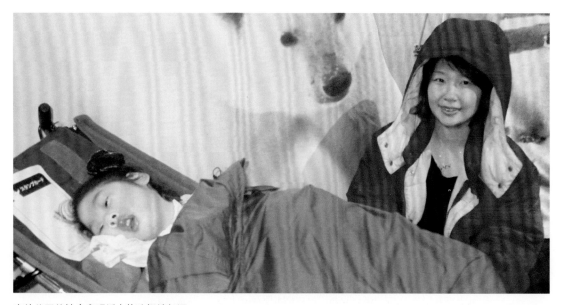

在幼儿园的社会参观活中体验极地气温。

图4 ●一周服务概览

日期/时间	6点	8点	10点	12点	14点	16点	18点	20点	22点
日常工作	注入	雾化 →			注入 ← 雾化 →			雾化 ←	注入
周一		上门看护 ↔			上门护理 在母亲休息时帮助进行看护 ↔				
周二		上门护理 ↔ 上门看护 ↔		上门康复 ↔					
周三		上门护理 ↔			上门看护 在母亲照顾弟弟时帮忙守护 ↔				
周四			上门护理 ↔ 上门看护 ↔						
周五		上门护理 ↔			上门看护 ↔ 在母亲照顾弟弟时帮忙守护	每月一次去医院时的援助			
周六									
周日									

母 亲 的 心 声 ••••••••••••••••••••••••••

刚开始居家生活时，我（母亲）对医疗护理一窍不通。开始使用上门护理服务后，我便有了咨询和说话的对象。

我曾经有种被固定在家看孩子的感觉，但从上门护士那里听说了访问看护的服务内容，通过这些信息扩展了人脉。护理员的帮助让我有空可以外出购物。

现在我可以放心地将孩子托付给工作人员。

••

实例③ 小 C（11 岁）

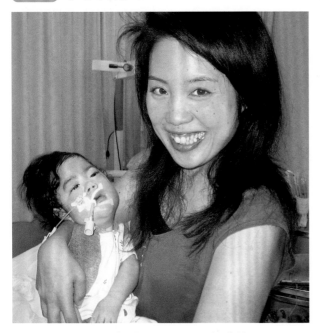

■**病名：** 先天性肌病、呼吸衰竭、癫痫
■**医疗护理内容：** 气管切开、24 小时
人工呼吸机 *、氧气疗法、吸痰、排
痰辅助装置、胃造瘘泵注入

* 人工呼吸机由专业人员定期或在必要时上门进
行维护。

■**使用的社会资源：** 短期入住机构
（14 日 / 月）、上门护理（2 个站点）、
上门看护（2 个站点）、上门诊疗（1
次 /2 周）、上门牙医（5 ~ 6 次 / 年）
■**教育：** 上门授课（2 次 / 周）、在校
学习（1 次 / 周）

* 校内由特殊学校的护士进行口鼻腔吸痰。

9 个月大时，母亲在医院中抱起孩子，几分钟的接触。

使用援助服务的概览（图 5）

开始居家生活的同时接受上门诊疗。在保健所的保健师与医院内的医疗社会工作者（Medical Social Worker，MSW）的提议下小 C 家开始使用上门护理服务。现在共使用两家上门护理站提供的服务。

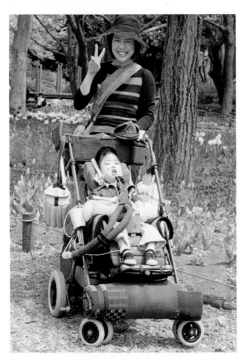

孩子 4 岁时，为了孩子能够入住重症身心残障儿童（者）机构，开始使用早上上学准备与回家后援助两项服务。自 6 岁开始，为使母亲能够工作，由护士（上门护理）与护理员（上门看护）同时进行协助。

母子在昭和纪念公园赏花。

图 5 ●一周服务概览

日期/时间	6点	8点	10点	12点	14点	16点	18点	20点	22点
日常工作	起床	注入 给药 雾化		注入 给药 雾化		注入	雾化 口腔护理	注入 给药	就寝
周一		上门看护 ⟷ 晨间护理		上门看护 从校学习归家时	上门看护 ⟷ 上门护理 洗浴				
周二		上门看护 ⟷ 晨间护理				上门护理 ⟷ 洗浴			
周三		上门看护 ⟷ 晨间护理		上门看护 ⟷		上门护理 ⟷ 洗浴			
周四		上门护理 ⟷ 晨间护理	上门看护 ⟷	上门看护 ⟷	上门护理 ⟷ 母亲上班时进行援助				
周五		上门看护 ⟷ 晨间护理		上门护理 ⟷ 上门康复					
周六									
周日									

（周二 16点备注）入浴、更衣、处理气管切开部雾化、胃造瘘护理、替换胃造瘘固定水

短期住院
A 医院 10 ~ 14 天/月
C 医院 5 天/月

母亲的心声

在孩子刚开始居家生活时我（母亲）不知如何是好，十分担心，总是盼望护士能尽早来访。

孩子开始去机构时我想出门工作。但孩子这么重的病情需要有人帮忙看护，我才可以去工作。自从使用东京居家人工呼吸机难病患者上门看护服务后，我可以放心地托付孩子，终于有空工作了。下班回家后看到孩子我感到十分幸福。

短期住院机构是生活中的必备事项，希望住院时孩子能享受同样质量的服务。

使用各类服务中最大的收获是我能和护士、护理员进行交流，诉说苦恼并咨询相关事项。为孩子的病情召开评估会时会有很多人参与进来，对孩子的情况进行详尽地分析，我家从中受益良多。

在孩子患上褥疮时，医生主动联系上门护理工作站，大家齐心协力解决难题，令我十分感动。

不间断的援助体制

需要医疗护理的孩子的居家生活不仅需要家人灵活应用各种医疗服务，也需要医务人员在孩子出院前与居家生活后为其提供持续不断的、全方位的社区援助。图6是上文中介绍的小C（第282页，病例③）自NICU出院后到入学特殊学校为止所用的各项服务（制度）的具体情况。

出院前医务人员的援助

医务人员需要在儿童出院前详细收集各项信息，尽早为孩子与家庭提供力所能及的援助。

出院协调员

出院协调员主要由进行出院调整的护士和医疗社区工作者（MSW）担任，负责相应工作。

出院前援助的重点

出院协调员需要仔细把握家人的真实想法和情况，并掌握家人对孩子状态的理解程度、出院后的想法以及身边有无可以提供咨询帮助的人，且需要指导儿童家属能够自信、正确地进行必需的各种处理与护理工作。

图6 ●服务实例与使用期限（小C为例）

有色格：可以使用援助服务的时间
实际使用援助服务的时间

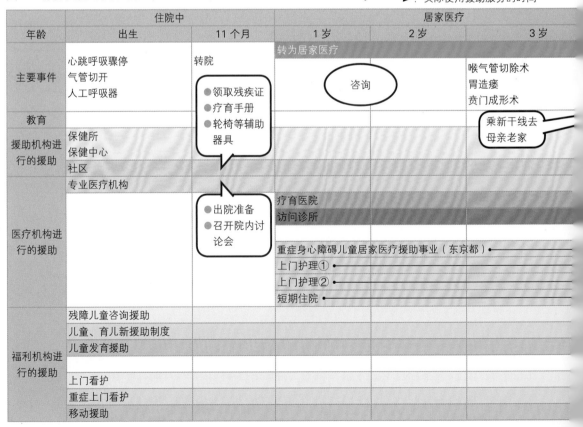

准备出院时援助的重点

开始进行出院准备时，医务人员需要尽早开始收集相关信息，并召开院内会议进行商讨。另外相关工作人员可以与家属一起参与院内住宿与自家外宿以体验不同的环境，并提出相关建议。根据家庭需求保障床铺、轮椅、吸痰器等用具供给，商讨如何改造家居环境等。

开始居家生活后需提供的援助

转移至社区内生活后，各社区需要将社会福利资源与相关服务接轨，另外也需要定期组织各相关工作人员召开会议，以保证能够给孩子及家庭提供符合其成长阶段与生活状况的服务（表4）。

表4 ● 召开多职业合作会议的时机

- 需要确认孩子与家庭状态并分享信息时
- 考虑引入新的服务项目时
- 家庭成员的精神、身体负担过大时
- 参与机构或保育园的集体生活前后
- 在家人或援助者有需要时

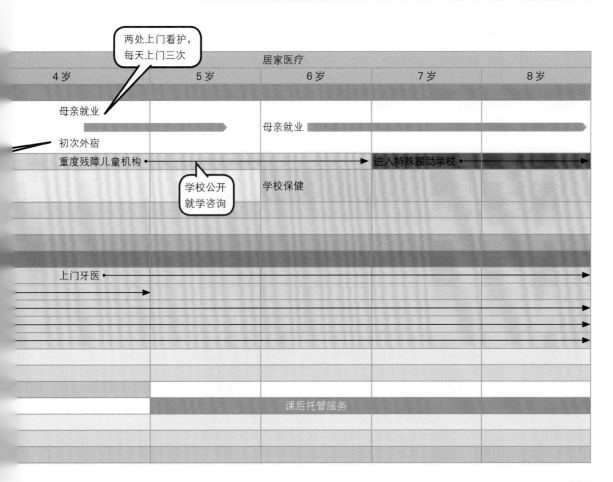

2 居家医疗网络

原是为癌症等慢性疾病患者，特别是高龄患者临终前，想在家中或指定地点度过最后时光提供的居家医疗服务。但在儿童的医疗中，需要人工呼吸机等设备与医疗护理的儿童逐渐增多。为了能让这些孩子在出院后能在家中生活，需要进行面对儿童的居家医疗。

居家医疗的定义

居家医疗是指对患有疾病或残障、来往医院困难、希望在家中疗养的患者，由医务人员前往其家中进行治疗的服务。

以所住城区即为"医院"、道路为"医院走廊"、自家为"病房"、上门护理为"护士站"，除医生、牙医进行的上门诊疗和护士进行上门护理以外，也可由物理治疗师、药剂师、营养师等进行上门医疗。

进行居家医疗的医生多不在医院，而在诊疗所工作。

诊疗的内容与医院、诊疗所中进行的内容基本一致，可进行简单的检查，在紧急时也可进行急救，被称为住院医疗、门诊之后的"第三医疗"。

照片为医生上门为进行人工呼吸管理的3岁男孩更换气管插管。

居家医疗的种类

由医师与牙医进行的居家医疗可分为上门诊疗与紧急出诊。

上门诊疗

上门诊疗是指在指定的日期（如每周日）由医生定期上门诊疗的行为。医生上门访问时对患者进行诊疗与检查，与患者和家属沟通，掌握患者与家属的日常情况，并进行必要的诊疗、指导、开具药物处方。若患者状态稳定则以每月 2 次上门诊疗为准，实际次数需要根据患者实际情况并与患者家属商议后决定。

紧急出诊

患者出现高烧、突发腹痛等病情突然变化时，医生紧急前往患者家中进行治疗的行为称为紧急出诊。

在家中疗养，最担心的就是患者出现突然的病情变化时需要的紧急处理。若患者的病情不严重也可通过电话咨询。必要时也可为患者联系医院入住。

但若病史与平时状况不明确时，因无法承担责任医生很难进行应对，因此一般不单独提供紧急出诊的服务。

居家援助诊疗所制度

以门诊患者为主的普通诊疗所难以进行 24 小时的援助，一般会与其他医生和上门护理工作站的上门护士合作进行居家医疗。居家援助诊疗所制度是为了保障、满足居家医疗 24 小时的需求，于 2006 年 4 月设立的制度。24 小时制可以提高医生诊疗报酬，市区内设立了由多名医师组成的专门为居家医疗提供服务的诊疗所，也可见到专门面向儿童提供居家医疗服务的诊疗所。

另外，日本 2012 年设立了医疗机构相互合作进行居家医疗的强化型居家援助诊疗所制度。在作者所在的社区内，有包含作者在内的 8 名医生每个月定期召开一次会议，进行信息交换。由此，建立了患者的主治医师不在时也可由其他医生进行诊疗援助的体制。

儿童居家医疗的特点

在成年人的居家医疗中，因医院与诊疗所的合作紧密，会积极地推荐诊疗所给症状比较稳定的患者。

但就儿童来说，需要医疗护理较少的孩子来往医院也比较方便，多数会持续进行门诊诊疗。仅对需要大量医疗护理、医疗依赖度较高且难以来往医院的孩子推荐进行居家医疗。

无居家医疗经验的儿科医生存在难以应对症状较重儿童的情况，而长期进行老年人居家医疗的医生又因不擅长儿科也可能会出现难以应对的情况。因此能够正确诊疗重症儿童的居家医疗医生相对较少。

另外，以儿童为服务对象的上门护士需要由医院医生开具上门护理指示单。实际上仅有护士上门服务，会出现在孩子状态产生变化、家人想要咨询时，即便是和医生联系，但因医生正在忙或外出而无法及时处理的情况。

因此，即便孩子的症状轻微，也会因无处咨询，只能前往医院就诊，给家庭和护士造成了不便。上门护士需要随时能接受咨询，在紧急时能与家属商讨对策并出诊的家庭医生。合作不足是现今儿童居家医疗最大的瓶颈。

为了解决上述问题，作者所在的长崎县建立了儿童居家医疗网络系统。

上门护理通知单

主治医师为有需要上门护理的患者开具的证明。

居家医疗网络（以长崎县为例）

希望进行居家医疗的多为需要人工呼吸机等医疗护理的重症儿童。长期住院对孩子的发育不利，其家庭的负担也非常重，对家属来说儿童居家医疗也是必要的。

在东京等大城市中，有着专门进行儿童居家医疗的诊疗所，但相对偏远的地区可能并没有这样的条件。长崎县便是其中之一。

长崎县坡道较多，并有许多相连的岛屿，交通十分不便。

2003 年，立志从事居家医疗的医师建立了网络系统"长崎居家医疗网络（長崎在宅 Dr. ネット）"，医院主治医师和社区合作成立工作室，有需求时便在邮件列表上招募主治医师与副主治医师（图），主要由各位医师主动报名参加。在邮件列表上也可以进行居家医疗相关的咨询。

笔者作为儿科医生在网络上发起了儿童居家医疗的话题后，便有愿意协助的医师参与进来出诊。这次作者作为主治医师，其他医生作

图●出院时可以提供的家庭生活援助服务

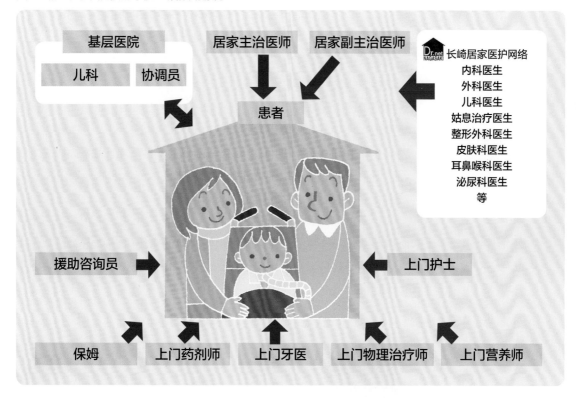

为副主治医师，下次则是笔者作为副主治医师，大家轮流担任。没有拘泥于特定的医生，可以接班的医生逐渐增多。

此系统以长崎市为中心，从长崎县南部开始推广服务至今，让很多家庭免于寻找儿童居家主治医师之苦。

此后，为了更好服务于居住在县内各处的居民，以长崎县与长崎大学附属医院儿科为中心，以"儿童居家医疗合作点事业"为主题举办了学习班，主要内容包括医疗护理的讲座和病例讨论等。社区内的居家医生、上门护士、特殊学校的教师、行政人员也有参加。这样的活动在其他区县也有举办，详情请访问下方网页。

使用医疗网络的病例介绍

实例① **13 岁男孩**

■**病名：** 缺氧性脑病后遗症

■**主要护理内容：** 人工呼吸管理

■**病史：** 哮吼后呼吸障碍导致缺氧性脑病，需要使用人工呼吸机。在大学医院住院一年，期间父母交替陪床。后家人希望在家中进行疗养，但孩子的病情难以维持让孩子定期来往医院，因此一直住院。主治医生寻找能上门诊疗的医生时找到了笔者。

孩子的家距离笔者的诊疗所有 25 公里的距离，当时再三犹豫，听说孩子住院一年了，在家庭医生的帮助下准备开始居家诊疗。

因孩子病情较重，距离也较远，需要做好充足的准备，特地召开了诊疗会进行商讨。

哮吼

急性喉头狭窄造成呼吸困难，呈吸气性喉鸣、声音沙哑、吸气性呼吸困难等症状。

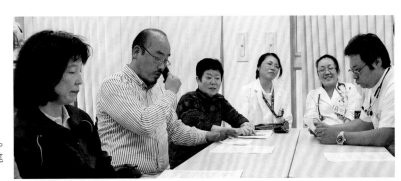

集合多个职业进行会诊的照片。左起为上门护士、家庭医生、笔者、合作护士、医院主治医生。

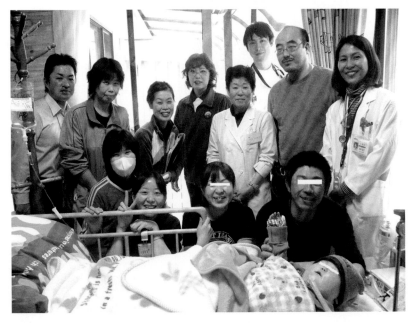

出院当天于自家拍摄的照片。家庭医生、医院主治医生、上门护士、上门药剂师均在场。

290

之后在住院时也尽可能和家属进行面谈，向家属说明孩子在出院后也不会与医院失去联系，医院主治医生和居家医生会合作共同为孩子进行诊疗，在需要时随时可以住院。

笔者每个月进行 2 次定期出诊，在病情发生变化时可紧急出诊。在出诊时将气管插管等物品与处方一起交给家属。

上门护士每周 3 次上门，出现紧急情况时先由护士进行应急处理。在每次上门治疗后通过传真进行汇报，也接受电话咨询。

居家医疗需要上门护士负起责任。医生也应在护士需要协商时马上配合，在有需要时紧急出诊。另外也需要与上门药剂师合作，除处方之外还需要开出访问药剂单，由药剂师进行药物的配置与管理。在夜里也需要将药物尽快送达。

孩子家里有父母与哥哥，共 4 人。父母在过去的一年之中轮流陪护，能够回到家里与家人一起生活的日子对他们来说是无上的喜悦。

孩子出院 2 年后，在家人的陪伴下在家中往生。

实例②　5 岁男孩

■**病名：** 长 Q-T 间期综合征、心跳呼吸骤停造成的缺氧性脑病

■**主要护理内容：** 人工呼吸管理

■**病史：** 发病后需要人工呼吸机。

因儿童居家医疗网络系统已经完成，在住院 4 个月后可以顺利地转移至居家医疗。之后母亲又孕育了弟弟、妹妹各一人。

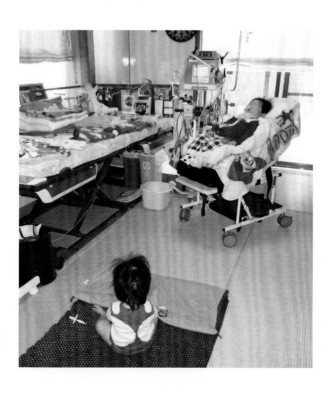

妹妹在进行人工呼吸的哥哥身旁玩耍。

儿童居家医疗的实践

专门进行居家医疗的诊疗所较少，多为边进行门诊诊疗，边提供出诊服务。作者每周 2 个下午和 2 个午休时间定期出诊。出诊前护士会通过电话向家属咨询孩子病情，并准备好所需的医疗器械。出诊包中放有诊疗用具、取血用的注射器，在流感流行时还会带上检查包和预防接种的疫苗。根据体制要求，必要时护士还会单独上门访问，花时间倾听家属的心声。

儿童居家医疗的顺利进行离不开制度的支持。相当于老年人看护援助专员的咨询援助专员制度开始实施，日托、福利用品、福利制度等内容都可以向其咨询。

但了解医疗护理的咨询专员仍然远远不够，能够提供短期托管的机构也很少。特别是能够接收人工呼吸管理等病人的机构更是少之又少。

长崎县有着"儿童需要由双亲抚养的原则"的规定，家人不在时残障儿童不能单独由护理员看护，进行吸痰等医疗护理也要等 20 岁以后才能单独使用。在长崎县，重症儿童能够在家生活的同时接受居家医疗的仅限人手充足的家庭。希望此制度今后可以得到改善。

居家医疗的费用

医生、牙科医生进行上门医疗、上门护理、上门康复训练等产生的费用皆由医疗保险支付。对持有残疾证的患者，医疗保险会支付其负担金额的部分。患有儿童慢性特定疾病的医疗对象、18 岁以上的特定病患者，其医疗费用由公费负担。

其他还有很多减少医疗费用负担的制度，可多加咨询。

儿童医疗中，持续医疗的同时，照顾孩子的双亲年龄也逐渐增加，父母自己也可能成为需要医疗、看护的对象。为保证孩子成年后也能享受一定的医疗与看护照顾，有必要组织医院与诊疗所合作，建立社区家庭医生、就诊医生等合作网络。

儿童的医疗材料

儿童需要不同型号的医疗材料，可通过医疗材料分割售卖购买。

咨询援助专员不足

能发挥管理能力的专员人数不足，有些时候需要家庭医生在社区的残障福祉科窗口直接与家属交流。

儿童慢性特定疾病医疗

对象疾病请参照日本"儿童慢性特定疾病信息中心"的主页。

参考文献

●厚生労働省障碍者政策総合研究『医療的ケア児に関する実態調査と医療・福祉・保健・教育等の連携促進に関する研究（協力研究員：奈倉道明、研究代表者：田村正徳）平成 29 年研究報告書』
●厚生労働省ホームページ「医療的ケア児の地域援助体制構築に係る担当者合同会議」（https://www.mhlw.go.jp/stf/seisakunitsuite/bunya/0000191192_00004.html）

第 **5** 章

孩子们的尊严

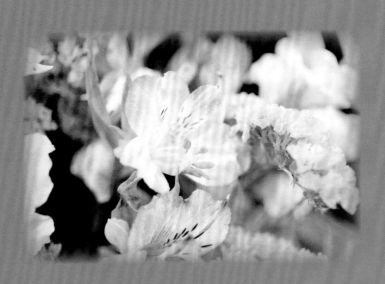

1 孩子们的尊严

不论孩子年龄大小、是否患病，他们都应该拥有与大人同等的人权，孩子们的尊严必须被保障。这样的想法源于生命伦理的存在，即每个人都是生活在与他人的关系之中，但我们生存在世界上有不得不断开的联系的背景下，即"连续性与非连续性的思想"。若不想残忍地割舍连续性，就需要理解能够为对方着想的"温暖的心"是多么重要。

生命伦理的定义："连续性与非连续性的思想"背景

伦理的"伦"字指的是伙伴，在一起生活的伙伴对生命的思考产生迷茫时，为其进行调整的思考方式就是生命伦理。在调整的过程中，不应仅以更好的治疗成效与经济效益为目标（Evidence Based Medicine，EBM），若失去了为对方着想的"温暖的心"，做出的判断便会失去人情味。

"温暖的心"是指超越同情与怜悯（sympathy），能将对方的烦恼与痛苦视为自己的烦恼与痛苦（empathy）的情感。"温暖的心"是人类作为弱小生物生存、进化至今所获得的最珍贵的情感，"温暖的心"同时也孕育了"连续性与非连续性的思想"。

我们身边发生的现象从哲学与科学角度看待都处于"连续"的状态。在感知连续性的同时，因非连续性存在产生的判断不是让我们冷酷地舍弃，而是让我们产生同伴为了生活在这个世界上非常不容易，边流泪边思念对方的不连续的情感。这就是支撑"温暖的心"所需的"连续性与非连续性的思想"。

围绕在我们身边的连续性

温暖的、连续的宇宙

"时间"和"空间"作为我们所处世界的基本结构，其连续性无法像物体那样切断。

最新的量子理论表明，从比分子和原子还要小的基本粒子层面来看，物质便会处于没有重量和大小的世界，与空间融为一体。

作为人类生存的智慧，将只不过是一瞬间的"时间"人为的、非连续的表达为例如"现在是 2019 年 1 月 5 日 11 点 55 分 30 秒"的片段。空间也是一样，就像家庭地址被划分为非连续性的区域。

我们所居住的宇宙自大爆炸以来已经有 138 亿光年大小的时间和空间的连续。大爆炸的余烬被称为黑体辐射，以 3° 绝对温度的热度遍布在整个宇宙中。如果将我们视为这温度的一部分的话，人与人之间一定是能感觉到心灵相通的部分吧。

我与你的连续性

哲学家马丁·布伯的著作《我与你》中写道："我和你在说话的时候，对我而言你这个人是可以整体寄宿在我之中的人。"其意为："你所见的我即是你，我所见的你即是我。你的悲伤也会让我感到悲伤，我的痛苦也会让你感到痛苦。""我"与"你"二者改变立场即可得到同样感受的连续性，这便是为他人着想的"温暖的心"的源泉。人类社会中存在"我与你相连"的连续性认识，但同时还需要怀有"我既是我，也是你"这一不连续的认识。

举例说明，现在处于健康状态的成人曾经也是弱小的婴儿，日后定会成为虚弱的老人，还有可能成为残疾人。思考人生的连续性时，"对生病的婴儿进行救治后也会留下残疾，所以不去救治"这一想法便是忘记自己也曾是婴儿的事实。步履蹒跚的老人踩到年轻人的脚时，年轻人怒斥"老人就该在老人院好好待着"，这是因为年轻人没有认识到自己未来也会成为老人。多数人在看到残障人士时仿佛看到外国人，这是因为他们将自己与残障人士视为不同类的人，但我们可能离残疾人只有一线之隔。

因此将弱小的婴儿视为自己的过去，将羸弱的老人视为自己的将来，将弱势的残疾人视为自己的分身，这种连续性的情感即是为他人着想，是"温暖的心"的源泉所在。

在看到他人受伤流血后，自己也会感到心里一惊的感觉正是无意识之中将对方的痛苦投影在自己身上的现象，是镜像神经元（mirror neuron）的作用，会将听到、看到的事情反映在自己身上。

将他人的痛苦无意识地反映到自己身上，是学习自己与他人的连续性、与他人合作一同生活中必需的重要的大脑功能。儿时若未能学习到这种感觉，便会毫不在意地伤害他人，可能造成极为残忍的犯罪。

人的一生中纵与横的连续性

"人"这一文字是表示人正在行走的姿态的象形文字，代表生物学上的智人（homo sapience）。日语中的"人类（人间）"在中文里读作"人间"，即世间的意思。而在日语中，"人类（人间）"一词有着表达人与人之间社会关系的意思，"人"从单独的生物学个体进化为通过互相帮助共同生活的社会性群体。

"织"这一文字表达了横线与竖线织成布的状态，而人的一生中也会在与他人的"交织"中不断前进。人与父辈、祖先相连接的线是家族（遗传）的纵线，与社会中他人相连接的线是横线，人类正是在这样的连续性中得以生存至今。

生命从广阔海洋中诞生，人类是长达37亿年进化的成果。父母将我们带来人世，祖父母又将父母带来人世。如此考虑的话现在的我们延续了父母和祖辈，生存于人类生命的长河中。

我们能够存在于此也少不了他人的支持与帮助，与他人横向的交织催生了"人类之间的连续性"，是"温暖的心"的源泉。

人类与所有生命的连续性

原始生物草履虫的 DNA 基本构造与人类相同，所有生物在37亿年中经历了自单一的原始细胞进化到拥有数十兆细胞的进化历程。人类与猩猩的 DNA 排列有98% 相同，因此连续性与非连续性的思考也适用于人与动物之间。

尽管生物之间存在着连续性关系，若不将人类与其他生物划清界限，承认其不连续性的话，我们便无法生存下去。也有宗教性的想法认为是神创造了人。

生与死的连续性

人在死后的很短一段时间内毛发还会持续生长，脏器也继续存活，在脏器功能停止后构成脏器的细胞仍能继续存活一段时间，生与死存在连续性。死亡时间几点几分是从医疗角度制定的，为的是保持人类社会持续运转。另外即便已经断定医学上、生物学上的死亡，对故人的追忆仍会让他们活在人们的心中。因为无法接受客观的死亡，人们才会将死者如生者一样对待，通过各种形式的祭拜活动，逐渐切断生与死的连续性。

异常与正常的连续性

既有 IQ150 以上、从名牌大学毕业后因为无法与他人正常交流而蜗居在家的人，也有 IQ 不足 70 但辛勤工作、同时也能找到伴侣、建立幸福家庭的人。虽存在以 IQ100 以下为标准，70 以下为异常（智力障碍）的标准，但 100 与 99、70 与 69 之间并无明显差别，而且个体差异巨大，这也使得我们无法简单地判断一个人智力是否正常。

另外在残障人士中也有一种名为学者症候群的病症，患者无法独立进行社会生活，但却有着超常的记忆力（看过一眼后便可在画中精确画出所有细节等）、超常的计算能力（可以心算出计算机需要 1 小时以上算式等）。有研究认为，他们并非带着非凡才能出生，而是在成长发育中为了适应社会而被隐藏起来、原本人所应有的能力被保留下来的结果。

如此，正常与异常之间也存在连续性，无法将二者简单区分。尽管被认为是异常的人们与在正常范围的人们之间存在连续性，在医疗与共同社会运营的角度来看，也必须承认存在需要进行特别对待的人。这并非功利主义的区别对待与抛弃，而是有感于被定义为异常的人们与我们的连续性，为了这些人的福利而不得不做出非连续性的判断。

> ## "连续性与非连续性的思想"与 "温暖的心"所支撑的生命伦理

在文中不厌其烦地提到世界的连续性，正是因为理解了与对方的连续性、能够为他人着想的"温暖的心"，二者才是构成在多变的社会环境中与他人共同生活的生命伦理的根基。

由"连续性与非连续性的思想"中诞生的"温暖的心"

宇宙中自一点至万物都是连续的，我们也只不过是其中的一部分。我们与祖先、身边共同生活的人们也是连续的。

虽然人类共同生活，但各自组建家庭，"你"与"我"有所不同，因此也必须承认相互之间的不连续性。

在面对灾难等关乎性命的事件时，人自然会为了保护自己和家庭而努力，与此同时也会担心朋友和他的家庭。遇到陌生人在山中或水中遇险时，我们会不会冒险前去救助呢？这并不仅是出于怜悯之心或有救助的义务，而是感到了同为生活在世间的人类间的连续性。

从生物学的角度来讲，人和人之间有像水一样的相融（humor），同属于进化为社会性存在的物种。humor 一词也有幽默（有共感的、有人情味的风趣）的意思，与 human（人类）和 humane（有同情心的、人道的）相通。人性（humanity）一词意为：能够为他人着想，有着"温暖的心"。"温暖的心"正是人能够成为人的缘由。

从本质上讲，人类以外的动物也会共同生活，其目的是繁衍、果腹和自保等以谋求生存这一功利。

而人类却超越了这功利的原因，能够真心地为对方着想，共同生活而进化到了现在。

何为"温暖的心"

"温暖的心"比"温柔"更加深刻，是"能够将对方的痛苦和悲伤视为自己的痛苦和悲伤"的情感。

在新闻上看见到"温柔"（日语中也有方便、利于的意思）一词，常见于"便于驾驶的车""宜居的城市"等表达形式。

而"便于驾驶的车"中的"方便"一词是指车容易驾驶（easy）、安全（safe）、舒适（comfortable）等驾驶时对人有利的要素。

在"宜居的城市"中的"宜居"一词是指无人为与自然灾害（ecological）、对残障人士的福利制度完善（barrier free）等对居民的关照。

重新思考"温暖的心"的含义，其超过了方便与安全的程度，是发自真心关怀他人的表现。以汽车举例的话，即便车不好开、轮胎状态也不好，但制造汽车的人真心为驾驶者着想的情感终将孕育出"温暖的心"。也就是说，终将超越"温柔"，与他人的内心产生共鸣，即是"温暖的心"。

生命伦理与"连续性与非连续性的思想"

现代医疗中面对预后不良的患者，会尽力进行治疗，但还是难以避免出现伦理方面的争议，并可能因此终止维持生命的治疗。对预后差的患者停止治疗的医疗行为（临终护理）必须切断其与共同生活至今的同伴的连续性。

同样的，在超早产儿与超重症儿童医疗中，有过关于"何种程度的早产、何种程度的预后不良、多重度的障碍应否治疗"的讨论。这是因为医疗无法拯救所有孩子，在深知生命的连续性的同时又不得不认同死亡这一非连续性的存在（图）。

此时，我们不会说"这么小的孩子没有救助的意义"，无法像把废纸团成球扔掉一样停止治疗，而是在心中默默流泪，因为我们的知识与经验不足，无法拯救同类．

尽管结果可能相同，但感受对方连续性时所作出的行为与冷酷地舍弃的行为有着巨大的差距。

"连续性与非连续性的思想"在构建社会时起到连接的作用

上文所述的"连续性与非连续性的思想"在构建社会时起到了胶水的作用。若失去"温暖的心"，则人与人便会失去心灵的连接，社会便会在瞬间崩塌。人类历史上也经历了许多如纳粹屠杀犹太人那样的令人深恶痛绝的大屠杀。

图●分享喜悦与痛苦的生命伦理与"连续与非连续性的思想"

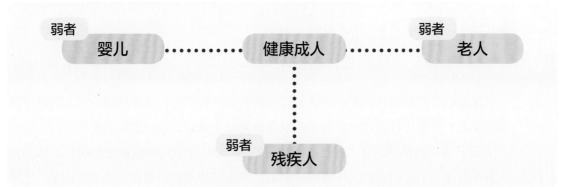

在非洲卢旺达也发生过类似的事件。图西族和胡图族曾经相互信赖、相互友爱、共同生活，但却在电台滔滔不绝地宣传"图西族人是蟑螂，不是人类"，多数胡图族人不再将图西族人视为人类，在瞬间就激起了恐怖的种族灭绝大屠杀。在读完记述这段惨绝人寰的历史的《种族灭绝之山：卢旺达大屠杀中隐藏的真相》一书后，笔者不禁感叹于人类竟能如此残酷而心情暗淡。但在此书卷尾却还记有一段"一起生活的少女们冒着自己遭射杀的危险，也不愿与他族的朋友分开"的故事，在如此危难之中少女们也不曾抛弃自己的朋友，这正是能够感受他人痛苦的精神所在，是人性黑暗中的一道光明。

这些少女依然持有我们从祖先那里学到的生存智慧，能够共同生活的"温暖的心"。我作为儿科医生，更加确信培养孩子们能够共同生活的"温暖的心"才能拯救逐渐走向灭亡的人类。

非常遗憾的是，不仅在民族与国家之间，小到家庭这一小小的共存单位之间，人与人的连接仍然出现断裂，家人之间开始争斗，最终导致家庭破裂。

孩子在 2 ~ 3 岁开始认知自己和他人。需要让人们认识到，使"连续性与非连续性的思想"扎根，掌握"共同生活的智慧"一事在育儿中有多么重要。

参考文献

●仁志田博司編集（1999）『出生をめぐるバイオエシックス：周産期の臨床にみる「母と子のいのち」』メジカルビュー社
●仁志田博司（2012）「第7章　新生児医療における生命倫理」（仁志田博司『新生児入門』第4版）医学書院
●マルチン・ブーバー著，野口啓祐訳（1979）『孤独と愛、我と汝の問題』創文社，p201.
●カール・ゼーガン著，木村繁訳（1980）『COSMOS 上・下』朝日新聞社出版局
●福岡伸一（2007）『生物と無生物のあいだ』（講談社現代新書）講談社
●ダロルド・A・ドレッファート著，高橋健次訳（1990）『なぜかれらは天才的能力を示すのか：サヴァン症候群の驚異』草思社
●フィリップ・ゴーレイヴィッチ著，柳下毅一郎訳（2003）『ジェノサイドの丘：ルワンダ虐殺の隠された真実　上下』WAVE出版
●仁志田博司（2015）『出生と死をめぐる生命論理：連続と不連続の思想』医学書院

2 悲伤关怀

笔者在围产期新生儿医疗中遇见过许多婴幼儿的死亡。从家属成立婴儿猝死症家属会来看，医务工作者与失去骨肉的家属难免处于对立。这样的经验告诉我们，失去亲生孩子的家庭都经历了"第二人称的死亡"，因此对家属悲痛情感的关怀，即悲伤关怀十分重要。此时医务工作者安抚家属和诊断治疗同样的重要。但遗憾的是，医学教育中对这方面的重视程度严重不足，在重症身心残障儿童的医疗中，"悲伤关怀"的意义尤为重大。

家属的反应

面对死亡，人们一般会出现表1所述的反应，分为第一人称的死亡、第二人称的死亡和第三人称的死亡三种。

表1 ●根据人称对死亡进行分类

第一人称的死亡	自己的死亡
第二人称的死亡	所爱之人的死亡
第三人称的死亡	他人的死亡

围产期与新生儿期婴儿的死亡，其母亲会产生失去自己部分身体的特殊情感，因此称为"第1.5人称的死亡"。

其中，经历第二人称的死亡的人会因为失去了挚爱之人（如家人等）而陷入特殊的精神状态。接受死亡的阶段会随时间、所处环境及遗属的性格等产生差异，其大致的流程如下图所示。

医务工作者若不能理解家属失去孩子的心理状态的话，便会认为其家属"先前那么冷静的人，现在却说什么都听不进去"。

图●接受挚爱之人死亡的阶段与过程

多数的死者家属都会经过以下阶段，但并非完全如此。医务人员需要根据家属的精神状况与悲伤反应判断其处于哪个阶段，进行恰当地应对。

①震惊、冲击的阶段 —— 无法理解任何话语，并且完全不记得别人说了什么。

②否定的阶段 —— 会认为"这一定是哪里搞错了"或者"这是骗人的"，无法清楚记得医护人员的话语。

③悲伤与愤怒的阶段 —— 会认为"为什么我会受这样的罪"，处于充满悲伤与愤怒的时期。开始逐渐理解与接受事实，但仍无法完全接受。

④放弃的阶段 —— 会认为"没办法，这就是命"，处于被动接受的适应状态。终于开始逐渐接受事实。

⑤接受的阶段 —— 主动接受的阶段。处于"要替这个孩子更好地活下去"，开始努力生活的时期，即为"重新出发（reorganization）"的时期。这个阶段死者家属会积极询问如死亡原因、该如何预防等问题。

⑥平静的阶段 —— 用平常心接受周围事物的阶段，无需勉强也能回归家庭与社会的理想状态。这个阶段中有许多丧子的家属积极地加入为残障儿童服务的团体。

另外家属会出现如表2所述的居丧反应（bereavement reaction），不仅是内心悲痛的表现，也可能会引起身体症状与行为异常，会对日常生活造成严重影响。若医务工作者不能理解这是失去挚爱之人后的正常反应，让家属看内科或精神科可能会将问题进一步复杂化。

表2 ● 居丧反应（bereavement reaction）

1	身体症状	头晕、头痛、失眠、食欲减退、疲劳、呼吸困难
2	精神症状	幻觉、幻听、妄想、错乱、癔症
3	情绪症状	过度悲伤、愤怒、不安、焦虑、无力、罪恶感
4	行为症状	探索行为、酗酒、滥用药物、如孩子在世的异常行动

为了让家属能从上述状态中恢复，需要经过如表3所述的哀悼过程（mourning process）与时间上的感伤期（mourning period）。

表3 ● 哀悼过程（mourning process）

1	感情麻痹的时期	冲击、否认
2	思念与探索的时期	悲伤、探索行为
3	混乱与绝望的时期	愤怒、悔恨
4	解脱与恢复的时期	放弃、接受

经过哀悼过程从悲伤中恢复过来是非常重要的，它被称为"缅怀行为"，如果缅怀行为不能恰当地度过，则有较高的可能性会陷入悲痛的状态。

在哀悼过程中见到的居丧反应（伴有不稳定情感的行动）通常以悲伤的状态表现出来，这一点需要让家属及周围相关的人理解并接收。了解这些知识后，就可以知道专业人员和相关人员的作用不是安慰或鼓励，而是陪伴在遗属身旁倾听他们的心声，分担并治愈他们的悲痛。

一般援助

对刚失去孩子的家庭，仅靠语言安慰并无明显效果，医务工作者需要根据家属心理状态的变化进行应对。

孩子去世的经过、原因等，需要反复地用温柔的言语传达。但更重要的是感受家属的内心。

近年来也有临床心理医生为医生与家属从专业的视角提供心理辅导。

告知的时机与方法

对因预后不良而不可避免地失去孩子的家庭，何时、如何告知家属非常重要。另外不慎的言行会对家属造成巨大的伤害，最终使双方的信赖关系崩塌。

不能在忙碌的门诊间隙时间对患者家属说明孩子的预后或染色体异常等情况，需要准备出特定的时间与场地。在进行预后不良告知时，需要主治医师与护士等一起，在患者家属精神上可以接受的状态下进行。医务工作者之间需要事先统一意见。

原则上需要同时对父母双方进行告知。如果母亲处于围产期抑郁症等状态时，需要事先咨询妇产科医生与精神科医生后再进行。

如何应对死亡

长期住院的儿童已经与母亲和家庭建立起了联系。因此预测孩子即将死亡时，应使用如隔离室等尽量营造出父母可以与孩子一起度过的时间与空间，能让孩子在母亲的怀抱中安静的逝去。

关于孩子濒死期（即将死亡的时刻）需要考虑让双亲抱出房间进行复苏治疗所带来的优缺点。

失去孩子后对家属的精神援助

理解哀悼过程并进行应对

如第 302 页表 3 所示，家属的心理状态会随哀悼过程产生变化，因此需要充分了解家属的心理状态后恰当地应对。这个过程因人而异，不可一概而论。

在冲击造成感情休克状态下，母亲看似极其冷静地理解了医生的说明，但事后什么都不记得的情况也很常见。

下一个阶段家属会处于极其冲动的状态，通常会出现向医务人员或周围的人发泄愤怒与不满的情绪，或认为自己不幸，对周围的人产生嫉妒或焦躁的情绪。

母亲可能会想"都怪我生下了不健康的孩子，才会失去孩子"，因挫败感与罪恶感而失去对未来的希望，自失望陷入抑郁状态。此时应暂时避开周边有幸福感的环境。

因此其他家属会有避免与母亲交谈或避免谈论孩子的倾向，但这会让母亲陷入孤独。

接受哀悼过程的援助

对死者家属来说，不逃避、勇敢面对悲伤才能终结哀悼过程。需要理解各过程中感情的起伏、身体状况的失调和周遭发生的问题都是十分普遍的。此时判断是否应让家属接受精神科医生的治疗是援助方关键的一环。

让家属接受比医务工作者的努力更加重要

谈论已逝孩子的话题比安慰和建议更能缓解家属的情绪。也可寻求专业的临床心理医生的帮助。

临床心理医生的主要作用"并非消除家属的悲伤情绪或进行安慰，而是照看遗属，让他们能够重新振作起来"。这一点对医生和护士都是共通的。

对遗属在医疗义务上的应对

征求遗属同意病理解剖的难点在于必须在死亡后的短时间内获得家属的许可。

对病理解剖进行说明时，不仅要从查明孩子的疾病与死亡原因的观点出发，也要说明并争取家属理解这些结果不但能帮助后人，也是孩子存在于这世上的证明。

对医疗一方来说，不应仅从医疗流程和医学的角度提出请求，也要用自信的态度向家属说明对孩子和家庭的意义。

* * *

最后，为了能让遗属在精神上接受失去孩子的事实，还有个重要的缓解方式是与相关医务工作者进行有人情味的交流。特别是长期住院治疗的孩子，这是能让孩子与家属接受孩子离去的最重要因素。为了在孩子最后的人生里让孩子和家属能够接收现实，最重要的是在这一段时间里是如何度过的。

参考文献

●仁志田博司（2012）「第5章 母子関係と家族の援助 H.児を失った家族への援助」（仁志田博司『新生児入門 第4版』）医学書院，p123–126.
●仁志田博司（1995）『乳幼児突然死症候群とその家族のために』東京書籍
●仁志田博司（2016）「障害児と共に生きる：それを支える連続と不連続の思想」『日本重症心身障害児学会誌』41（1）：23–27.
●仁志田博司（2015）『出生と死をめぐる生命論理：連続と不連続の思想』医学書院

结语

当幼小的孩子克服万难返回家中时，家人尽管先前接受过诸多的指导，但对该如何对待，如何生活，一定有许多的不安。每当问到初次见面的家庭"现在有什么担心的事吗"，总会得到"担心的事情太多了""我们真的能抚养好孩子吗""让我先来这里我就来了"之类的回答。

孩子与家庭遇到了从未想象到的意外变故，前路不明，周边能否接受等，亲属一定会有无数的担心。阅读了育儿和残障相关的书籍，越读越感到辛苦、做不到、自己不是合格的父母的人一定很多。

但是每当看到幼小的孩子接受救治、顽强生活时，我的脑海中都会浮现出他身边全新生活的景象。为了让家庭成员能够安稳地愉快地生活，重新出发。

监护人以父母为主。首先应先让他们的身心安稳下来，过度努力会让监护人和孩子身心俱疲。无须一个人忙前忙后，上门护士或护理员都可以帮助家庭减轻负担。

需要向一位朋友或援助者倾诉自己的烦恼与真实想法。尽管每天都十分繁忙，但只要每天把能做到的坚持下来一定会产生好的转变，孩子也终将接受自己。

援助者需要接受孩子和家庭的个性，无须过度深入和焦急，提供充足的信息，让患者家庭自行选择。

本书以孩子和家属能够安稳地生活，孩子能够接受必需的疗育、慢慢地战胜障碍为目标，怀着期待孩子能够健康长大的愿望所著。本书也借鉴了许多儿科诊疗的临床经验。

本书自计划开始花费了大量的时间，在此也向耐心等待的出版社表达衷心的感谢。

2019 年 3 月

舟桥 满寿子

出院前检查表

患者（　　　　　　　）医疗社区工作者（　　　　　　　）护士（　　　　　　　）居家护士（　　　　　　　）

【必需的医疗器械】	【福利资源】 手册类 残疾证等：　　　　　　　保健所： 保健中心：　　　　　　　　　咨询护理工作站： 访问看护工作站：　　　　　　咨询援助指导者： 家庭医生：　　　　　　　　　学校、机构等： 其他：

			开始日期 （说明日期）	结束日期（做好 准备的日期）
指导	营养相关	□普通调制乳		
		□经肠营养调制乳		
		□插入 NG 管		
		□注入操作		
		□胃造瘘、肠造瘘的处理（更换绷带等）		
		□更换造瘘套管		
		□使用药物泵		
		□应急处理		
	呼吸相关	□鼻腔吸痰		
		□气管内吸痰		
		□吸引管的保存方法		
		□使用家用吸引器		
		□气管开口更换绷带、更换套管胶带		
		□更换套管		
		□使用鼻套管		
		□使用人工呼吸机		
		□更换呼吸机管道 （联系呼吸机公司更换管道（和人工鼻））		
		□ SpO_2 监控		
		□应及处理		
	清洁	□入浴或擦拭		
	人工复苏术	□气囊面罩的使用方法		
		□胸骨压迫		
生活 辅助	掌握帮助者	父： 外祖母： 外祖父： 祖母： 祖父： 兄弟姐妹： 其他：		
		□掌握家中布置：物品配置指导		
	生活辅助	□ 24 小时生活节奏表的说明		
		□使用生活节奏表确认以下事项。 注入时间·口服药时间·活动与就寝时间·入浴时间·父母的起床、就寝 时间·就餐时间·购物时间·入浴时间		
		□确定上门护士与帮助者的来访日期		
		□外出、就诊时的步骤（时间、同行人、项目）		
		□与物理治疗师一起改造婴儿车		
		□改造婴儿车换乘练习		

			开始日期 （说明日期）	结束日期（做好 准备的日期）
生活 辅助	生活辅助	□外出移动练习		
		□车或宝宝椅的换乘练习		
	必备用品	□听诊器		
		□点滴架（床边或常待的地方）		
		□床边和随身携带的吸引导管＋吸引容器		
		□床边桌（带轮子）		
配置医 疗器械	氧气相关	□与供氧公司定期联络		
		□由医生撰写指示书		
		□供氧公司上门指导		
		□出院时与供氧公司联系		
	呼吸机	□选择与准备呼吸机		
		□由医生撰写指示书		
		□由呼吸机公司进行使用与更换套管的指导		
		□出院时与呼吸机公司联系		
	SpO$_2$监控	□SpO$_2$的使用方法与报警时处理的指导		
	吸引器 吸入器	□由医师撰写补助金申请书和提交至政府部门的诊断书（各地区有所不同）		
		□由家庭向保健所或政府部门提交文件（各自治区有所不同）		
		□与公司业务人员商讨		
	气囊面罩（无 呼吸机时）	□由院方从厂家购买		
		□由家属从厂家购买		
	肠管营养泵	□选择与联系厂家		
		□医师撰写诊断书		
		□业务人员对家属进行指导		
与其他 职业的 协作	保健师	□向医疗社区工作者（MSW）申请		
		□出院调整座谈会		
	上门物理治 疗师	□向MSW申请		
		□出院调整会议		
		□撰写上门护理处方		
		□将指示书递交给家人		
	看护师	□向MSW申请		
		□出院调整会议		
	医疗型托儿所	□由家属向设施咨询		
		□家属参观机构		
		□希望短期入住且持有残疾证时家属可在政府部门办理交付障碍福利手续 （未持有残疾证时需咨询设施能否接收）		
		□出院调整会议		
		□撰写医疗信息报告		
	社区内的上门 医生	□接种疫苗或感冒时可向医师协会和MSW提出申请，联系能够接收的医院		
		□撰写医疗信息报告		
	消防	□使用人工呼吸机的孩子回到社区内进行电话联系（确认家具布置与搬运至 救护车时的路线）		
出院前 辅助	门诊	□于耳鼻喉科更换套管		
		□于小儿外科更换胃造瘘用品		
		□其他		
	接种疫苗	□定期接种疫苗		
		□呼吸道合胞病毒疫苗		
地震等 灾害时 的应对	其他	□检查呼吸机和吸引器的电池（是否和发电机与插槽吻合）		
		□检查居家医疗护理手册中的"灾害对策"		
		□准备防灾物资（需明确表示内服药的名称与用量）		

家长用出院支援计划表

	居家导入期	居家转移期
医生	□对以下几点进行说明 　①关于所患疾病 　②关于成长发育 □以稳定病情为主 □对入住机构进行说明	□选购居家生活中必备的器材与物品 □以稳定病情为主 □在病情发生变化时与家人商谈
护士	□进行面谈 □一起进行孩子的护理 □咨询家庭的生活背景	□与孩子同室（病房体验） □根据孩子的情况制定一天的日程表 □对以下几点进行说明 　①制作 24 小时时间表 　②制作每周时间表 　③制作日程表 □对以下地区关联机构进行说明 　①访问看护工作站 　②访问看护事务所 【通过手册对孩子的护理方法进行指导】 〈清洁〉　　　　　　　　　〈营养〉 □洗浴、擦拭　　　　　　　□调制乳 □口腔护理　　　　　　　　□经肠调制乳 〈呼吸〉　　　　　　　　　□插入胃管 □鼻腔吸痰　　　　　　　　□注入 □气管内吸痰　　　　　　　□胃管、肠管的使用方法 □吸引管的保存方法　　　　□注入泵的使用方法 □家用吸引器的使用方法　　〈复苏术〉 □更换套管　　　　　　　　□袋瓣面罩 □鼻腔套管的使用方法　　　□胸外按压 □呼吸机管道的更换方法　　□ AED □血氧饱和度测量器的使用方法　□灾害时的应对方法 □对需要购买的必备物品进行说明 　□关于医院可以提供的物品 　□需要购买的物品 　　○听诊器　　○吸引管的保存容器　○婴儿车 　　○注射架　　○吸引器　○宝宝椅 　　○清洗剂＋容器　○吸入器 　　※ 治疗师会对推车和座椅进行说明
康复治疗师	□进行呼吸状态的评价 □导入游戏和康复训练 □根据孩子的状态提出治疗方案并制作资料 □询问居住环境 □掌握家庭背景与生活节奏	□选购婴儿车和宝宝椅 □进行换乘、移动练习
临床工学技师		□进行婴儿车的换乘、移动练习
医疗社区工作者	□进行面谈 □提供各制度的申请手续 　○儿童慢性特定疾病医疗补贴 　○高额医疗费与限额适用认定证 　○养育医疗 　○残障儿童福利 　○特殊儿童抚养福利 　○残疾证	□提供申请各制度的手续的相关信息 □提供辅助器具与日常生活用品的费用补贴的相关情报 □社区相关机构的联络调整 　○保健所、保健中心（保健师）访问看护事务所（助手） 　○访问看护工作站　　　○市町村的残疾福利课 　○访问物理治疗　　　　○咨询专员
门诊护士		
药剂师	□对药物进行说明	□对药物进行说明 □对药物剂量进行调整
营养师	□进行面谈	□查看营养状态 □对营养内容提出建议 □每月进行一次营养状态的评定
医疗器械厂商		□对医疗器械的使用方法进行说明 　○人工呼吸机　　○浓缩氧设备 　○氧气瓶　　　　○家用输液泵

退院移行期

□与地区内的医疗机构进行联络与调整
□对外出看诊进行说明
□与地区内消防部门联系
（使用呼吸器时）

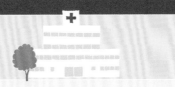

【整顿自家的环境】
□床的位置
□医疗器材的位置
□卫生材料、药品的保管场所
□处置台的位置
□电源的位置
□关于如何洗浴

【整理生活】
□查看外出看诊时的流程
□确认上门护士与上门看护事务所（助手）的来访时间

【为出院后生活设想进行支援】
□试验性在外留宿
□试验性在外留宿后检讨存在的问题
□参观医疗性残障儿童托儿所

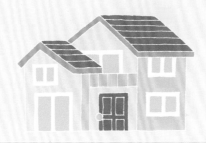

□进行宝宝椅的换乘练习

□检查车载呼吸机的安全性

□在院外药房购买药物时进行相关介绍（仅限点滴、药剂）
□与社区相关机构的相关人员面谈
□参观机构
□必要时在区政府对障碍福利证的交付手续进行说明

□进行面谈
□进行家中物品、外来接诊的说明

□对药物进行整理
□对出院处方进行说明

□出院前评定营养状态

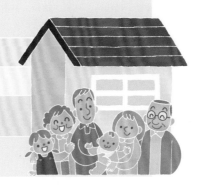

□在外留宿、出院时上门
　○进行医疗器械的装配

入学前的服务

获取残疾证需要指定的医师根据孩子状态填写证明。

各地区自行判断是否发放，领取的时间不一。

未持有残疾证的孩子也可以享受大部分医疗服务。

在移住至家庭（社区）时，需要考虑医疗、护理、经济等各方面因素。

可向所属地区的障碍福利科、保健中心、咨询专员咨询居家生活的情报。

在住院时可以咨询院内的医疗社区工作者（MSW）。

最重要的是和援助机构一起建立家庭和孩子之间不间断的援助体系。

分类	服务内容
医疗	医院（治疗、检查、康复等）
	访问医疗（包含访问牙医）
	上门护理（包含访问康复）
医药费补贴	婴幼儿、儿童医药费补贴
	儿童慢性特殊疾病医药费补贴
咨询援助	残障儿童咨询援助（整体生活、使用福利服务时的调整与事务所调整等咨询）
	儿童咨询所（儿童相关的咨询）
	各项服务等的使用计划、残障儿童援助计划
福利金	所有儿童为对象（儿童福利金）
	父母中一人或两人低收入家庭为对象（儿童抚养金）
	抚养残障儿童的监护人为对象（特别儿童抚养金）
	重症儿童为对象（残障儿童福利金）
福利、教育	保育所（保育员分配制度）
	幼儿园
	儿童发育援助（托儿所）
	居家护理（家庭帮助服务）
	短期住院（短期入住机构）
	儿童福利法指定的残障儿童机构
	残疾人综合援助法指定的辅助器具、日常生活用品（含沟通工具）
各类折扣和减免	根据残疾证的等级可以享用多种折扣和减免 ●铁路、公交、出租车、飞机、邮轮、付费道路等交通费 ●个人所得税、居民税、机动车税等税金 ●博物馆、美术馆等公共设施的入场费、存款利息优待（残疾人小额存款利息免税制度） ●免费配发邮政明信片 ●随处停车 等 * 各项折扣和减免可能存在地区差异

索引

索引

作者一覧

編集	鈴木康之	社会福祉法人　鶴風会　前総括施設長
		社会福祉法人　聖家族会　みさかえの園あゆみの家　参与
	舟橋満寿子	社会福祉法人　鶴風会　東京小児療育病院　特別顧問

作者
（按刊登順序）

金井雅代	埼玉医科大学　総合医療センター　総合周産期母子医療センター　新生児部門講師
高田栄子	埼玉医科大学　総合医療センター　小児科　講師
北住映二	心身障害児総合医療療育センター　所長
奈須康子	埼玉医科大学　総合医療センター　小児科　講師
大塚周二	元・社会福祉法人　鶴風会　東京小児療育病院　管理栄養士
小泉たみか	社会福祉法人　鶴風会　東京小児療育病院　リハビリテーション科　作業療法士
星順	社会福祉法人　埼玉医大福祉会　医療型障害児入所施設　カルガモの家　施設長
長谷川朝彦	社会福祉法人　埼玉医大福祉会　医療型障害児入所施設　カルガモの家
丸森睦美	社会福祉法人　鶴風会　東京小児療育病院　リハビリテーション科　理学療法士　アジア小児ボバース講習会講師会議認定基礎会インストラクター
舟橋満寿子	社会福祉法人　鶴風会　東京小児療育病院　特別顧問
松田光展	社会福祉法人　鶴風会　東京小児療育病院　地域支援センター長
鈴木康之	社会福祉法人　鶴風会　前総括施設長
	社会福祉法人　聖家族会　みさかえの園あゆみの家　参与
赤星恵子	社会福祉法人　鶴風会　東京小児療育病院　副院長
松井秀司	社会福祉法人　鶴風会　東京小児療育病院　小児科
椎木俊秀	社会福祉法人　鶴風会　東京小児療育病院　院長
長田幸枝	社会福祉法人　鶴風会　東京小児療育病院　看護・生活支援部長
石原幾子	社会福祉法人　鶴風会　西多摩療育支援センター　上代継診療所　リハビリテーション科　作業療法士
高泉喜昭	元・社会福祉法人　鶴風会　東京小児療育病院　リハビリテーション科　言語聴覚士
渡部幸子	元・社会福祉法人　鶴風会　東京小児療育病院　保育士
染谷昌美	社会福祉法人　鶴風会　東京小児療育病院　リハビリテーション科　臨床心理士
下村千枝子	医療法人　健笑会　しもむらテクニック　院長
仁志田博司	東京女子医大名誉教授・北里大学客員教授

撮影協助●社会福祉法人　鶴風会　東京小児療養病院職員

看護師：境　りえ、國本　純子、坂本　芳美、外岡　香月、外岡　雅敏、三浦　佐知、森桝　直美

理学療法士：鈴木　みほ、山口　奈津恵、松永　文子、森　智子、内田　七実、野村　ルナ

作業療法士：黒石　礼華

生活支援員：若月　育志、澤渡　美保

栄養管理士：野村　央子

●社会福祉法人　鶴風会　西多摩療育支援センター　上代継診療所職員

生活支援員：千ケ崎　孝子、手塚　裕子

●社会福祉法人　埼玉医大福祉会　医療型障害児入所施設　カルガモの家職員

看護士：和田　千秋

理学療法士：石川　悠子、菅沼　雄一

【患者、家属】

相良　音花さん、相良　紀恵（母）さん /
青木　一護さん、青木　千秋（母）さん、青木　純平（父）さん、青木　三希さん /
浅見　一瑠さん / 阿部　祈莉さん・お母さん / 池本　真衣さん /
石井　瞬里さん、石井　里佳（母）さん /
石崎　もなさん、石崎　弘寿（父）さん / 今井　春陽さん /
遠山　陽輝さん、遠山　絢子（母）さん、遠山　輝夫さん、遠山　勇輝さん /
大久保　充優さん / 大森　駿之介さん、大森　さとみ（母）さん /
奥井　伊吹さん / 河西　朋華さん / 川崎　桜斗夜さん /
川路　久琉美さん・お母さん・お父さん / 北垣　遼さん /
北村　日織さん、北村　梨沙（母）さん / 木村　心翔さん、木村　亜利奈（母）さん /
ケーエー・デーミ・スセイン・ジャヤワルダナさん、
ププドゥニ・ディルルクシ・ジャヤワルダナ（母）さん
釼持　一護さん / 後藤　陽貴さん / 佐藤　陽樹さん、佐藤　絵里（母）さん /
柴崎　宙さん、柴田　凛さん / 志水　勇人さん、志水　博子（母）さん /
鈴木　伊織さん、鈴木愛弓（母）さん / 田中　瑠将さん /
千葉　唯月さん、千葉　久美子（母）さん / 辻田　千尋さん、辻田　愛子（母）さん /
中原　瑞さん、中原　芽衣さん、中原　絆さん、中原　紬さん / 西村　惇太さん /
紀　歩澄さん、紀　美代子（母）さん / 廣瀬　悠人さん、廣瀬　由佳（母）さん /
堀口　芽衣さん、堀口　里英（母）さん /
本田　結己さん、本田　美貴（母）さん、本田　一樹（父）さん /
マーソー・マサイアスさん / マーソー・純子（母）さん / 三田　栞凛さん /
村野　礼樹さん、村野　晴美（母）さん / 室井　一公さん、室井　紀子（母）さん /
山下　陽生さん / 山路　葵さん、山路　綾子（母）さん

【摂像协助机构】

社会福祉法人　鶴風会　東京小児療養病院

社会福祉法人　鶴風会　西多摩療育支援センター　上代継診療所

埼玉医科大学総合医療センター

社会福祉法人　埼玉医科大学　医療型障害児入所施設　カルガモの家

317

图书在版编目（CIP）数据

激发潜能：从新生儿医疗到社会生活的疗育支援／（日）铃木康之，（日）舟桥满寿子著；常冬梅，杨昱恒主译.－北京：华夏出版社有限公司，2023.6
ISBN 978-7-5222-0242-6

Ⅰ.①激… Ⅱ.①铃… ②舟… ③常… ④杨… Ⅲ.①新生儿-护理-基本知识 Ⅳ.①R174

中国版本图书馆CIP数据核字（2021）第267569号

"SHINSEIJI IRYO KARA RYOIKU SHIEN HE" by YASUYUKI SUZUKI & MASUKO FUNAHASHI

Copyright © 2019 Yasuyuki Suzuki & Masuko Funahashi

All Rights Reserved.

Original Japanese edition published by INTER MEDICA Co., Ltd.

This Simplified Chinese Language Edition is published by arrangement with INTER MEDICA Co., Ltd. through East West Culture & Media Co., Ltd., Tokyo

激发潜能：从新生儿医疗到社会生活的疗育支援

著　　者	〔日〕铃木康之　〔日〕舟桥满寿子
译　　者	常冬梅　杨昱恒
责任编辑	梁学超　辛　悦
责任印制	顾瑞清

出版发行	华夏出版社有限公司
经　　销	新华书店
印　　刷	河北宝昌佳彩印刷有限公司
装　　订	河北宝昌佳彩印刷有限公司
版　　次	2023年6月北京第1版　2023年6月北京第1次印刷
开　　本	787×1092　1/16开
印　　张	21
字　　数	249千字
定　　价	189.00元

华夏出版社有限公司　地址：北京市东直门外香河园北里4号　邮编：100028
网址：www. hxph. com. cn　电话：（010）64663331（转）
若发现本版图书有印装质量问题，请与我社营销中心联系调换。